普通高等学校"十三五"数字化建设规划教材

医用高等数学

主　编	李宗学　敖　登　曹　莉	
副主编	孔建霞　杨素青　何套格苏	
	谢桃枫　贾　荣　郑　婷	
	木　仁　王新武	

编　者（以姓氏笔画排序）

王新武（甘肃医学院）　　　　　木　仁（内蒙古工业大学）
孔建霞（内蒙古医科大学）　　　李宗学（内蒙古医科大学）
杨素青（内蒙古医科大学）　　　何套格苏（内蒙古医科大学）
郑　婷（内蒙古医科大学）　　　敖　登（内蒙古医科大学）
贾　荣（内蒙古医科大学）　　　曹　莉（内蒙古医科大学）
崔少东（内蒙古医科大学）　　　谢桃枫（内蒙古医科大学）

北京大学出版社
PEKING UNIVERSITY PRESS

内 容 简 介

本书是为医药院校高等数学课程而编写的,全书共分为六章,内容包括:函数与连续,导数与微分,不定积分,定积分及其应用,微分方程,多元函数微积分.本书注重医药学案例与数学知识的结合,融入了 MATLAB 数学实验内容,重要知识点配备了动画视频,各章末配有习题,并附有习题答案与详解.

本书内容设计合理,理论深入浅出,层次分明,既重视基本概念和基本方法的准确阐述,也注重数学知识与实际问题的紧密结合,简明实用,便于教学.适合作为高等医药院校各层次不同专业类学生使用,也可作为广大医务工作者和数学爱好者的参考用书.

前　言

高等数学是一门研究变量的学科,在社会的发展和创新过程中发挥着不可替代的重要作用,是现代科学技术的重要基础,是医学生必须掌握的一门知识.

本书是为医药院校各个不同专业、不同层次学生开设高等数学课程而编写的.根据医药院校高等数学课程的教学要求、教学目的和有限的学时,在编写过程中注重整体知识的循序渐进,既重视基本概念和基本方法的准确阐述,也注意数学知识与实际问题的紧密结合,不过分追求数学的抽象性及严格的定义,淡化一些繁难的理论推导证明,重视数学知识的应用,力求帮助读者自主独立地学懂教材.

本书具有以下特点:

1. 全书融入了大量的医药学案例,将数学问题和医药学问题紧密结合.

2. 各章末配备了 MATLAB 数学实验,有助于读者通过计算机模拟,处理繁杂的数学计算问题,加深对高等数学课程的深入理解.

3. 读者可通过扫描书中二维码获取重要知识点的动画视频,便于自学和复习.

4. 各章末配备了习题,并附有详细的习题解答,有助于课后巩固复习.

本书的内容有:函数与连续,导数与微分,不定积分,定积分及其应用,微分方程,多元函数微积分.书中配有较多丰富的例题和习题,各专业不同层次的教学可根据实际课时设置而进行取舍.

参加本书编写的教师如下:

第一章　函数与连续　　　　贾　荣
第二章　导数与微分　　　　孔建霞
第三章　不定积分　　　　　李宗学　敖　登　何套格苏
第四章　定积分及其应用　　杨素青
第五章　微分方程　　　　　谢桃枫
第六章　多元函数微积分　　曹　莉　王新武

附录、MATLAB 实验及校对工作由郑婷、木仁、崔少东完成.

在本书的编写过程中,汲取了诸多教材的优点,借鉴了同行们的经验,得到了老师们的热情支持,付小军编辑了教学资源内容,胡锐、邓之豪组织并参与了动画制作及教学资源的信息化实现,苏文春、陈平提供了版式和装帧设计方案.在此一并表示诚挚的感谢.由于编者水平有限,书中难免有考虑不周和不妥之处,敬请广大同人和读者批评赐教.

编　者

2018 年 3 月

目 录

第一章　函数与极限 ··· 1
　§1.1　函数 ··· 1
　　　1.1.1　函数的概念(1)　1.1.2　函数的性质(2)　1.1.3　反函数(4)
　　　1.1.4　复合函数(5)　1.1.5　初等函数(5)
　§1.2　极限 ··· 8
　　　1.2.1　极限的概念(8)　1.2.2　极限的运算(10)
　　　1.2.3　无穷小量与无穷大量(13)
　§1.3　函数的连续性 ··· 16
　　　1.3.1　函数的连续性(16)　1.3.2　连续函数的运算(18)
　　　1.3.3　闭区间上连续函数的性质(18)　1.3.4　函数的间断点及分类(19)
　§1.4　MATLAB实验 ·· 21
　　　1.4.1　在平面直角坐标系作一元函数图形的命令(21)
　　　1.4.2　分段函数作图(23)　1.4.3　求极限命令(24)
　习题一 ·· 25

第二章　导数与微分 ··· 28
　§2.1　导数的概念 ·· 28
　　　2.1.1　引例(28)　2.1.2　导数的定义(29)　2.1.3　导数的几何意义(31)
　　　2.1.4　函数的可导性与连续性的关系(32)
　　　2.1.5　几个基本初等函数的导数(33)
　§2.2　求导法则 ·· 36
　　　2.2.1　函数四则运算的求导法则(36)　2.2.2　复合函数的求导法则(38)
　　　2.2.3　隐函数的求导法则(39)　2.2.4　对数求导法(40)
　　　2.2.5　初等函数的导数(41)
　§2.3　高阶导数 ·· 42
　§2.4　微分及其应用 ··· 43
　　　2.4.1　引例——面积的改变量(43)　2.4.2　微分的定义(44)
　　　2.4.3　微分的几何意义(45)　2.4.4　微分的基本公式及运算法则(46)
　　　2.4.5　微分在近似计算中的应用(47)　2.4.6　参数方程的导数(48)
　§2.5　中值定理与洛必达法则 ·· 49
　　　2.5.1　罗尔中值定理(49)　2.5.2　拉格朗日中值定理(50)

*2.5.3　柯西中值定理(52)　2.5.4　洛必达法则(52)
　§2.6　函数性态的研究 ··· 55
　　2.6.1　函数的单调性与极值(55)　2.6.2　函数的最值(59)
　　2.6.3　曲线的凹凸性与拐点(60)　2.6.4　函数作图(62)
　§2.7　MATLAB实验 ··· 63
　　2.7.1　导数概念与几何意义(63)　2.7.2　函数的高阶导数(65)
　　2.7.3　隐函数的导数(65)　2.7.4　拉格朗日中值定理(66)
　　2.7.5　函数的单调区间(66)　2.7.6　函数的极值(68)
　　2.7.7　函数的凹凸区间和拐点(68)
习题二 ·· 70

第三章　不定积分

　§3.1　不定积分的概念与性质 ·· 74
　　3.1.1　原函数与不定积分(74)　3.1.2　基本积分公式(76)
　　3.1.3　不定积分的性质(77)
　§3.2　换元积分法 ··· 78
　　3.2.1　第一类换元法(凑微分法)(78)　3.2.2　第二类换元法(81)
　§3.3　分部积分法 ··· 84
　§3.4　有理函数的积分简介 ··· 87
　§3.5　积分表的使用 ··· 90
　§3.6　MATLAB实验 ··· 91
习题三 ·· 92

第四章　定积分及其应用

　§4.1　定积分的基本知识 ·· 94
　　4.1.1　定积分问题举例(94)　4.1.2　定积分的定义及几何意义(96)
　§4.2　定积分的性质 ··· 98
　§4.3　微积分基本定理 ··· 101
　　4.3.1　积分上限函数及其导数(101)　4.3.2　牛顿-莱布尼茨公式(102)
　§4.4　定积分的换元积分法与分部积分法 ······································· 104
　　4.4.1　定积分的换元积分法(104)　4.4.2　定积分的分部积分法(106)
　§4.5　广义积分 ·· 108
　　4.5.1　无穷区间上的广义积分(108)　4.5.2　无界函数的广义积分(110)
　§4.6　定积分的应用 ·· 111
　　4.6.1　平面图形的面积(111)　4.6.2　旋转体的体积(113)
　　4.6.3　变力所做的功(115)　4.6.4　在医学方面的应用(115)

§4.7　MATLAB实验 …………………………………………………… 116
习题四 …………………………………………………………………… 117

第五章　微分方程 …………………………………………………… 119
§5.1　微分方程的基本概念 ……………………………………………… 119
　　5.1.1　两个实例(119)　5.1.2　微分方程的基本概念(120)
§5.2　几种常见的一阶微分方程 ………………………………………… 122
　　5.2.1　可分离变量的微分方程(122)　5.2.2　齐次微分方程(124)
　　5.2.3　一阶线性微分方程(125)　5.2.4　伯努利方程(128)
§5.3　可降阶的高阶微分方程 …………………………………………… 129
　　5.3.1　$y^{(n)}=f(x)$型的微分方程(129)
　　5.3.2　$y''=f(x,y')$型的微分方程(130)
　　5.3.3　$y''=f(y,y')$型的微分方程(132)
§5.4　二阶线性微分方程 ………………………………………………… 133
　　5.4.1　二阶线性微分方程的解的结构(133)
　　5.4.2　二阶常系数齐次线性微分方程(135)
§5.5　微分方程在医药学中的应用模型简介 …………………………… 139
§5.6　MATLAB实验 …………………………………………………… 146
习题五 …………………………………………………………………… 147

第六章　多元函数微积分 …………………………………………… 149
§6.1　空间解析几何简介 ………………………………………………… 149
　　6.1.1　空间直角坐标系(149)　6.1.2　曲面与曲线的一般概念(151)
　　6.1.3　空间平面与直线(151)
§6.2　多元函数的基本概念 ……………………………………………… 153
　　6.2.1　平面点集与区域(153)　6.2.2　多元函数(154)
　　6.2.3　二元函数的极限与连续(155)
§6.3　偏导数与全微分 …………………………………………………… 157
　　6.3.1　偏导数(157)　6.3.2　偏导数的几何意义(159)
　　6.3.3　全微分及其应用(160)
§6.4　多元复合函数与隐函数的求导法则 ……………………………… 163
　　6.4.1　多元复合函数的求导法则(163)　6.4.2　隐函数的求导法则(164)
§6.5　高阶偏导数 ………………………………………………………… 166
§6.6　多元函数偏导数的应用 …………………………………………… 168
　　6.6.1　多元函数的极值(168)　6.6.2　多元函数的最大值与最小值(170)
§6.7　二重积分 …………………………………………………………… 171

6.7.1 二重积分的概念与性质(171)　6.7.2 二重积分的计算(173)
 §6.8　MATLAB实验 …………………………………………………… 178
　习题六 ……………………………………………………………………… 183

附录　简明积分表 ……………………………………………………… 185

习题参考答案 ……………………………………………………………… 193

参考文献 …………………………………………………………………… 202

第一章 函数与极限

函数是微积分学的主要研究对象,它描述了变量与变量之间的相关联系,是用于表达变量间复杂关系的基本数学形式.极限是微积分学的重要理论基础和研究方法,它描述了当某个变量变化时,与之相关的变量的变化趋势.本章在初等数学基础上进一步介绍函数、极限及函数的连续性等概念与性质,为后续微积分学习奠定基础.

§1.1 函 数

1.1.1 函数的概念

1. 常量与变量

医学与其他自然科学一样,在观察和研究某一变化过程中,常遇到两类不同的量:一类是在变化过程中保持不变的量,即为**常量**;另一类是在变化过程中可以取不同数值的量,即为**变量**.

2. 函数的定义

在同一个变化过程中,变量之间常常是相互联系、彼此制约的,函数就是用来描述变量之间的这种依赖关系的基本数学形式.

定义 1.1 设 x 和 y 是两个变量,D 是一个给定的数集.如果对任意的 $x \in D$,变量 y 按照一定的对应法则 f 有唯一确定的值与之对应,则称变量 y 为变量 x 的**函数**,记作
$$y = f(x) \quad (x \in D),$$
其中变量 x 称为**自变量**,变量 y 称为**因变量**,数集 D 称为函数的**定义域**,对应法则 f 称为**函数关系**.

如果 x_0 是函数 $f(x)$ 定义域中的一点,则称函数 $f(x)$ 在**点 x_0 处有定义**.与 x_0 对应的因变量的值称为函数 $y = f(x)$ 在点 x_0 处的**函数值**,记作 $f(x_0)$.而所有函数值的集合称为函数的**值域**,记作 $f(D)$ 或 $R(f)$.函数的定义域、值域一般用集合表示,区间作为一类实数集合,也常用于表示定义域和值域.

定义域和对应法则是函数的两个基本要素.若两个函数的定义域和对应法则都相同,则

这两个函数为同一函数. 例如，函数 $f(x) = \ln x^3$ 和 $g(x) = 3\ln x$ 为同一函数，而 $f(x) = \ln x^2$ 和 $g(x) = 2\ln x$ 却不是同一函数，因为两函数的定义域不同.

函数的主要表达方式有解析法、图形法和列表法.

图 1-1

例 1.1 婴儿在 $0 \sim 6$ 个月的时间内的体重可由如下经验公式确定：

$$y = 3 + 0.6x,$$

式中 x 表示婴儿的年龄（单位：月），是自变量；y 表示其体重（单位：kg），是因变量，则函数的定义域为 $[0,6]$，函数的图形如图 1-1 所示.

例 1.2 外界环境温度 t 对人体代谢率 s 的影响函数 $s = f(t)$ 可用表格表示，如表 1-1 所示.

表 1-1

环境温度 $t/℃$	…	4	10	20	30	38	…
代谢率 $s/\text{kcal} \cdot (\text{h} \cdot \text{m}^2)^{-1}$	…	60	44	40	40.5	54	…

1.1.2 函数的性质

1. 单调性

设函数 $f(x)$ 的定义域为 D，区间 $I \subset D$. 如果对于任意的 $x_1, x_2 \in I$，且 $x_1 < x_2$，总有

$$f(x_1) < f(x_2) \quad (\text{或 } f(x_1) > f(x_2))$$

成立，则称函数 $f(x)$ 在 I 上**单调增加**（或**单调减少**），而区间 I 称为函数 $f(x)$ 的**单调增加区间**（或**单调减少区间**），如图 1-2 和图 1-3 所示.

图 1-2

图 1-3

2. 奇偶性

设函数 $f(x)$ 的定义域 D 关于坐标原点对称，如果对于任意的 $x \in D$，总有

$$f(-x) = f(x) \quad (\text{或 } f(-x) = -f(x))$$

成立,则称函数 $f(x)$ 是**偶函数**(或**奇函数**).

偶函数的图形关于 y 轴成轴对称,如图 1-4 所示;奇函数的图形关于原点成中心对称,如图 1-5 所示.

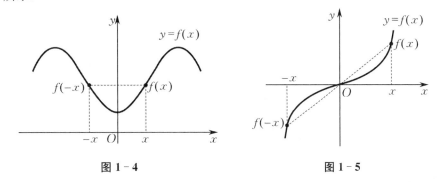

图 1-4　　　　　　　　　图 1-5

根据定义可判断,函数 $f(x)=0$ 既是奇函数又是偶函数;函数 $f(x)=2x+1$ 既不是奇函数也不是偶函数.

3. 周期性

设函数 $f(x)$ 的定义域为 D,如果存在非零常数 T,使得对任意的 $x\in D$,有 $x\pm T\in D$,且
$$f(x\pm T)=f(x)$$
成立,则称函数 $f(x)$ 为**周期函数**,称 T 为函数的**周期**.

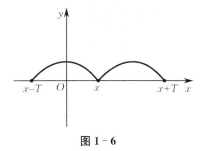

周期中最小的正数称为函数的**最小正周期**,通常说的周期就是指最小正周期. 例如,$f(x)=\sin x$,$g(x)=\cos x$ 的周期为 2π;$h(x)=\tan x$ 的周期为 π.

如果函数 $f(x)$ 是周期为 T 的周期函数,则其图形中任意相邻的两个长度为 T 的区间上的图形完全相同,如图 1-6 所示.

图 1-6

说明　常数函数是以任意实数为周期的周期函数,故不存在最小正周期.

4. 有界性

设函数 $f(x)$ 的定义域为 D,区间 $I\subset D$,如果存在常数 M,使得对任意的 $x\in I$,总有
$$f(x)\leqslant M\quad(\text{或 }f(x)\geqslant M)$$
成立,则称函数 $f(x)$ 在区间 I 上**有上界**(或**有下界**),并称常数 M 为函数 $f(x)$ 在区间 I 上的一个上界(或下界).

若 $f(x)$ 在 I 上既有上界又有下界,则称函数 $f(x)$ 在区间 I 上**有界**;否则称为**无界**.

有界的定义还可表述如下:设函数 $f(x)$ 的定义域为 D,区间 $I\subset D$,如果存在正数 M,使得对任意的 $x\in I$,总有 $|f(x)|\leqslant M$ 成立,则称函数 $f(x)$ 在区间 I 上有界.

1.1.3 反函数

函数关系中的自变量与因变量,在具体问题中有时可以互换,由此引出反函数的概念.

定义 1.2 设函数 $y=f(x)$ 的定义域为 D,值域为 R,若对于任一 $y \in R$,都有唯一确定的 $x \in D$ 与之对应,且满足 $y=f(x)$,则这样以 y 为自变量,x 为因变量的函数称为 $y=f(x)$ 的**反函数**,记作

$$x = f^{-1}(y) \quad (y \in R).$$

并称函数 $y=f(x)(x \in D)$ 为**直接函数**.

事实上,直接函数 $y=f(x)$ 与其反函数 $x=f^{-1}(y)$ 在坐标平面内的图形是同一条曲线. 但为了研究方便,对于反函数 $x=f^{-1}(y)$,习惯上仍选用 x 表示自变量,y 表示因变量,写成 $y=f^{-1}(x)$. 这样,在同一坐标平面内,函数 $y=f(x)$ 与其反函数 $y=f^{-1}(x)$ 的图形就关于直线 $y=x$ 对称,如图 1-7 所示.

值得注意的是,并不是所有函数都存在反函数. 例如函数 $y=x^2$,其定义域为 $(-\infty,+\infty)$,值域为 $[0,+\infty)$,对于 y 取定任意非负值,可求得 $x = \pm\sqrt{y}$,即对每一个 $y \in [0,+\infty)$,都有两个 x 的值与之对应,故不满足函数定义,因此 x 不是 y 的函数,从而 $y=x^2$ 不存在反函数.

图 1-7

容易得到,单调函数必有反函数,且直接函数与反函数具有相同的单调性. 如果函数 $y=x^2$ 的定义域为 $[0,+\infty)$,则此时为单调函数,那么由定义知 $x=\sqrt{y}$ 就是 $y=x^2$ 在 $[0,+\infty)$ 上的反函数,即 $y=f^{-1}(x)=\sqrt{x}$.

例 1.3 求 $y=\sin x, x \in \left[-\dfrac{\pi}{2}, \dfrac{\pi}{2}\right]$ 的反函数.

解 首先反解 x,得

$$x = \arcsin y,$$

然后对调 x, y,得

$$y = \arcsin x,$$

最后标出反函数的定义域,即

$$y = \arcsin x, \quad x \in [-1, 1].$$

说明 (1) $y = \arcsin x, x \in [-1,1]$ 称为**反正弦函数**,其值域 $\left[-\dfrac{\pi}{2}, \dfrac{\pi}{2}\right]$ 称为 $y=\sin x$ 的**主值区间**. 例如,

$$y = \arcsin \dfrac{1}{2} = \dfrac{\pi}{6} \in \left[-\dfrac{\pi}{2}, \dfrac{\pi}{2}\right].$$

(2) 同样地，$y = \arccos x, x \in [-1,1]$ 称为**反余弦函数**，其值域 $[0,\pi]$ 称为 $y = \cos x$ 的主值区间；$y = \arctan x, x \in (-\infty, +\infty)$ 称为**反正切函数**，其值域 $\left(-\dfrac{\pi}{2}, \dfrac{\pi}{2}\right)$ 称为 $y = \tan x$ 的主值区间；$y = \operatorname{arccot} x, x \in (-\infty, +\infty)$ 称为**反余切函数**，其值域 $(0,\pi)$ 称为 $y = \cot x$ 的主值区间.

(3) 反正弦函数、反余弦函数、反正切函数、反余切函数等统称为**反三角函数**. 在计算反三角函数时，其值属于对应的三角函数的主值区间.

1.1.4 复合函数

设两函数 $y = \sqrt{u}, u = x - 1$. 当 $x \in [1, +\infty)$ 时，有 $u \in [0, +\infty)$，可以构造函数 $y = \sqrt{x-1}$，即看作是由 $y = \sqrt{u}, u = x-1$ 复合而成的函数.

定义 1.3 设 $y = f(u)$ 的定义域为 U，$u = \varphi(x)$ 的值域为 V，若 $U \cap V \neq \varnothing$，则称
$$y = f[\varphi(x)]$$
为由 $y = f(u), u = \varphi(x)$ 构成的**复合函数**，其中 x 为自变量，u 为中间变量，y 为因变量.

由复合函数的定义可知，并不是任何两个函数都能构成复合函数，例如函数 $y = \arcsin u$，$u \in [-1,1]$ 和 $u = x^2 + 2, u \in [2, +\infty)$，由于 $[-1,1] \cap [2, +\infty) = \varnothing$，因此不能构成复合函数.

复合函数可由多个函数构成，即可以有多个中间变量. 例如，函数 $y = \sqrt{\ln(\sin x)}$ 是由三个函数 $y = \sqrt{u}, u = \ln v, v = \sin x$ 复合而成的.

在微分学中，经常需要把一个复合函数"分解"成若干个简单函数，因此，我们必须熟练掌握复合函数的复合与分解的方法.

例 1.4 分解下列复合函数：

(1) $y = \cos^2 x$；　　　　　　　　　(2) $y = \mathrm{e}^{\tan\frac{1}{x}}$.

解 (1) $y = \cos^2 x$ 可分解为 $y = u^2, u = \cos x$.

(2) $y = \mathrm{e}^{\tan\frac{1}{x}}$ 可分解为 $y = \mathrm{e}^u, u = \tan v, v = \dfrac{1}{x}$.

1.1.5 初等函数

1. 基本初等函数

通常把幂函数、指数函数、对数函数、三角函数及反三角函数这五类函数统称为**基本初等函数**. 这五类基本初等函数的图形及性质如表 1-2 所示.

表 1-2

名称	表达式	定义域	图形	特性
幂函数	$y = x^\mu$ ($\mu \neq 0$,是常数)	随 μ 而不同,但在 $(0, +\infty)$ 中都有定义		经过点 $(1,1)$;在第一象限内当 $\mu > 0$ 时,x^μ 单调增加;当 $\mu < 0$ 时,x^μ 单调减少.
指数函数	$y = a^x$ ($a > 0, a \neq 1$)	$(-\infty, +\infty)$		图形在 x 轴上方(因 $a^x > 0$),且都通过点 $(0,1)$;当 $0 < a < 1$ 时,a^x 单调减少;当 $a > 1$ 时,a^x 单调增加.
对数函数	$y = \log_a x$ ($a > 0, a \neq 1$)	$(0, +\infty)$		图形在 y 轴右侧(因 0 与负数都没有对数),且都通过点 $(1,0)$;当 $0 < a < 1$ 时,$\log_a x$ 单调减少;当 $a > 1$ 时,$\log_a x$ 单调增加.
正弦函数	$y = \sin x$	$(-\infty, +\infty)$		是以 2π 为周期的奇函数(图形关于原点对称),图形在两直线 $y=1$ 与 $y=-1$ 之间,即 $|\sin x| \leq 1$.
余弦函数	$y = \cos x$	$(-\infty, +\infty)$		是以 2π 为周期的偶函数(图形关于 y 轴对称),图形在两直线 $y=1$ 与 $y=-1$ 之间,即 $|\cos x| \leq 1$.
正切函数	$y = \tan x$	$x \neq k\pi + \dfrac{\pi}{2}$ ($k = 0, \pm 1, \pm 2, \cdots$)		是以 π 为周期的奇函数,在 $\left(-\dfrac{\pi}{2}, \dfrac{\pi}{2}\right)$ 内单调增加.
余切函数	$y = \cot x$	$x \neq k\pi$ ($k = 0, \pm 1, \pm 2, \cdots$)		是以 π 为周期的奇函数,在 $(0, \pi)$ 内单调减少.

续表

名称	表达式	定义域	图形	特性
反正弦函数	$y = \arcsin x$	$[-1,1]$		单调增加的奇函数,值域: $-\dfrac{\pi}{2} \leqslant y \leqslant \dfrac{\pi}{2}$.
反余弦函数	$y = \arccos x$	$[-1,1]$		单调减少,值域: $0 \leqslant y \leqslant \pi$.
反正切函数	$y = \arctan x$	$(-\infty, +\infty)$		单调增加的奇函数,值域: $-\dfrac{\pi}{2} < y < \dfrac{\pi}{2}$,$y = \dfrac{\pi}{2}$ 与 $y = -\dfrac{\pi}{2}$ 是其两条水平渐近线.
反余切函数	$y = \operatorname{arccot} x$	$(-\infty, +\infty)$		单调减少,值域: $0 < y < \pi$,直线 $y = \pi$ 与 $y = 0$ 是其两条水平渐近线.

2. 初等函数

由常数及五类基本初等函数经过有限次的四则运算与有限次的复合运算所构成的且可以用一个解析式表示的函数,称为**初等函数**.

例如, $y = 3\mathrm{e}^x + x^2$, $y = \ln x + \operatorname{arccot} \sqrt{\dfrac{1+\cos x}{1-\cos x}}$ 等都是初等函数.

本书中所讨论的函数绝大多数都是初等函数.**分段函数**(在定义域内的不同区间用不同的解析式表示函数关系的函数)通常不是初等函数,但是能由一个解析式表示的分段函数仍然是初等函数,例如,

$$y = |x| = \begin{cases} x, & x \geqslant 0, \\ -x, & x < 0. \end{cases}$$

§1.2 极 限

1.2.1 极限的概念

极限理论是高等数学的理论基础和研究方法,高等数学中的许多概念都是借助极限来定义的. 函数的极限是描述在自变量的某个变化过程中,函数的变化趋势的一个重要概念. 下面,我们主要讨论两种自变量变化过程的极限.

1. 自变量趋向于无穷大时的极限

定义 1.4 如果当自变量 x 的绝对值无限增大时,函数 $f(x)$ 无限趋近于一个常数 A,则称 A 为函数 $f(x)$ 当 $x \to \infty$ 时的极限,记作

$$\lim_{x \to \infty} f(x) = A \quad \text{或} \quad f(x) \to A(x \to \infty).$$

从几何图形上看,极限 $\lim\limits_{x \to \infty} f(x) = A$ 表示:随着 $|x|$ 的增大,曲线 $y = f(x)$ 与直线 $y = A$ 越来越接近,如图 1-8 所示.

图 1-8

定义 1.5 如果当自变量 x 取正值且绝对值无限增大时,函数 $f(x)$ 无限趋近于一个常数 A,则称 A 为函数 $f(x)$ 当 $x \to +\infty$ 时的极限,记作

$$\lim_{x \to +\infty} f(x) = A \quad \text{或} \quad f(x) \to A(x \to +\infty).$$

定义 1.6 如果当自变量 x 取负值且绝对值无限增大时,函数 $f(x)$ 无限趋近于一个常数 A,则称 A 为函数 $f(x)$ 当 $x \to -\infty$ 时的极限,记作

$$\lim_{x \to -\infty} f(x) = A \quad \text{或} \quad f(x) \to A(x \to -\infty).$$

例 1.5 考察极限 $\lim\limits_{x \to \infty} \dfrac{1}{x}$ 的存在性.

解 函数 $y = \dfrac{1}{x}$,当自变量 x 的绝对值无限增大时,函数值趋近于 0,即

$$\lim_{x \to \infty} \frac{1}{x} = 0.$$

说明 函数 $f(x)$ 当 $x \to \infty$ 时的极限存在的充分必要条件是：$f(x)$ 当 $x \to -\infty, x \to +\infty$ 时的极限都存在且相等，即

$$\lim_{x \to \infty} f(x) = A \Leftrightarrow \lim_{x \to -\infty} f(x) = \lim_{x \to +\infty} f(x) = A.$$

例 1.6 考察极限 $\lim\limits_{x \to \infty} \arctan x$ 的存在性.

解 $\lim\limits_{x \to +\infty} \arctan x = \dfrac{\pi}{2}$, $\lim\limits_{x \to -\infty} \arctan x = -\dfrac{\pi}{2}$.

因为

$$\lim_{x \to +\infty} \arctan x \neq \lim_{x \to -\infty} \arctan x,$$

所以 $\lim\limits_{x \to \infty} \arctan x$ 不存在.

2. 自变量趋向于有限值时的极限

定义 1.7 设函数 $f(x)$ 在点 x_0 的附近有定义（在点 x_0 处可无定义），若当 $x(x \neq x_0)$ 无论以怎样的方式趋近于 x_0 时，函数 $f(x)$ 都趋向于常数 A，则称常数 A 为**函数 $f(x)$ 当 $x \to x_0$ 时的极限**，记作

$$\lim_{x \to x_0} f(x) = A \quad \text{或} \quad f(x) \to A(x \to x_0).$$

说明 （1）$x \to x_0$ 的方式是任意的，即 x 可以从 x_0 左侧趋向于 x_0，也可以从 x_0 右侧趋向于 x_0，还可以左右跳跃地趋向于 x_0.

（2）当 $x \to x_0$ 时，$f(x)$ 有无极限与 $f(x)$ 在点 x_0 处是否有定义及点 x_0 的函数值无关.

例 1.7 考虑函数 $f(x) = 4x + 5$ 当 $x \to 0$ 时的极限.

解 $\lim\limits_{x \to 0} f(x) = \lim\limits_{x \to 0}(4x + 5) = 5$.

例 1.8 考虑函数

$$f(x) = \begin{cases} 4x + 5, & x \neq 0, \\ 3, & x = 0 \end{cases}$$

当 $x \to 0$ 时的极限.

解 因为当 $x \neq 0$ 时，$f(x) = 4x + 5$，所以

$$\lim_{x \to 0} f(x) = \lim_{x \to 0}(4x + 5) = 5.$$

这里函数 $f(x)$ 当 $x \to 0$ 时的极限存在，但不等于函数在 $x = 0$ 处的函数值 $f(0) = 3$.

例 1.9 考虑函数

$$f(x) = \begin{cases} x - 1, & x < 0, \\ 0, & x = 0, \\ x + 1, & x > 0 \end{cases}$$

当 $x \to 0$ 时的极限.

解 函数图形如图 1-9 所示.

因为当 $x < 0$ 时，$f(x) = x - 1$，所以当 x 从左侧趋向于 0 时，极限为 -1；因为当 $x > 0$ 时，$f(x) = x + 1$，所以当 x 从

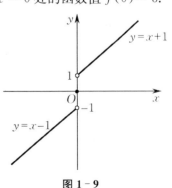

图 1-9

右侧趋向于0时,极限为1.

因此,当x以不同的方式趋向于0时,$f(x)$趋近于不同的常数.根据极限的定义知,$f(x)$当$x\to 0$时的极限不存在.

在上例中所遇到的问题就是单侧极限的问题.

定义1.8 如果当自变量x从x_0的左侧($x<x_0$)趋向于x_0时,函数$f(x)$无限趋向于常数A,则称A为函数$f(x)$当$x\to x_0$时的**左极限**,记作

$$\lim_{x\to x_0^-}f(x)=A \quad 或 \quad f(x_0-0)=A.$$

定义1.9 当自变量x从x_0的右侧($x>x_0$)趋向于x_0时,函数$f(x)$无限趋近于常数A,则称A为函数$f(x)$当$x\to x_0$时的**右极限**,记作

$$\lim_{x\to x_0^+}f(x)=A \quad 或 \quad f(x_0+0)=A.$$

左极限和右极限统称为**单侧极限**.

说明 函数$f(x)$当$x\to x_0$时极限存在的充分必要条件是:左、右极限都存在且相等,即

$$\lim_{x\to x_0}f(x)=A \Leftrightarrow \lim_{x\to x_0^-}f(x)=\lim_{x\to x_0^+}f(x)=A.$$

例1.10 考虑分段函数

$$f(x)=\begin{cases}x^2+1, & x>0,\\ 0, & x=0,\\ x+1, & x<0\end{cases}$$

当$x\to 0$时的极限.

解 因为当$x<0$时,$f(x)=x+1$,所以当x从左侧趋向于0时,极限为1;
因为当$x>0$时,$f(x)=x^2+1$,所以当x从右侧趋向于0时,极限为1.

因此,当x以不同的方式趋向于0时,$f(x)$趋近于相同的常数.根据极限的定义知,$f(x)$当$x\to 0$时极限存在且等于1.

1.2.2 极限的运算

在学习和了解极限的概念后,下面介绍极限的运算法则.

1. 极限运算法则

定理1.1(极限的四则运算法则) 设函数$f(x)$和$g(x)$在自变量x的同一变化过程中极限分别为A和B,即

$$\lim f(x)=A, \quad \lim g(x)=B,$$

则

(1) $\lim[f(x)\pm g(x)]=\lim f(x)\pm\lim g(x)=A\pm B$;

(2) $\lim[f(x)\cdot g(x)]=\lim f(x)\cdot\lim g(x)=A\cdot B$,

特别地,

第一章 函数与极限

$$\lim[k \cdot f(x)] = k \cdot \lim f(x) = kA \quad (k \text{ 为常数}),$$
$$\lim[f(x)]^n = [\lim f(x)]^n = A^n;$$

(3) $\lim \dfrac{f(x)}{g(x)} = \dfrac{\lim f(x)}{\lim g(x)} = \dfrac{A}{B} \quad (B \neq 0).$

说明 法则(1),(2)可推广到有限个具有极限的函数情形.

定理 1.2（极限的复合运算法则） 设 $y = f[\varphi(x)]$ 是由 $y = f(u)$ 与 $u = \varphi(x)$ 复合而成的, $y = f[\varphi(x)]$ 在点 x_0 的附近有定义(点 x_0 可除外), 若
$$\lim_{x \to x_0} \varphi(x) = u_0, \quad \lim_{u \to u_0} f(u) = A,$$
且对 x_0 附近不等于 x_0 的 x, 有 $\varphi(x) \neq u_0$, 则
$$\lim_{x \to x_0} f[\varphi(x)] = \lim_{u \to u_0} f(u) = A.$$

例 1:11 求下列函数的极限:

(1) $\lim\limits_{x \to 1} \dfrac{5x^2 - 2}{3x}$;
(2) $\lim\limits_{x \to 1} \dfrac{x^3 - 1}{x - 1}$;

(3) $\lim\limits_{x \to 0} \dfrac{\sqrt{1+x} - \sqrt{1-x}}{x}$;
(4) $\lim\limits_{x \to 0} \dfrac{\sqrt[n]{1+x} - 1}{\frac{1}{n}x}$;

(5) $\lim\limits_{x \to 0} e^{x^2 + 2x}$.

解 (1) $\lim\limits_{x \to 1} \dfrac{5x^2 - 2}{3x} = \dfrac{5\lim\limits_{x \to 1} x^2 - 2}{3 \lim\limits_{x \to 1} x} = \dfrac{5 - 2}{3} = 1.$

(2) 当 $x \to 1$ 时, 分母的极限为零, 故不能用法则(3)直接计算, 通过因式分解去掉分母中的零因子, 可得
$$\lim_{x \to 1} \dfrac{x^3 - 1}{x - 1} = \lim_{x \to 1} \dfrac{(x-1)(x^2 + x + 1)}{x - 1} = \lim_{x \to 1}(x^2 + x + 1) = 3.$$

(3) 当 $x \to 0$ 时, 分母的极限为零, 故不能用法则(3)直接计算, 通过有理化去掉分母中的零因子, 可得
$$\lim_{x \to 0} \dfrac{\sqrt{1+x} - \sqrt{1-x}}{x} = \lim_{x \to 0} \dfrac{(\sqrt{1+x} - \sqrt{1-x})(\sqrt{1+x} + \sqrt{1-x})}{x(\sqrt{1+x} + \sqrt{1-x})}$$
$$= \lim_{x \to 0} \dfrac{2x}{x(\sqrt{1+x} + \sqrt{1-x})} = 1.$$

(4) 令 $u = \sqrt[n]{1+x}$, 则 $x = u^n - 1$. 当 $x \to 0$ 时, $u \to 1$, 且当 $x \neq 0$ 时, $u \neq 1$, 则
$$\lim_{x \to 0} \dfrac{\sqrt[n]{1+x} - 1}{\frac{1}{n}x} = \lim_{u \to 1} \dfrac{u - 1}{\frac{1}{n}(u^n - 1)} = n \lim_{u \to 1} \dfrac{1}{u^{n-1} + u^{n-2} + \cdots + u + 1} = 1.$$

(5) 复合函数 $e^{x^2 + 2x}$ 可看作是由 e^u 和 $u = x^2 + 2x$ 构成, 由于
$$\lim_{x \to 0}(x^2 + 2x) = 0, \quad \lim_{u \to 0} e^u = 1,$$
因此
$$\lim_{x \to 0} e^{x^2 + 2x} = 1.$$

例 1.12 求下列函数的极限：

(1) $\lim\limits_{x\to\infty} \dfrac{7x^2+5x-1}{x^2-2}$；

(2) $\lim\limits_{x\to\infty} \dfrac{9x^3-2x^2-1}{6x^5+x-2}$；

(3) $\lim\limits_{x\to\infty} \dfrac{6x^5+x-2}{9x^3-2x^2-1}$.

解 当 $x\to\infty$ 时，分子、分母的极限都不存在，不能用法则(3)直接计算，此时分子、分母可同除以 x 的最高次幂来计算．

(1) $\lim\limits_{x\to\infty} \dfrac{7x^2+5x-1}{x^2-2} = \lim\limits_{x\to\infty} \dfrac{7+\dfrac{5}{x}-\dfrac{1}{x^2}}{1-\dfrac{2}{x^2}} = 7$；

(2) $\lim\limits_{x\to\infty} \dfrac{9x^3-2x^2-1}{6x^5+x-2} = \lim\limits_{x\to\infty} \dfrac{\dfrac{9}{x^2}-\dfrac{2}{x^3}-\dfrac{1}{x^5}}{6+\dfrac{1}{x^4}-\dfrac{2}{x^5}} = \dfrac{0}{6} = 0$；

(3) $\lim\limits_{x\to\infty} \dfrac{6x^5+x-2}{9x^3-2x^2-1} = \lim\limits_{x\to\infty} \dfrac{6+\dfrac{1}{x^4}-\dfrac{2}{x^5}}{\dfrac{9}{x^2}-\dfrac{2}{x^3}-\dfrac{1}{x^5}} = \infty$．

说明 一般地，当 $a_0, b_0 \neq 0$，m, n 为非负整数时，有

$$\lim_{x\to\infty} \dfrac{a_0 x^m + a_1 x^{m-1} + \cdots + a_m}{b_0 x^n + b_1 x^{n-1} + \cdots + b_n} = \begin{cases} 0, & m < n, \\ \dfrac{a_0}{b_0}, & m = n, \\ \infty, & m > n. \end{cases}$$

2. 重要极限公式

在极限的计算过程中，经常会用到以下两个重要极限公式：

动画视频

(1) $\lim\limits_{x\to 0} \dfrac{\sin x}{x} = 1$；

(2) $\lim\limits_{x\to\infty} \left(1+\dfrac{1}{x}\right)^x = \mathrm{e}$ （或 $\lim\limits_{u\to 0}(1+u)^{\frac{1}{u}} = \mathrm{e}$），

其中 $\mathrm{e} = 2.71828\cdots$ 是一个无理数．

证明从略．

读者可分别通过表 1-3 及表 1-4 的数据直观观察当 $x\to 0$ 时函数 $\dfrac{\sin x}{x}$ 及当 $x\to\infty$ 时函数 $\left(1+\dfrac{1}{x}\right)^x$ 的变化趋势．

表 1-3

x	10^{-1}	10^{-2}	10^{-3}	10^{-4}	$\cdots$
$\dfrac{\sin x}{x}$	0.998 334 17	0.999 983 33	0.999 999 83	0.999 999 99	$\cdots$

表 1-4

x	10^2	10^3	10^5	10^7	⋯
$\left(1+\dfrac{1}{x}\right)^x$	2.704 81	2.716 92	2.718 27	2.718 28	⋯

例 1.13 求下列函数的极限：

(1) $\lim\limits_{x \to 0} \dfrac{x}{\sin 3x}$； (2) $\lim\limits_{x \to 0} \dfrac{1-\cos 2x}{x^2}$.

解 (1) $\lim\limits_{x \to 0} \dfrac{x}{\sin 3x} = \lim\limits_{x \to 0} \dfrac{1}{\dfrac{3\sin 3x}{3x}} = \lim\limits_{x \to 0} \dfrac{1}{3} = \dfrac{1}{3}$.

(2) $\lim\limits_{x \to 0} \dfrac{1-\cos 2x}{x^2} = \lim\limits_{x \to 0} \dfrac{2\sin^2 x}{x^2} = 2\lim\limits_{x \to 0} \left(\dfrac{\sin x}{x}\right)^2 = 2$.

例 1.14 求下列函数的极限：

(1) $\lim\limits_{x \to \infty} \left(\dfrac{1+x}{x}\right)^{2x}$； (2) $\lim\limits_{x \to 0} \sqrt[x]{1-2x}$.

解 (1) $\lim\limits_{x \to \infty} \left(\dfrac{1+x}{x}\right)^{2x} = \lim\limits_{x \to \infty} \left[\left(1+\dfrac{1}{x}\right)^x\right]^2 = \mathrm{e}^2$.

(2) $\lim\limits_{x \to 0} \sqrt[x]{1-2x} = \lim\limits_{x \to 0} [1+(-2x)]^{\frac{1}{x}} = \lim\limits_{x \to 0} [1+(-2x)]^{\frac{1}{-2x} \cdot (-2)} = \mathrm{e}^{-2}$.

1.2.3 无穷小量与无穷大量

1. 无穷小量

定义 1.10 在自变量 x 的某一变化过程中，若函数 $f(x)$ 的极限为 0，则称函数 $f(x)$ 为该变化过程中的**无穷小量**，简称为**无穷小**，记作 $\lim f(x) = 0$.

例如，$\lim\limits_{x \to \infty} \dfrac{1}{x} = 0$，称 $\dfrac{1}{x}$ 为 $x \to \infty$ 时的无穷小量；$\lim\limits_{x \to 0} \sin x = 0$，称 $\sin x$ 为 $x \to 0$ 时的无穷小量.

关于无穷小量，须注意以下几点：

(1) 无穷小量是相对于自变量的某一变化过程而言的；

(2) 无穷小量是绝对值无限减小的变量，不能与绝对值很小的常数混淆；

(3) 0 是无穷小量中唯一的常数.

无穷小量是以 0 为极限的量，它与函数极限之间有如下关系：

定理 1.3 $\lim\limits_{x \to x_0} f(x) = A$ 成立的充分必要条件是：$f(x) = A + \alpha(x)$，其中 A 为常数，$\alpha(x)$ 是当 $x \to x_0$ 时的无穷小量，即

$$\lim\limits_{x \to x_0} f(x) = A \Leftrightarrow f(x) = A + \alpha(x),$$

其中 A 为常数，且 $\lim\limits_{x \to x_0} \alpha(x) = 0$.

定理 1.3 适用于自变量的任何变化过程.

2. 无穷小量的性质

性质 1　有限个无穷小量的和、差、积仍为无穷小量.
性质 2　常数与无穷小量的乘积仍为无穷小量.
性质 3　有界函数与无穷小量的乘积仍为无穷小量.

例 1.15　求下列函数的极限：

(1) $\lim\limits_{x\to\infty}\left(\dfrac{1}{x}+\dfrac{1}{x^2}\right)$;　　　　(2) $\lim\limits_{x\to\infty}\dfrac{1}{x}\sin x$.

解　(1) 当 $x\to\infty$ 时，$\dfrac{1}{x}$ 与 $\dfrac{1}{x^2}$ 都是无穷小量，则 $\dfrac{1}{x}+\dfrac{1}{x^2}$ 仍为无穷小量，即

$$\lim_{x\to\infty}\left(\dfrac{1}{x}+\dfrac{1}{x^2}\right)=0.$$

(2) 当 $x\to\infty$ 时，$\dfrac{1}{x}$ 是无穷小量，$\sin x$ 为有界函数，则 $\dfrac{1}{x}\sin x$ 仍为无穷小量，即

$$\lim_{x\to\infty}\dfrac{1}{x}\sin x=0.$$

3. 无穷小量的比较

当 $x\to 0$ 时，$x,\sin x,x^2,2x$ 都是无穷小量，且有 $\lim\limits_{x\to 0}\dfrac{\sin x}{x}=1$，$\lim\limits_{x\to 0}\dfrac{x^2}{x}=0$，$\lim\limits_{x\to 0}\dfrac{2x}{x}=2$，$\lim\limits_{x\to 0}\dfrac{x}{x^2}=\infty$. 由这些例子可知，两个无穷小量之商的极限值不确定. 原因是这些无穷小量趋近于 0 的速度不同. 一般地，我们可用两个无穷小量之比的极限值来衡量它们趋近于 0 的速度的快慢.

定义 1.11　设 α,β 是在自变量的同一个变化过程中的两个无穷小量，如果

(1) $\lim\dfrac{\alpha}{\beta}=0$，则称 α 是**比 β 高阶的无穷小**，记为 $\alpha=o(\beta)$;

(2) $\lim\dfrac{\alpha}{\beta}=k(k\neq 0)$，则称 α 与 β 是**同阶无穷小**，记为 $\alpha=O(\beta)$;

(3) $\lim\dfrac{\alpha}{\beta}=1$，则称 α 与 β 是**等价无穷小**，记为 $\alpha\sim\beta$.

显然，等价无穷小是同阶无穷小的特殊形式，即 $k=1$.

例如，当 $x\to 0$ 时，$\sin x\sim x$，$\tan x\sim x$，$\arcsin x\sim x$，$1-\cos 2x\sim 2x^2$，$1-\cos x\sim\dfrac{1}{2}x^2$，$\ln(1+x)\sim x$，$e^x-1\sim x$，$\sqrt[n]{1+x}-1\sim\dfrac{1}{n}x$，其中，$\ln(1+x)\sim x$，$e^x-1\sim x$ 将在后面（例 1.19、例 1.20）进行说明.

定理 1.4 当 $x \to x_0$ 时，若 $\alpha \sim \alpha'$，$\beta \sim \beta'$，且 $\lim\limits_{x \to x_0} \dfrac{\alpha'}{\beta'}$ 存在（或为 ∞），则 $\lim\limits_{x \to x_0} \dfrac{\alpha}{\beta}$ 存在（或为 ∞），且

$$\lim_{x \to x_0} \frac{\alpha}{\beta} = \lim_{x \to x_0} \frac{\alpha'}{\beta'}.$$

这是因为

$$\lim_{x \to x_0} \frac{\alpha}{\beta} = \lim_{x \to x_0} \left(\frac{\beta'}{\beta} \cdot \frac{\alpha'}{\beta'} \cdot \frac{\alpha}{\alpha'} \right) = \lim_{x \to x_0} \frac{\beta'}{\beta} \cdot \lim_{x \to x_0} \frac{\alpha'}{\beta'} \cdot \lim_{x \to x_0} \frac{\alpha}{\alpha'} = \lim_{x \to x_0} \frac{\alpha'}{\beta'}.$$

定理 1.4 称为**等价无穷小替换原理**，此定理同样适用于自变量的任何变化过程.

例 1.16 求下列函数的极限：

(1) $\lim\limits_{x \to 0} \dfrac{\sin 3x}{\tan 9x}$；   (2) $\lim\limits_{x \to 0} \dfrac{\ln(1 + x^2)}{x^2}$；   (3) $\lim\limits_{x \to 0} \dfrac{\tan x - \sin x}{x^3}$.

解 (1) 当 $x \to 0$ 时，$\sin 3x \sim 3x$，$\tan 9x \sim 9x$，则

$$\lim_{x \to 0} \frac{\sin 3x}{\tan 9x} = \lim_{x \to 0} \frac{3x}{9x} = \frac{3}{9} = \frac{1}{3}.$$

(2) 当 $x \to 0$ 时，有 $\ln(1 + x) \sim x$. 又当 $x \to 0$ 时，$x^2 \to 0$，则 $\ln(1 + x^2) \sim x^2$，因此

$$\lim_{x \to 0} \frac{\ln(1 + x^2)}{x^2} = 1.$$

(3) 因为 $\tan x - \sin x = \tan x (1 - \cos x)$，又当 $x \to 0$ 时，有 $\tan x \sim x$，$1 - \cos x \sim \dfrac{1}{2} x^2$，所以

$$\lim_{x \to 0} \frac{\tan x - \sin x}{x^3} = \lim_{x \to 0} \frac{\tan x (1 - \cos x)}{x^3} = \lim_{x \to 0} \frac{x \cdot \dfrac{1}{2} x^2}{x^3} = \frac{1}{2}.$$

说明 等价无穷小替换原理只适用于乘除的因式，不适用于相加减的项. 例如，

$$\lim_{x \to 0} \frac{\tan x - \sin x}{x^3} \neq \lim_{x \to 0} \frac{x - x}{x^3} = 0.$$

4. 无穷大量

定义 1.12 在自变量 x 的某一变化过程中，若函数 $f(x)$ 的绝对值无限增大，则称函数 $f(x)$ 为该变化过程中的**无穷大量**，简称为**无穷大**，记作

$$\lim f(x) = \infty.$$

关于无穷大量，须注意以下几点：

(1) 无穷大量是相对于自变量的某一变化过程而言的；

(2) 无穷大量是绝对值无限增大的变量，不能与绝对值很大的常数混淆；

(3) 按照极限定义来说，无穷大量是极限不存在的一种形式，但为了便于叙述函数这一性态，我们也说"函数的极限为无穷大".

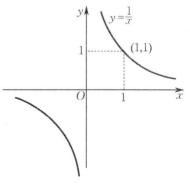

图 1-10

例如,因为 $\lim\limits_{x\to 0}\dfrac{1}{x}=\infty$,所以称 $\dfrac{1}{x}$ 为 $x\to 0$ 时的无穷大量,如图 1-10 所示.

无穷小量与无穷大量之间有如下关系.

定理 1.5 在自变量 x 的同一变化过程中,如果 $f(x)$ 为无穷大量,则 $\dfrac{1}{f(x)}$ 为无穷小量;如果 $f(x)$ 为无穷小量,且 $f(x)\neq 0$,则 $\dfrac{1}{f(x)}$ 为无穷大量.

例如,当 $x\to 1$ 时,$x-1$ 为无穷小量,$\dfrac{1}{x-1}$ 为无穷大量.

§1.3 函数的连续性

在自然界中,有许多现象如血液的流动、生物的生长、气温的变化等均是连续不断地变化.这些现象在函数关系上的反映,就是函数的连续性.

1.3.1 函数的连续性

设函数 $y=f(x)$ 在点 x_0 及其附近有定义,自变量由 x_0 变化到 x 时,$x-x_0$ 称为**自变量 x 在点 x_0 处的增量**,记作 Δx,即 $\Delta x=x-x_0$. 对应于自变量的函数值 $f(x_0)$ 和 $f(x)$ 的差 $f(x)-f(x_0)$,称为**函数 $y=f(x)$ 在点 x_0 处的增量**,记作 Δy,即 $\Delta y=f(x)-f(x_0)$,如图 1-11 所示.

图 1-11

说明 增量可以是正的、可以是负的、也可以是零.

一般地,如果 x_0 不变,而让 Δx 改变,函数 $y=f(x)$ 的增量 Δy 大多数情况也是变化的.由图 1-11 可以看出,对连续变化的曲线来说,当自变量的增量 Δx 的绝对值变化很小时,相应的函数值的增量 Δy 的绝对值变化也很小,即当 $\Delta x\to 0$ 时,$\Delta y\to 0$,因此,$\lim\limits_{\Delta x\to 0}\Delta y=0$ 正是连续函数所具有的数量特征.

函数 $y=f(x)$ 在点 x_0 处连续的定义有以下两种不同的叙述方式.

定义 1.13 设函数 $y=f(x)$ 在点 x_0 的某一邻域内有定义,如果当自变量的增量 $\Delta x=x-x_0$ 趋向于零时,对应的函数的增量 $\Delta y=f(x_0+\Delta x)-f(x_0)$ 也趋于零,即

$$\lim_{\Delta x\to 0}\Delta y=0,$$

则称**函数 $y=f(x)$ 在点 x_0 处连续**.

在上面定义中 $\Delta x=x-x_0$,故 $\Delta x\to 0$ 相当于 $x\to x_0$,此时 $\Delta y=f(x)-f(x_0)$ 也趋于

0,所以 $\lim\limits_{\Delta x \to 0} \Delta y = 0$ 可表示为 $\lim\limits_{x \to x_0} f(x) = f(x_0)$. 因此,函数 $y = f(x)$ 在点 x_0 处连续也可定义如下.

定义 1.14 设函数 $y = f(x)$ 在点 x_0 及其附近有定义,如果
$$\lim_{x \to x_0} f(x) = f(x_0),$$
则称函数 $y = f(x)$ **在点 x_0 处连续**,并称 $x = x_0$ 为 $y = f(x)$ 的**连续点**.

由上面定义可知,函数在一点处连续必须同时满足以下三个条件:

(1) $y = f(x)$ 在点 x_0 处有定义,即 $f(x_0)$ 存在;

(2) 极限 $\lim\limits_{x \to x_0} f(x)$ 存在;

(3) 极限值等于函数值,即 $\lim\limits_{x \to x_0} f(x) = f(x_0)$.

如果把定义中的极限值等于函数值换成左(或右)极限值等于函数值,即
$$\lim_{x \to x_0^-} f(x) = f(x_0) \quad (\text{或} \lim_{x \to x_0^+} f(x) = f(x_0)),$$
则称函数 $y = f(x)$ **在点 x_0 处左连续**(或**右连续**).

显然,函数 $y = f(x)$ 在点 x_0 处连续的充要条件是:函数 $y = f(x)$ 在点 x_0 处既左连续又右连续,即
$$\lim_{x \to x_0} f(x) = f(x_0) \Leftrightarrow \lim_{x \to x_0^-} f(x) = \lim_{x \to x_0^+} f(x) = f(x_0).$$

例 1.17 讨论函数
$$f(x) = \begin{cases} 1 + \dfrac{x}{2}, & x \leqslant 0, \\ 1 + x^2, & 0 < x \leqslant 1, \\ 4 - x, & x > 1 \end{cases}$$
在 $x = 0$ 和 $x = 1$ 处的连续性.

解 在 $x = 0$ 处,有 $f(0) = 1$. 又因为
$$\lim_{x \to 0^-} f(x) = \lim_{x \to 0^-} \left(1 + \frac{x}{2}\right) = 1, \quad \lim_{x \to 0^+} f(x) = \lim_{x \to 0^+} (1 + x^2) = 1,$$
即有 $\lim\limits_{x \to 0^-} f(x) = \lim\limits_{x \to 0^+} f(x) = f(0)$,所以函数 $f(x)$ 在 $x = 0$ 处连续.

在 $x = 1$ 处,有 $f(1) = 2$. 又因为
$$\lim_{x \to 1^-} f(x) = \lim_{x \to 1^-} (1 + x^2) = 2, \quad \lim_{x \to 1^+} f(x) = \lim_{x \to 1^+} (4 - x) = 3.$$
可见 $\lim\limits_{x \to 1} f(x)$ 不存在,所以函数 $f(x)$ 在 $x = 1$ 处不连续.

说明 (1) 若函数 $f(x)$ 在开区间 (a, b) 内的每一点处都连续,则称 $f(x)$ 在**开区间 (a, b) 内连续**,并称 $f(x)$ 是 (a, b) **内的连续函数**.

(2) 若函数 $f(x)$ 在开区间 (a, b) 内的每一点处都连续,且在左端点 $x = a$ 处右连续,在右端点 $x = b$ 处左连续,则称 $f(x)$ **在闭区间 $[a, b]$ 上连续**,并称 $f(x)$ 是 $[a, b]$ **上的连续函数**.

(3) 直观上,连续函数的图形是一条连续而不间断的曲线.

1.3.2 连续函数的运算

由极限的四则运算法则及连续函数的定义,可得如下定理.

定理 1.6(连续函数的四则运算法则) 设函数 $f(x)$ 和 $g(x)$ 在点 x_0 处连续,那么
$$f(x) \pm g(x), \quad f(x) \cdot g(x), \quad \frac{f(x)}{g(x)}(g(x_0) \neq 0)$$
均在点 x_0 处连续.

定理 1.7(连续函数的复合运算法则) 设函数 $y = f(u)$ 与 $u = \varphi(x)$ 满足:
(1) $u = \varphi(x)$ 在点 x_0 处连续,且 $\varphi(x_0) = u_0$;
(2) $y = f(u)$ 在点 u_0 处连续,
则复合函数 $y = f[\varphi(x)]$ 在点 x_0 处连续.

由以上两个定理可得:**一切初等函数都在其定义域内连续**.

利用函数的连续性可求函数极限.

例 1.18 求 $\lim\limits_{x \to 0} \lg(2^x + \tan x)$.

解 因为 $\lg(2^x + \tan x)$ 是初等函数,而 $x = 0$ 是该函数定义域内的点,所以
$$\lim\limits_{x \to 0} \lg(2^x + \tan x) = \lg(2^0 + \tan 0) = \lg 1 = 0.$$

例 1.19 求 $\lim\limits_{x \to 0} \dfrac{\ln(1+x)}{x}$.

解 由对数函数的性质,有
$$\frac{\ln(1+x)}{x} = \ln(1+x)^{\frac{1}{x}},$$
再由对数函数的连续性及重要极限,有
$$\lim\limits_{x \to 0} \frac{\ln(1+x)}{x} = \lim\limits_{x \to 0} \ln(1+x)^{\frac{1}{x}} = \ln\left[\lim\limits_{x \to 0}(1+x)^{\frac{1}{x}}\right] = \ln e = 1.$$

例 1.20 求 $\lim\limits_{x \to 0} \dfrac{e^x - 1}{x}$.

解 令 $t = e^x - 1$,则 $x = \ln(1+t)$,且当 $x \to 0$ 时,$t \to 0$. 再利用例 1.19 结论,有
$$\lim\limits_{x \to 0} \frac{e^x - 1}{x} = \lim\limits_{t \to 0} \frac{t}{\ln(1+t)} = 1.$$

1.3.3 闭区间上连续函数的性质

闭区间上连续函数有一些特殊的性质,这些性质的几何意义比较明显. 下面简单介绍几个.

定理 1.8(最值定理) 闭区间上的连续函数必有最大值和最小值.

这个定理的几何解释如图 1-12 所示,可见在闭区间 $[a,b]$ 上连续的曲线 $y = f(x)$ 必有最大值 $f(\xi_2) = M$ 和最小值 $f(\xi_1) = m$,即有界.

定理 1.9（介值定理） 闭区间上的连续函数必可取得介于区间两端点处函数值之间的任何值.

这个定理的几何解释如图 1-13 所示,可见在闭区间 $[a,b]$ 上连续的曲线 $y=f(x)$ 与水平直线 $y=C$ (C 是介于 $f(a)=A$ 与 $f(b)=B$ 之间的任何值) 至少交于一点 ξ.

图 1-12

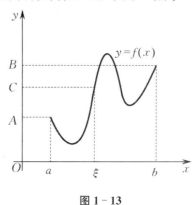

图 1-13

定义 1.15 如果 $f(x_0)=0$,则称 $x=x_0$ 是函数 $f(x)$ 的**零点**.

推论 1（零点定理） 若闭区间上的连续函数在区间两端点处的函数值异号,则在对应的开区间内函数至少有一个零点.

上述推论 1 等价于,若函数 $f(x)$ 满足:
(1) 在闭区间 $[a,b]$ 上连续;
(2) $f(a) \cdot f(b) < 0$,
则在开区间 (a,b) 内至少存在一点 ξ,使得
$$f(\xi)=0 \quad (a<\xi<b).$$

推论 1 的几何意义如图 1-14 所示,可见从 x 轴一侧延伸到另一侧的连续曲线 $y=f(x)$ 与 x 轴至少有一个交点 ξ.

上述三个结论必须同时满足"闭区间"和"连续"两个条件,否则结论不成立.

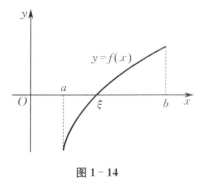

图 1-14

例 1.21 证明:方程 $x^3-3x-1=0$ 在 $(1,2)$ 内至少有一个实根.

证 由于函数 $f(x)=x^3-3x-1$ 是初等函数,它在闭区间 $[1,2]$ 上连续,且
$$f(1)=-3<0, \quad f(2)=1>0,$$
故 $f(1) \cdot f(2) < 0$.因此,由零点定理可知,在 $(1,2)$ 内至少存在一点 ξ,使得
$$f(\xi)=0 \quad (1<\xi<2),$$
即方程 $x^3-3x-1=0$ 在 $(1,2)$ 内至少有一个实根.

1.3.4 函数的间断点及分类

函数的不连续点称为函数的**间断点**.若函数 $f(x)$ 满足下列三种情形之一,则 $x=x_0$ 是函数 $f(x)$ 的间断点:

(1) $y=f(x)$ 在点 x_0 处无定义,即 $f(x_0)$ 不存在;

(2) 极限 $\lim\limits_{x\to x_0}f(x)$ 不存在;

(3) $f(x_0)$ 存在且极限 $\lim\limits_{x\to x_0}f(x)$ 存在,但 $\lim\limits_{x\to x_0}f(x)\neq f(x_0)$.

函数的间断点按其左、右极限是否存在常分为以下两大类:

(1) 设 x_0 是函数 $f(x)$ 的间断点,如果左、右极限 $\lim\limits_{x\to x_0^-}f(x)$,$\lim\limits_{x\to x_0^+}f(x)$ 都存在,则称 x_0 是 $f(x)$ 的**第一类间断点**. 如果 $\lim\limits_{x\to x_0^-}f(x)=\lim\limits_{x\to x_0^+}f(x)$,则称 x_0 是 $f(x)$ 的**可去间断点**;如果 $\lim\limits_{x\to x_0^-}f(x)\neq\lim\limits_{x\to x_0^+}f(x)$,则称 x_0 是 $f(x)$ 的**跳跃间断点**.

(2) 如果左、右极限 $\lim\limits_{x\to x_0^-}f(x)$,$\lim\limits_{x\to x_0^+}f(x)$ 中至少有一个不存在,则称 x_0 是 $f(x)$ 的**第二类间断点**.

例 1.22 指出下列函数的间断点,并说明类型:

(1) $f(x)=\begin{cases}-x, & x\leqslant 0,\\ 1+x, & x>0;\end{cases}$ (2) $g(x)=\begin{cases}2\sqrt{x}, & 0\leqslant x<1,\\ 1, & x=1,\\ 1+x, & x>1;\end{cases}$

(3) $h(x)=\begin{cases}x, & x\leqslant 0,\\ \dfrac{1}{x}, & x>0;\end{cases}$ (4) $q(x)=\sin\dfrac{1}{x}$.

解 (1) 如图 1-15 所示,因为
$$\lim_{x\to 0^-}f(x)=\lim_{x\to 0^-}(-x)=0,\quad \lim_{x\to 0^+}f(x)=\lim_{x\to 0^+}(1+x)=1,$$
即左、右极限存在但不相等,故 $\lim\limits_{x\to 0}f(x)$ 不存在,所以点 $x=0$ 是函数 $f(x)$ 的第一类间断点中的跳跃间断点.

图 1-15

图 1-16

(2) 如图 1-16 所示,因为
$$\lim_{x\to 1^-}g(x)=\lim_{x\to 1^-}2\sqrt{x}=2,\quad \lim_{x\to 1^+}g(x)=\lim_{x\to 1^+}(1+x)=2,$$

所以
$$\lim_{x\to 1}g(x)=2\neq 1=g(1),$$

即左、右极限存在且相等,故点 $x=1$ 是函数 $g(x)$ 的第一类间断点中的可去间断点.

(3) 如图 1-17 所示,因为 $\lim\limits_{x\to 0^+} h(x) = \lim\limits_{x\to 0^+} \dfrac{1}{x} = \infty$,即右极限不存在,所以点 $x=0$ 是函数 $h(x)$ 的第二类间断点.

说明 一般地,如果函数在某点的左、右极限有一个不存在且趋于无穷大,则该点称为**无穷间断点**.

(4) 如图 1-18 所示,因为 $\lim\limits_{x\to 0^+} q(x) = \lim\limits_{x\to 0^+} \sin\dfrac{1}{x}$ 与 $\lim\limits_{x\to 0^-} q(x) = \lim\limits_{x\to 0^-} \sin\dfrac{1}{x}$ 都不存在,所以点 $x=0$ 是函数 $q(x)$ 的第二类间断点.

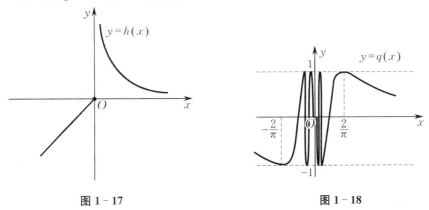

图 1-17　　　　　　　　　图 1-18

在此题中,当 $x\to 0$ 时,$q(x)$ 无限次地在 1 和 -1 这两个不同的值之间变动.

说明 一般地,当 $x\to x_0$ 时,如果函数 $f(x)$ 的值无限次地在两个不同的值之间变动,则称 $x=x_0$ 是 $f(x)$ 的**振荡间断点**.

§1.4　MATLAB 实验

MATLAB 是由美国 Mathworks 公司发布的主要面对科学计算、可视化及交互式程序设计的高科技计算环境. 它将数值分析、矩阵计算、科学数据可视化及非线性动态系统的建模和仿真等诸多强大功能集成在一个易于使用的视窗环境中,为科学研究、工程设计及必须进行有效数值计算的众多科学领域提供了一种全面的解决方案,并在很大程度上摆脱了传统非交互式程序设计语言(如 C,Fortran)的编辑模式,代表了当今国际科学计算软件的先进水平.

从本章开始,将逐章介绍 MATLAB 的一些简单用法.

1.4.1　在平面直角坐标系作一元函数图形的命令

命令 plot 的基本使用形式是:

```
x=a:t:b;
y=f(x);
plot(x,y,'s')
```
其中,$f(x)$要代入具体的函数,也可以将前面定义的函数$f(x)$代入;a和b分别表示自变量x的最小值和最大值,即说明作图时自变量的取值范围,这里必须输入具体的数值;t表示取点间隔(增量);这里的(x,y)是向量;s是可选参数,用来指定绘制曲线的线型、颜色、数据点形状等.

线型、颜色和数据点可以同时选用,也可以只选一部分,不选则用MATLAB设定的默认值.

实验1.1 作出函数$y=x^2$在区间$[-1,1]$上的图形.

输入:
```
x=-1:0.1:1;
y=x^2;
plot(x,y,'r')
```
按下Enter键,即可作出函数$y=x^2$在区间$[-1,1]$上的图形(见图1-19).

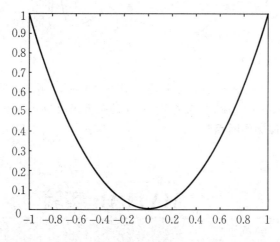

图1-19

plot命令也可以在同一个坐标系内作出多个函数的图形,只要用基本的形式就可绘制出曲线.

实验1.2 在同一坐标系内作出函数$y=\sin x$,$y=x$和$y=\arcsin x$的图形.

输入:
```
x1=-1:0.1:1;
y1=asin(x1);
x2=-pi/2:0.1:pi/2;
y2=sin(x2);
x3=-pi/2:0.1:pi/2;
y3=x3;
plot(x1,y1,'k',x2,y2,'b',x3,y3,'r')
```

这样,就在同一坐标系内作出了函数 $y=\sin x$, $y=x$ 和 $y=\arcsin x$ 的图形(见图 1-20).

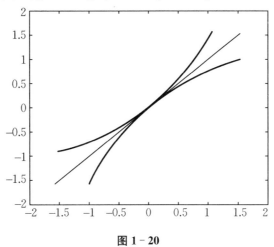

图 1-20

1.4.2 分段函数作图

分段函数的定义需用到条件语句,而条件语句根据具体条件有不同的分支方式,可有多种不同形式的 if 语句块. 这里仅给出较为简单的三种条件语句块:

(1) if<条件表达式>
  语句体;
 end
(2) if<条件表达式>
  语句体 1;
 else
  语句体 2;
 end
(3) if<条件表达式 1>
  语句体 1;
 else;if<条件表达式 2>
  语句体 2;
 else
  语句体 3;
 end

实验 1.3 作出分段函数 $h(x)=\begin{cases}\cos x, & x\leqslant 0,\\ e^x, & x>0\end{cases}$ 在区间 $[-4,4]$ 上的图形.

输入:
```
y=[];
for x=-4:0.1:4
```

```
        if x<=0
            y=[y,cos(x)];
        end
        if x>0
            y=[y,exp(x)];
        end
    end
    x=-4:0.1:4;
    plot(x,y)
```
执行后可观察到分段函数 $h(x)$ 在区间 $[-4,4]$ 上的图形(见图 1-21).

图 1-21

1.4.3 求极限命令

命令 limit 用于计算函数的极限,其基本形式是:

```
limit(f(x),x,a)
```
其中 $f(x)$ 是函数的表达式, a 是自变量 x 的变化趋势. 如果自变量趋向于无穷,则用 inf 代替 a.

对于单侧极限,通过命令 limit 的选项'right'和'left'表示自变量的变化方向.

求右极限 $x \to a+0$ 时,用

```
limit(f(x),x,a,'right')
```

求左极限 $x \to a-0$ 时,用

```
limit(f(x),x,a,'left')
```

求 $x \to +\infty$ 时,用

```
limit(f(x),x,+inf)
```

求 $x \to -\infty$ 时,用

```
limit(f(x),x,-inf)
```

在 MATLAB 中求极限值,我们首先需要创建符号变量,之后使用 limit 命令进行计算.

实验 1.4 计算下列极限值：

(1) $\lim\limits_{x \to 1} \dfrac{x^3-1}{x-1}$；

(2) $\lim\limits_{x \to \infty} \dfrac{7x^2+5x-1}{x^2-2}$；

(3) $\lim\limits_{x \to \infty} \left(\dfrac{1+x}{x}\right)^{2x}$.

(1) 输入：
```
syms x;
y= (x^3-1)/(x-1);
limit(y,x,1)
```
运行结果为 3.

(2) 输入：
```
syms x;
y= (7*(x^2)+5*x-1)/(x^2-2);
limit(y,x,inf)
```
运行结果为 7.

(3) 输入：
```
syms x;
y= ((1+x)/x)^(2*x);
limit(y,x,inf)
```
运行结果为 exp(2).

习　题　一

1. 判断下列函数是否为同一函数：

   (1) $f(x) = x, g(x) = \sqrt{x^2}$；

   (2) $f(x) = \dfrac{x-1}{x^2-1}, g(x) = \dfrac{1}{x+1}$；

   (3) $f(x) = \lg x^2, g(x) = 2\lg x$；

   (4) $y = \sqrt{1-x^2}, x^2+y^2 = 1$.

2. 求下列函数的定义域：

   (1) $y = \arcsin \dfrac{x+1}{2}$；

   (2) $y = \sqrt{6-5x-x^2} + \dfrac{1}{\ln(2-x)}$.

3. 讨论下列函数的奇偶性：

   (1) $y = x^2(1-x^2)$；

   (2) $y = 3\sin x + 2x^3$；

   (3) $y = x + |x|$.

4. 分解下列复合函数：

   (1) $y = \sin x^3$；

   (2) $y = \cos^2 x$；

   (3) $y = \sqrt{(1+x)^2}$；

   (4) $y = \lg[(\arctan e^x)^2]$；

   (5) $y = e^{\tan \frac{1}{x}}$；

   (6) $y = \sin^2 \sqrt{\sin(e^x)}$；

(7) $y = \sqrt[3]{\arccos \sqrt{x}}$；

(8) $y = \ln[\sin(e^x - 1)]$．

5. 求下列函数的极限：

(1) $\lim\limits_{x \to 4} \dfrac{1}{x^2 - 2x - 3}$；

(2) $\lim\limits_{x \to 1} \dfrac{e^x + x + 1}{x}$；

(3) $\lim\limits_{x \to 3} \dfrac{x^2 - 4x + 3}{x - 3}$；

(4) $\lim\limits_{x \to 1} \dfrac{x^2 - 3}{x^2 - 5x + 4}$；

(5) $\lim\limits_{x \to \infty}(\sqrt{x^2 + 1} - x)$；

(6) $\lim\limits_{x \to 0} \dfrac{\sqrt{x+1} - 1}{x}$；

(7) $\lim\limits_{x \to \infty}\left(1 - \dfrac{1}{x} + \dfrac{2}{x^3}\right)$；

(8) $\lim\limits_{x \to \infty} \dfrac{x^2 + 8x - 1}{5x^3 + 7x^2 - 3}$；

(9) $\lim\limits_{x \to \infty} \dfrac{(x+2)^2}{x^2 + 2}$；

(10) $\lim\limits_{x \to \infty} \dfrac{x^5 + x - 5}{x^3 + 2x^2 - 1}$．

6. 设极限 $\lim\limits_{x \to 3} \dfrac{x^2 - 2x + k}{x - 3}$ 存在，试确定常数 k 的值，并求出该极限．

7. 已知 $\lim\limits_{x \to \infty}\left(\dfrac{x^2 + 1}{x + 1} - \alpha x - \beta\right) = 0$，试确定常数 α, β．

8. 求下列函数的极限：

(1) $\lim\limits_{x \to 0} \dfrac{\sin 2x}{\sin 5x}$；

(2) $\lim\limits_{x \to 0} \dfrac{x - \sin 2x}{2x + \sin x}$；

(3) $\lim\limits_{x \to 0} \dfrac{1 - \cos x}{\frac{1}{2}x^2}$；

(4) $\lim\limits_{x \to 0} \dfrac{\tan 2x}{\sin 4x}$；

(5) $\lim\limits_{x \to 0} x\cot 2x$；

(6) $\lim\limits_{x \to \infty} x^2 \sin \dfrac{1}{x^2}$；

(7) $\lim\limits_{x \to \infty}\left(1 + \dfrac{4}{x}\right)^x$；

(8) $\lim\limits_{x \to \infty}\left(1 - \dfrac{4}{x}\right)^{8x}$；

(9) $\lim\limits_{x \to 0} \sqrt[x]{1 + 3x}$；

(10) $\lim\limits_{x \to \infty}\left(1 - \dfrac{1}{\pi x}\right)^x$；

(11) $\lim\limits_{x \to 0}(1 + \tan x)^{\cot x}$；

(12) $\lim\limits_{x \to \infty}\left(\dfrac{x-1}{1+x}\right)^x$．

9. 若 $\lim\limits_{x \to \infty}\left(\dfrac{x+k}{x-k}\right)^{\frac{x}{2}} = 6$，求 k 的值．

10. 求下列函数的极限：

(1) $\lim\limits_{x \to 0} x\sin \dfrac{3}{x^2}$；

(2) $\lim\limits_{x \to +\infty}\left(e^{-x} + \dfrac{1}{x^2}\right)$；

(3) $\lim\limits_{x \to \infty} x\sin \dfrac{1}{x^2}$；

(4) $\lim\limits_{x \to 0} \dfrac{\sin 5x}{\pi x}$；

(5) $\lim\limits_{x \to 0} \dfrac{1 - \cos 2x}{x\ln(1 + x)}$；

(6) $\lim\limits_{x \to 0} \dfrac{e^{5x} - 1}{\arctan 8x}$；

(7) $\lim\limits_{x \to 0} \dfrac{\ln(1 + \sin x)}{x}$；

(8) $\lim\limits_{x \to 0} \dfrac{\sin x^3}{\sin^3 x}$．

11. 当 $x \to 0$ 时，比较下列无穷小量是否同阶，是否等价，并指出哪一个是高阶无穷小量：

(1) x 与 $x^4 + \sin 2x$；

(2) x 与 $x + 1\,000 x^2$；

(3) $2x - x^2$ 与 $x^2 - x^3$．

12. 设函数 $f(x) = \begin{cases} -1, & x < 0, \\ 0, & x = 0, \\ 2x, & x > 0, \end{cases}$ 求函数 $f(x)$ 当 $x \to 0$ 时的左、右极限，并说明当 $x \to 0$ 时，$f(x)$ 的极限

是否存在.

13. 设函数 $f(x)=\begin{cases} \dfrac{e^{2x}-1}{\sin x}, & x>0, \\ \cos x+a, & x\leqslant 0, \end{cases}$ 已知函数在 $x=0$ 处连续,求常数 a 的值.

14. 设函数 $f(x)=\begin{cases} \dfrac{1}{x}\sin x, & x<0, \\ a, & x=0, \\ x\sin\dfrac{1}{x}+b, & x>0, \end{cases}$ 已知函数在 $x=0$ 处连续,求常数 a,b 的值.

15. 求下列函数的间断点,并确定它们的类型:

(1) $y=\dfrac{x+2}{x^2-4}$;

(2) $y=\dfrac{x}{\tan x}$;

(3) $y=\dfrac{1}{x}\ln(1+x)$;

(4) $f(x)=\begin{cases} \dfrac{\sin x}{x}, & x>0, \\ x^2+3, & x\leqslant 0. \end{cases}$

16. 证明:方程 $x^4-5x-1=0$ 在区间 $(1,2)$ 内至少有一个根.

17. 用命令 plot 画出下列函数在指定区间上的图形:

(1) $y=3\sin 4x, x\in[0,2\pi]$;

(2) $y=x\ln(1+x), x\in[0,10]$.

18. 用命令 limit 求下列极限:

(1) $\lim\limits_{x\to -1}\left(\dfrac{1}{1+x}-\dfrac{1}{1+x^3}\right)$;

(2) $\lim\limits_{x\to 0}\dfrac{e^x-1}{x}$.

第二章 导数与微分

微积分包含微分学和积分学,导数与微分是微分学中两个最基本的概念.导数是反映函数相对于自变量变化快慢程度的概念,即函数的变化率;微分则表达了当自变量有微小变化时,函数变化的近似值.本章将给出导数与微分的定义、基本公式、运算法则及方法,从而系统地解决初等函数的导数与微分的求解和应用问题.

§2.1 导数的概念

2.1.1 引例

在实际问题中,不仅要研究变量与变量之间的关系,还要研究由于自变量的变化所引起的函数变化快慢的问题,即函数的变化率.下面通过两个有关变化率的实例,引入导数的概念.

1. 变速直线运动的变化率 —— 瞬时速度

设一质点 P 做变速直线运动,质点所经过的位移 s 与时间 t 的函数关系为 $s = s(t)$,求质点在 $t = t_0$ 时刻的瞬时速度 $v(t_0)$.

已知时间 t 从时刻 t_0 到 $t_0 + \Delta t$ 这段时间内,质点所经过的位移为
$$\Delta s = s(t_0 + \Delta t) - s(t_0),$$
于是,质点在这段时间内的平均速度为
$$\bar{v} = \frac{\Delta s}{\Delta t} = \frac{s(t_0 + \Delta t) - s(t_0)}{\Delta t}.$$

如果质点的运动是匀速的,则平均速度 $\bar{v}$ 为一常数,且为任意时刻的瞬时速度.但如果质点的运动是变速的,则 $\bar{v}$ 不仅依赖 t_0,也依赖 Δt,因此 $\bar{v}$ 不能精确地表达质点在 t_0 时刻的瞬时速度.显然,当 Δt 很小时,在 t_0 到 $t_0 + \Delta t$ 这段时间内,质点的速度变化不大,可以近似地认为质点是做匀速运动,因此可以用 $\frac{\Delta s}{\Delta t}$ 来作为质点在 $t = t_0$ 时刻的瞬时速度的近似值.一般地,Δt

越小,近似程度越好. 于是,当 $\Delta t \to 0$ 时,如果平均速度 $\bar{v} = \dfrac{\Delta s}{\Delta t}$ 的极限存在,则此极限值就可作为质点在 t_0 时刻的瞬时速度 $v(t_0)$,即

$$v(t_0) = \lim_{\Delta t \to 0} \bar{v} = \lim_{\Delta t \to 0} \frac{\Delta s}{\Delta t} = \lim_{\Delta t \to 0} \frac{s(t_0 + \Delta t) - s(t_0)}{\Delta t}.$$

这正是质点在 t_0 时刻的瞬时速度 $v(t_0)$. 这样瞬时速度就可通过一小段时间内平均速度的极限而求得. 平均速度 $\bar{v} = \dfrac{\Delta s}{\Delta t}$ 称为位移 s 在 t_0 到 $t_0 + \Delta t$ 时间段内的平均变化率,而瞬时速度 $\lim\limits_{\Delta t \to 0} \dfrac{\Delta s}{\Delta t}$ 称为位移 s 在 $t = t_0$ 时刻的瞬时变化率.

2. 细胞数的变化率 —— 细胞增长率

设在对数增长期内细胞数 N 与时间 t 的函数关系式为 $N = h(t)$,求细胞在对数增长期开始后 t_0 时刻的瞬时增长率 $r(t_0)$.

因为时间从时刻 t_0 到 $t_0 + \Delta t$ 这段时间内,细胞的平均增长率为

$$\bar{r} = \frac{\Delta N}{\Delta t} = \frac{h(t_0 + \Delta t) - h(t_0)}{\Delta t},$$

所以当 $\Delta t \to 0$ 时,

$$r(t_0) = \lim_{\Delta t \to 0} \bar{r} = \lim_{\Delta t \to 0} \frac{\Delta N}{\Delta t} = \lim_{\Delta t \to 0} \frac{h(t_0 + \Delta t) - h(t_0)}{\Delta t}.$$

这即为细胞在对数增长期开始后 t_0 时刻的瞬时增长率.

上面两个例子,它们的实际意义虽然各不相同,但从数量关系上来分析,它们有共同的本质,都是通过以下三个步骤来解决问题的:

(1) 当自变量在给定值 x_0 处有增量 Δx 时,函数 $y = f(x)$ 相应地有增量

$$\Delta y = f(x_0 + \Delta x) - f(x_0);$$

(2) 函数的增量 Δy 与自变量的增量 Δx 之比 $\dfrac{\Delta y}{\Delta x}$,就是在区间 $(x_0, x_0 + \Delta x)$ 内函数的平均变化率;

(3) 当自变量的增量 $\Delta x \to 0$ 时,平均变化率的极限为

$$\lim_{\Delta x \to 0} \frac{\Delta y}{\Delta x} = \lim_{\Delta x \to 0} \frac{f(x_0 + \Delta x) - f(x_0)}{\Delta x}.$$

如果该极限存在,则极限值称为函数 $y = f(x)$ 在点 x_0 处的(瞬时)变化率,许多类似问题的变化率均可用以上三个步骤来处理. 若不考虑这些问题的实际背景,只考虑数量关系上的共性,即可以抽象出导数的概念.

2.1.2 导数的定义

定义 2.1 设函数 $y = f(x)$ 在点 x_0 的邻近区域内有定义,当自变量 x 在点 x_0 处有增量 Δx(可正可负)时,$x + \Delta x$ 仍在该邻近区域内,函数 y 相应地有增量

$$\Delta y = f(x_0 + \Delta x) - f(x_0).$$

若极限

$$\lim_{\Delta x \to 0} \frac{\Delta y}{\Delta x} = \lim_{\Delta x \to 0} \frac{f(x_0 + \Delta x) - f(x_0)}{\Delta x} \quad (2-1)$$

存在,则称函数 $y = f(x)$ 在点 x_0 处**可导**,并称这个极限值为函数 $y = f(x)$ 在点 x_0 处的**导数**,记为

$$y'\big|_{x=x_0}, \quad f'(x_0), \quad \frac{\mathrm{d}y}{\mathrm{d}x}\bigg|_{x=x_0}, \quad \frac{\mathrm{d}f(x)}{\mathrm{d}x}\bigg|_{x=x_0}.$$

若该极限不存在,则称函数 $y = f(x)$ 在点 x_0 处**不可导**或**导数不存在**. 若不可导的原因是由于 $\Delta x \to 0$ 时,比式 $\frac{\Delta y}{\Delta x} \to \infty$,则为了方便,也经常称函数 $y = f(x)$ 在点 x_0 处的**导数**为无穷大.

在式 $\lim_{\Delta x \to 0} \frac{f(x_0 + \Delta x) - f(x_0)}{\Delta x}$ 中,若令 $x = x_0 + \Delta x$,则 $\Delta x = x - x_0$,$\Delta x \to 0$,即 $x \to x_0$,故导数的定义式(2-1)还可以表示为

$$f'(x_0) = \lim_{x \to x_0} \frac{f(x) - f(x_0)}{x - x_0}. \quad (2-2)$$

在导数的定义中,自变量的增量 Δx 可正可负,因此, $\Delta x \to 0$ 包括了两种情形: $\Delta x \to 0^-$ 和 $\Delta x \to 0^+$,相应的导数分别称为**左导数**和**右导数**,分别记为 $f'_-(x_0), f'_+(x_0)$,即

$$f'_-(x_0) = \lim_{\Delta x \to 0^-} \frac{f(x_0 + \Delta x) - f(x_0)}{\Delta x},$$

$$f'_+(x_0) = \lim_{\Delta x \to 0^+} \frac{f(x_0 + \Delta x) - f(x_0)}{\Delta x}.$$

函数的左导数和右导数统称为**单侧导数**.

显然,函数 $y = f(x)$ 在点 x_0 处可导的充分必要条件是:左、右导数存在且相等,即

$$f'_-(x_0) = f'_+(x_0).$$

若对于区间 (a,b) 内的每一点 x,函数 $y = f(x)$ 都可导,即对于区间 (a,b) 内每一个点 x,都有一个导数值 $f'(x)$ 与之对应. 这样,就在区间 (a,b) 内构成一个新函数,把它叫作函数 $y = f(x)$ 的**导函数**,记为 $f'(x)$,即

$$f'(x) = \lim_{\Delta x \to 0} \frac{f(x + \Delta x) - f(x)}{\Delta x}.$$

函数 $y = f(x)$ 的导函数简称为**导数**,也可记为

$$y', \quad f'(x), \quad \frac{\mathrm{d}y}{\mathrm{d}x}, \quad \frac{\mathrm{d}f(x)}{\mathrm{d}x}.$$

若在区间 (a,b) 内, $f'(x)$ 存在,则称函数 $f(x)$ 是区间 (a,b) 内的**可导函数**.

若函数 $y = f(x)$ 在开区间 (a,b) 内可导,且在左端点 $x = a$ 处右导数存在,在右端点 $x = b$ 处左导数存在,则称函数 $y = f(x)$ 在闭区间 $[a,b]$ 上**可导**.

显然,函数 $y = f(x)$ 在点 x_0 处的导数 $f'(x_0)$ 就是导函数 $f'(x)$ 在点 $x = x_0$ 处的函数值,即

$$f'(x_0) = f'(x)\big|_{x=x_0}.$$

由导数定义可知,求函数的导数可分为以下三个步骤:

(1) 求增量:
$$\Delta y = f(x+\Delta x) - f(x);$$

(2) 算比值:
$$\frac{\Delta y}{\Delta x} = \frac{f(x+\Delta x) - f(x)}{\Delta x};$$

(3) 取极限:
$$y' = \lim_{\Delta x \to 0} \frac{\Delta y}{\Delta x} = \lim_{\Delta x \to 0} \frac{f(x+\Delta x) - f(x)}{\Delta x}.$$

例 2.1　根据导数定义求函数 $y = x^2$ 的导数,并求出在点 $x = 1$ 处的导数值.

解　函数 $y = x^2$ 的定义域为 $(-\infty, +\infty)$,

(1) 求增量:
$$\Delta y = (x+\Delta x)^2 - x^2 = 2x \cdot \Delta x + (\Delta x)^2;$$

(2) 算比值:
$$\frac{\Delta y}{\Delta x} = \frac{2x \cdot \Delta x + (\Delta x)^2}{\Delta x} = 2x + \Delta x;$$

(3) 取极限:
$$y' = \lim_{\Delta x \to 0}(2x + \Delta x) = 2x,$$

即函数 $y = x^2$ 的导数 $y' = 2x$.

当 $x = 1$ 时,

(1) 求增量:
$$\Delta y = (1+\Delta x)^2 - 1^2 = 2 \cdot \Delta x + (\Delta x)^2;$$

(2) 算比值:
$$\frac{\Delta y}{\Delta x} = \frac{2 \cdot \Delta x + (\Delta x)^2}{\Delta x} = 2 + \Delta x;$$

(3) 取极限:
$$y' = \lim_{\Delta x \to 0}(2 + \Delta x) = 2,$$

即函数 $y = x^2$ 在点 $x = 1$ 处的导数值 $y'\big|_{x=1} = 2$.

由此题可验证,函数 $y = x^2$ 在点 $x = 1$ 处的导数值就是导函数 $y' = 2x$ 在点 $x = 1$ 处的函数值.

2.1.3　导数的几何意义

设曲线 C 是函数 $y = f(x)$ 的图形,当 x 由 x_0 变化到 $x_0 + \Delta x$ 时,曲线 $y = f(x)$ 上相应的点 $M_0(x_0, y_0)$ 沿曲线 $y = f(x)$ 变化到点 $M(x_0 + \Delta x, y_0 + \Delta y)$,如图 2-1 所示. 直线 $M_0 M$ 是曲线 $y = f(x)$ 的割线,它的倾斜角为 φ,斜率为

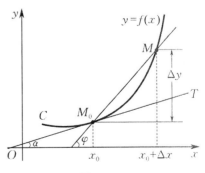

图 2-1

$$\tan \varphi = \frac{\Delta y}{\Delta x} = \frac{f(x_0 + \Delta x) - f(x_0)}{\Delta x}.$$

当点 M 沿曲线 C 趋向于点 M_0(即 $\Delta x \to 0$)时,割线 M_0M 的极限位置 M_0T 称为曲线 $y = f(x)$ 在点 M_0 处的**切线**. 于是割线倾斜角 φ 的极限就是切线的倾斜角 α,割线斜率 $\tan \varphi$ 的极限就是切线的斜率 $\tan \alpha$,所以

$$\tan \alpha = \lim_{M \to M_0} \tan \varphi = \lim_{\Delta x \to 0} \frac{\Delta y}{\Delta x} = \lim_{\Delta x \to 0} \frac{f(x_0 + \Delta x) - f(x_0)}{\Delta x} = f'(x_0).$$

因此,函数 $y = f(x)$ 在点 x_0 处的导数 $f'(x_0)$ 的几何意义就是曲线 $y = f(x)$ 在点 $(x_0, f(x_0))$ 处的切线斜率.

根据导数的几何意义可求出曲线 $y = f(x)$ 在点 $M_0(x_0, f(x_0))$ 处的切线方程与法线方程.

若 $f'(x_0)$ 存在,则当 $f'(x_0) \neq 0$ 时,应用直线的点斜式方程可得曲线的切线方程为

$$y - y_0 = f'(x_0)(x - x_0),$$

法线方程为

$$y - y_0 = -\frac{1}{f'(x_0)}(x - x_0) \quad (f'(x_0) \neq 0);$$

当 $f'(x_0) = 0$ 时,切线方程为 $y = f(x_0)$,相应的法线方程为 $x = x_0$.

若 $f'(x_0) = \infty$(不存在),则切线垂直于 x 轴,切线方程为 $x = x_0$,法线方程为 $y = f(x_0)$.

例 2.2 求过曲线 $y = x^2$ 上的一点 $M_0\left(\frac{3}{2}, \frac{9}{4}\right)$ 处的切线方程和法线方程.

解 由例 2.1 知 $y' = (x^2)' = 2x$,所以曲线 $y = x^2$ 在点 $M_0\left(\frac{3}{2}, \frac{9}{4}\right)$ 处的切线斜率为

$$k = y'\Big|_{x=\frac{3}{2}} = 2x\Big|_{x=\frac{3}{2}} = 3,$$

切线方程为

$$y - \frac{9}{4} = 3\left(x - \frac{3}{2}\right),$$

化简得

$$y = 3x - \frac{9}{4}.$$

法线方程为

$$y - \frac{9}{4} = -\frac{1}{3}\left(x - \frac{3}{2}\right),$$

化简得

$$y = -\frac{1}{3}x + \frac{11}{4}.$$

2.1.4 函数的可导性与连续性的关系

函数 $y = f(x)$ 在点 x 处连续是指 $\lim\limits_{\Delta x \to 0} \Delta y = 0$,而在点 x 处可导是指 $\lim\limits_{\Delta x \to 0} \frac{\Delta y}{\Delta x}$ 存在,这两种

极限有什么关系呢？

定理 2.1 如果函数 $y=f(x)$ 在点 x 处可导,则函数 $y=f(x)$ 在点 x 处必连续.

证 因为函数 $y=f(x)$ 在点 x 处可导,即有

$$f'(x) = \lim_{\Delta x \to 0} \frac{\Delta y}{\Delta x},$$

所以根据函数与无穷小的关系,得

$$\frac{\Delta y}{\Delta x} = f'(x) + \alpha,$$

其中 α 是当 $\Delta x \to 0$ 时的无穷小. 从而有

$$\Delta y = f'(x)\Delta x + \alpha \Delta x,$$

由此得

$$\lim_{\Delta x \to 0} \Delta y = \lim_{\Delta x \to 0} [f'(x)\Delta x + \alpha \Delta x] = 0,$$

即函数 $y=f(x)$ 在点 x 处连续.

说明 该定理的逆命题不成立,即在某点连续的函数,在该点处不一定可导.

例如,函数 $f(x)=|x|$ 在 $x=0$ 处满足

$$\lim_{\Delta x \to 0} \Delta y = \lim_{\Delta x \to 0}(|0+\Delta x|-|0|) = \lim_{\Delta x \to 0}|\Delta x| = 0,$$

即函数 $f(x)=|x|$ 在 $x=0$ 处是连续的,但是

$$\lim_{\Delta x \to 0} \frac{\Delta y}{\Delta x} = \lim_{\Delta x \to 0} \frac{|\Delta x|}{\Delta x},$$

故 $f(x)$ 在 $x=0$ 处的左、右导数分别为

$$f'_-(0) = \lim_{\Delta x \to 0^-} \frac{|\Delta x|}{\Delta x} = -1, \quad f'_+(0) = \lim_{\Delta x \to 0^+} \frac{|\Delta x|}{\Delta x} = 1,$$

即左、右导数存在但不相等,所以函数 $f(x)=|x|$ 在 $x=0$ 处不可导,如图 2-2 所示,曲线 $y=|x|$ 在原点处连续但没有切线.

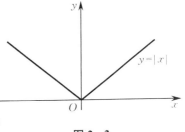

图 2-2

2.1.5 几个基本初等函数的导数

下面按导数定义来求一些基本初等函数的导数.

1. 常数函数 $y=C$ 的导数

（1）求增量：

$$\Delta y = C - C = 0;$$

（2）算比值：

$$\frac{\Delta y}{\Delta x} = \frac{0}{\Delta x} = 0;$$

（3）取极限：

$$y' = \lim_{\Delta x \to 0} \frac{\Delta y}{\Delta x} = \lim_{\Delta x \to 0} 0 = 0,$$

即
$$(C)' = 0.$$

2. 幂函数 $y = x^n$（n 为正整数）的导数

(1) 求增量：
$$\Delta y = (x + \Delta x)^n - x^n = nx^{n-1} \cdot \Delta x + \frac{n(n-1)}{1 \cdot 2}x^{n-2} \cdot (\Delta x)^2 + \cdots + (\Delta x)^n;$$

(2) 算比值：
$$\frac{\Delta y}{\Delta x} = nx^{n-1} + \frac{n(n-1)}{1 \cdot 2}x^{n-2} \cdot \Delta x + \cdots + (\Delta x)^{n-1};$$

(3) 取极限：
$$y' = \lim_{\Delta x \to 0} \frac{\Delta y}{\Delta x} = nx^{n-1},$$
即
$$(x^n)' = nx^{n-1}.$$

说明 特别指出，当 n 为任意实数时，这个公式仍成立，由此可以求出任意一个幂函数的导数为
$$(x^\alpha)' = \alpha x^{\alpha-1} \quad (\alpha \in \mathbf{R}).$$

3. 正弦函数 $y = \sin x$ 和余弦函数 $y = \cos x$ 的导数

(1) 求增量：
$$\Delta y = \sin(x + \Delta x) - \sin x = 2\cos\left(x + \frac{\Delta x}{2}\right)\sin\frac{\Delta x}{2};$$

(2) 算比值：
$$\frac{\Delta y}{\Delta x} = 2\cos\left(x + \frac{\Delta x}{2}\right) \cdot \frac{\sin\frac{\Delta x}{2}}{\Delta x} = \cos\left(x + \frac{\Delta x}{2}\right) \cdot \frac{\sin\frac{\Delta x}{2}}{\frac{\Delta x}{2}};$$

(3) 取极限：
$$y' = \lim_{\Delta x \to 0} \frac{\Delta y}{\Delta x} = \lim_{\Delta x \to 0}\left[\cos\left(x + \frac{\Delta x}{2}\right) \cdot \frac{\sin\frac{\Delta x}{2}}{\frac{\Delta x}{2}}\right]$$
$$= \lim_{\Delta x \to 0}\cos\left(x + \frac{\Delta x}{2}\right) \cdot \lim_{\Delta x \to 0}\frac{\sin\frac{\Delta x}{2}}{\frac{\Delta x}{2}} = \cos x \cdot 1 = \cos x,$$
即
$$(\sin x)' = \cos x.$$

类似地，可求得余弦函数 $y = \cos x$ 的导数为
$$(\cos x)' = -\sin x.$$

4. 指数函数 $y = a^x (a > 0$ 且 $a \neq 1)$ 的导数

（1）求增量：
$$\Delta y = a^{x+\Delta x} - a^x = a^x(a^{\Delta x} - 1);$$

（2）算比值：
$$\frac{\Delta y}{\Delta x} = a^x \frac{a^{\Delta x} - 1}{\Delta x};$$

（3）取极限：
$$y' = \lim_{\Delta x \to 0} \frac{\Delta y}{\Delta x} = \lim_{\Delta x \to 0} a^x \frac{a^{\Delta x} - 1}{\Delta x} = a^x \lim_{\Delta x \to 0} \frac{a^{\Delta x} - 1}{\Delta x},$$

令 $a^{\Delta x} - 1 = t$，则 $\Delta x = \log_a(1+t)$，当 $\Delta x \to 0$ 时，$t \to 0$，于是

$$y' = a^x \lim_{t \to 0} \frac{t}{\log_a(1+t)} = a^x \frac{1}{\lim\limits_{t \to 0} \log_a(1+t)^{\frac{1}{t}}}$$

$$= a^x \frac{1}{\log_a[\lim\limits_{t \to 0}(1+t)^{\frac{1}{t}}]} = a^x \frac{1}{\log_a e} = a^x \ln a,$$

即
$$(a^x)' = a^x \ln a.$$

特别地，当 $a = e$ 时，有
$$(e^x)' = e^x.$$

5. 对数函数 $y = \log_a x (a > 0$ 且 $a \neq 1)$ 的导数

（1）求增量：
$$\Delta y = \log_a(x + \Delta x) - \log_a x = \log_a\left(1 + \frac{\Delta x}{x}\right);$$

（2）算比值：
$$\frac{\Delta y}{\Delta x} = \frac{1}{\Delta x} \log_a\left(1 + \frac{\Delta x}{x}\right) = \log_a\left(1 + \frac{\Delta x}{x}\right)^{\frac{1}{\Delta x}}$$

$$= \log_a\left(1 + \frac{\Delta x}{x}\right)^{\frac{x}{\Delta x} \cdot \frac{1}{x}} = \frac{1}{x} \log_a\left(1 + \frac{\Delta x}{x}\right)^{\frac{x}{\Delta x}};$$

（3）取极限：
$$y' = \lim_{\Delta x \to 0} \frac{\Delta y}{\Delta x} = \lim_{\Delta x \to 0} \frac{1}{x} \cdot \log_a\left[\lim_{\Delta x \to 0}\left(1 + \frac{\Delta x}{x}\right)^{\frac{x}{\Delta x}}\right] = \frac{1}{x} \log_a e,$$

即
$$(\log_a x)' = \frac{1}{x} \log_a e = \frac{1}{x \ln a}.$$

特别地，当 $a = e$ 时，有
$$(\ln x)' = \frac{1}{x}.$$

上面几个基本初等函数的导数可作为求导公式直接使用.

§2.2 求导法则

根据导数的定义可以计算一些简单函数的导数,但遇到比较复杂的函数时,直接利用导数的定义求导数通常是很困难的. 本节将介绍求导法则,即可方便地求出常见初等函数的导数.

2.2.1 函数四则运算的求导法则

定理 2.2 设函数 $u(x)$ 与 $v(x)$ 在点 x 处可导,则
(1) 函数 $u \pm v$ 在点 x 处可导,且
$$(u \pm v)' = u' \pm v';$$
(2) 函数 uv 在点 x 处可导,且
$$(uv)' = u'v + uv';$$
(3) 函数 $\dfrac{u}{v}$ ($v \neq 0$) 在点 x 处可导,且
$$\left(\frac{u}{v}\right)' = \frac{u'v - uv'}{v^2} \quad (v \neq 0).$$

下面只对(2)给出证明.

证 设 $y = u(x)v(x)$,当 x 有增量 Δx 时,函数 $u(x)$,$v(x)$ 及 $y = u(x)v(x)$ 有相应的增量 Δu,Δv 及 Δy,且
$$\Delta y = (u + \Delta u)(v + \Delta v) - uv = v\Delta u + u\Delta v + \Delta u \cdot \Delta v,$$
$$\frac{\Delta y}{\Delta x} = v\frac{\Delta u}{\Delta x} + u\frac{\Delta v}{\Delta x} + \frac{\Delta u}{\Delta x}\Delta v,$$
于是
$$\lim_{\Delta x \to 0} \frac{\Delta y}{\Delta x} = \lim_{\Delta x \to 0}\left(v\frac{\Delta u}{\Delta x} + u\frac{\Delta v}{\Delta x} + \frac{\Delta u}{\Delta x}\Delta v\right).$$
因为函数 $u(x)$,$v(x)$ 在点 x 处可导,即
$$\lim_{\Delta x \to 0} \frac{\Delta u}{\Delta x} = u', \quad \lim_{\Delta x \to 0} \frac{\Delta v}{\Delta x} = v',$$
又由可导和连续的关系可知
$$\lim_{\Delta x \to 0} \Delta v = 0,$$
所以
$$\lim_{\Delta x \to 0} \frac{\Delta y}{\Delta x} = \lim_{\Delta x \to 0} \frac{\Delta u}{\Delta x} v + u \lim_{\Delta x \to 0} \frac{\Delta v}{\Delta x} + \lim_{\Delta x \to 0} \frac{\Delta u}{\Delta x} \cdot \lim_{\Delta x \to 0} \Delta v = u'v + uv',$$
即

$$(uv)' = u'v + uv'.$$

特别地,当 $v = C$(C 为常数) 时,有
$$(Cu)' = Cu'.$$

定理 2.2 的(1),(2)可以推广到有限个可导函数的情况. 例如,设 $u(x), v(x)$ 与 $w(x)$ 都在点 x 处可导,则有
$$(u \pm v \pm w)' = u' \pm v' \pm w',$$
$$(uvw)' = u'vw + uv'w + uvw'.$$

在定理 2.2 的(3)中,如果 $u(x) = 1$,则得
$$\left(\frac{1}{v}\right)' = -\frac{v'}{v^2} \quad (v \neq 0).$$

例 2.3 求 $y = 9x\ln x + x^2\sin x + \ln e$ 的导数及 $f'(\pi)$.

解 $y' = 9(x)'\ln x + 9x(\ln x)' + (x^2)'\sin x + x^2(\sin x)' + (\ln e)'$
$= 9\ln x + 9 + 2x\sin x + x^2\cos x,$

$f'(\pi) = (9\ln x + 9 + 2x\sin x + x^2\cos x)\big|_{x=\pi} = 9\ln \pi + 9 - \pi^2.$

例 2.4 求 $y = \tan x$ 和 $y = \cot x$ 的导数.

解 $y' = (\tan x)' = \left(\frac{\sin x}{\cos x}\right)' = \frac{(\sin x)'\cos x - \sin x(\cos x)'}{\cos^2 x}$
$= \frac{\cos^2 x + \sin^2 x}{\cos^2 x} = \frac{1}{\cos^2 x} = \sec^2 x,$

即
$$(\tan x)' = \sec^2 x.$$

同理,可得
$$(\cot x)' = -\frac{1}{\sin^2 x} = -\csc^2 x.$$

例 2.5 求 $y = \sec x$ 和 $y = \csc x$ 的导数.

解 $y' = (\sec x)' = \left(\frac{1}{\cos x}\right)' = -\frac{(\cos x)'}{\cos^2 x} = \frac{\sin x}{\cos^2 x} = \tan x \cdot \sec x,$

即
$$(\sec x)' = \sec x \cdot \tan x.$$

同理,可得
$$(\csc x)' = -\csc x \cdot \cot x.$$

例 2.6 人体对一定剂量药物的反应可用方程 $R = M^2\left(\dfrac{C}{2} - \dfrac{M}{3}\right)$ 来表示,其中 C 为一正常数,M 表示血液中吸收的药物量. 衡量药物反应 R 可以有不同的方式:

(1) 反应 R 用温度的变化来衡量,单位为摄氏度;

(2) 反应 R 用血压的变化来衡量,单位为毫米汞柱.

导数 $\dfrac{\mathrm{d}R}{\mathrm{d}M}$ 称为人体对药物的敏感度,求 $\dfrac{\mathrm{d}R}{\mathrm{d}M}$.

解 $\dfrac{dR}{dM} = 2M\left(\dfrac{C}{2} - \dfrac{M}{3}\right) + M^2\left(-\dfrac{1}{3}\right) = MC - M^2.$

2.2.2 复合函数的求导法则

定理2.3 若函数 $u = \varphi(x)$ 在点 x 处可导, 而函数 $y = f(u)$ 在相应点 $u = \varphi(x)$ 处可导, 则复合函数 $y = f[\varphi(x)]$ 在点 x 处也可导, 且其导数为
$$\dfrac{dy}{dx} = \dfrac{dy}{du} \cdot \dfrac{du}{dx},$$
或记为
$$y'_x = y'_u \cdot u'_x \quad 或 \quad f'[\varphi(x)] = f'(u)\varphi'(x).$$

证 设 x 有增量 Δx, 则函数 $u = \varphi(x)$ 有增量 Δu, 从而 $y = f(u)$ 也有相应的增量 Δy. 因为 $y = f(u)$ 在点 u 处可导, $u = \varphi(x)$ 在点 x 处可导, 所以有
$$\lim_{\Delta u \to 0} \dfrac{\Delta y}{\Delta u} = \dfrac{dy}{du}, \quad \lim_{\Delta x \to 0} \dfrac{\Delta u}{\Delta x} = \dfrac{du}{dx}.$$

又因 $u = \varphi(x)$ 可导必连续, 故当 $\Delta x \to 0$ 时, $\Delta u \to 0$. 于是
$$\lim_{\Delta x \to 0} \dfrac{\Delta y}{\Delta x} = \lim_{\Delta x \to 0}\left(\dfrac{\Delta y}{\Delta u} \cdot \dfrac{\Delta u}{\Delta x}\right) = \lim_{\Delta u \to 0} \dfrac{\Delta y}{\Delta u} \cdot \lim_{\Delta x \to 0} \dfrac{\Delta u}{\Delta x}$$
$$= \dfrac{dy}{du} \cdot \dfrac{du}{dx} = y'_u \cdot u'_x.$$

这里仅就 $\Delta u \neq 0$ 时给予证明, 其实当 $\Delta u = 0$ 时, 仍有相同结论, 证明从略.

定理2.3给出的复合函数的求导法则, 也称为**链式法则**. 它可以推广到有多个中间变量的情形. 例如, 设 $y = f(u), u = \varphi(v), v = \psi(x)$, 则复合函数 $y = f\{\varphi[\psi(x)]\}$ 的导数为
$$\dfrac{dy}{dx} = \dfrac{dy}{du} \cdot \dfrac{du}{dv} \cdot \dfrac{dv}{dx},$$
或记为
$$\dfrac{dy}{dx} = y'_u \cdot u'_v \cdot v'_x = f'(u)\varphi'(v)\psi'(x).$$

例2.7 求 $y = \sin x^9$ 的导数.

解 令 $y = \sin u, u = x^9$, 则有
$$\dfrac{dy}{du} = \cos u, \quad \dfrac{du}{dx} = 9x^8,$$
故
$$\dfrac{dy}{dx} = \dfrac{dy}{du} \cdot \dfrac{du}{dx} = \cos u \cdot 9x^8 = 9x^8 \cos x^9.$$

说明 利用复合函数的求导法则求导的关键在于正确分析函数的复合结构, 然后由外向内不遗漏地层层求导, 便可得到正确的导数结果. 在熟练掌握求导运算以后, 可以不必写出中间变量, 直接求出复合函数的导数.

例2.8 求 $y = \ln\left(\tan \dfrac{x}{2}\right)$ 的导数.

解 $y' = \left[\ln\left(\tan\dfrac{x}{2}\right)\right]' = \dfrac{1}{\tan\dfrac{x}{2}}\left(\tan\dfrac{x}{2}\right)' = \dfrac{1}{\tan\dfrac{x}{2}} \cdot \sec^2\dfrac{x}{2}\left(\dfrac{x}{2}\right)'$

$= \dfrac{\cos\dfrac{x}{2}}{\sin\dfrac{x}{2}} \cdot \dfrac{1}{\cos^2\dfrac{x}{2}} \cdot \dfrac{1}{2} = \dfrac{1}{\sin x} = \csc x.$

例 2.9 据 2000 年人口普查,我国有 12.953 3 亿人口,人口的年平均增长率为 0.57%,根据英国学者马尔萨斯(Malthus)1798 年提出的著名人口理论,我国人口增长模型应为

$$f(x) = 12.953\,3\mathrm{e}^{0.005\,7x},$$

式中 x 代表年数 $(0,1,2,\cdots)$,并定义 2000 年为这个模型的起始年(即 $x = 0$). 按照此模型预测我国在 2015 年人口将约有 14.109 5 亿. 求我国人口增长率函数,并讨论怎样控制人口增长速度.

解 人口增长率函数为

$$f'(x) = 0.005\,7 \times 12.953\,3\mathrm{e}^{0.005\,7x}.$$

让人口年增长率 0.57% 变小,人口的增长速度就变小,即可控制人口的增长.

2.2.3 隐函数的求导法则

由方程 $y = f(x)$ 表示的函数称为**显函数**,例如,$y = 3\sin x^2$,$y = 6\sqrt{x}$ 等都是显函数;由方程 $F(x,y) = 0$ 表示的函数称为**隐函数**,例如,$xy - x + \mathrm{e}^y = 0$,$\sin xy = x + \ln x$ 等都是隐函数.

有些隐函数可以化成显函数,称为隐函数的显化;但大多数隐函数是无法显化的. 实际上,计算隐函数的导数,并不需要将其显化,只需在方程 $F(x,y) = 0$ 的两边分别对 x 求导,由于 y 是 x 的函数,因此在求导过程中应把 y 看成中间变量,利用复合函数的求导法则去求导,得到一个含 y' 的方程,求出 y',即得所求隐函数的导数. 以下通过具体实例说明.

例 2.10 已知函数 $y = f(x)$ 由方程 $xy - \mathrm{e}^x + \mathrm{e}^y = 0$ 所确定,求 y' 及 $y'\big|_{x=0}$.

解 因为 y 是 x 的函数,所以 e^y 是 x 的复合函数. 方程两边同时对 x 求导,得

$$(xy)' - (\mathrm{e}^x)' + (\mathrm{e}^y)' = 0,$$

即

$$y + xy' - \mathrm{e}^x + \mathrm{e}^y \cdot y' = 0,$$

解得

$$y' = \dfrac{\mathrm{e}^x - y}{\mathrm{e}^y + x}.$$

当 $x = 0$ 时,由 $xy - \mathrm{e}^x + \mathrm{e}^y = 0$,得 $y = 0$. 代入上式中,得

$$y'\big|_{x=0} = \dfrac{\mathrm{e}^x - y}{\mathrm{e}^y + x}\bigg|_{x=0,y=0} = 1.$$

例 2.11 求双曲线 $x^2 - y^2 = 7$ 在点 $(4,3)$ 处的切线方程.

解 方程两边同时对 x 求导,得
$$2x - 2y \cdot y' = 0,$$
解得
$$y' = \frac{x}{y}.$$
于是,在点 $(4,3)$ 处,$y'\big|_{x=4,y=3} = \frac{4}{3}$,故所求切线方程为
$$y - 3 = \frac{4}{3}(x - 4) \quad \text{或} \quad 4x - 3y - 7 = 0.$$

利用隐函数求导法则,可以方便地求出反三角函数的导数公式.

例 2.12 求反正弦函数 $\arcsin x$ 的导数.

解 设 $y = \arcsin x, y \in \left[-\frac{\pi}{2}, \frac{\pi}{2}\right]$. 将方程改写为 $x = \sin y$,在方程两边同时对 x 求导,得
$$1 = \cos y \cdot y',$$
化简得
$$y' = \frac{1}{\cos y} = \frac{1}{\sqrt{1 - \sin^2 y}} = \frac{1}{\sqrt{1 - x^2}},$$
即
$$(\arcsin x)' = \frac{1}{\sqrt{1 - x^2}}.$$

同理,可得
$$(\arccos x)' = -\frac{1}{\sqrt{1 - x^2}},$$
$$(\arctan x)' = \frac{1}{1 + x^2},$$
$$(\text{arccot}\, x)' = -\frac{1}{1 + x^2}.$$

2.2.4 对数求导法

经常还会遇到一些显函数,例如 $y = (\ln x)^x$,$y = \frac{(x-1)(2x+3)}{(x+2)^2(4x+6)}$ 等,直接求导数比较烦琐,常采用两边先同时取自然对数,化成隐函数,然后再用隐函数的求导方法求出导数,这种方法叫作**对数求导法**.

例 2.13 求函数 $y = (\ln x)^x$ 的导数.

解 方程两边同时取自然对数,有
$$\ln y = x \ln(\ln x),$$
方程两边同时对 x 求导,得

$$\frac{1}{y}y' = \ln(\ln x) + x\frac{1}{\ln x}(\ln x)' = \ln(\ln x) + \frac{1}{\ln x},$$

解得

$$y' = y \cdot \left[\ln(\ln x) + \frac{1}{\ln x}\right] = (\ln x)^x \left[\ln(\ln x) + \frac{1}{\ln x}\right].$$

例 2.14 求 $y = \ln|x|$ $(x \neq 0)$ 的导数.

解 因为 $|x| = \begin{cases} x, & x > 0, \\ -x, & x < 0, \end{cases}$ 所以当 $x > 0$ 时,$\ln|x| = \ln x$,且

$$y' = (\ln x)' = \frac{1}{x};$$

当 $x < 0$ 时,$\ln|x| = \ln(-x)$,且

$$y' = [\ln(-x)]' = \frac{-1}{-x} = \frac{1}{x},$$

故

$$y' = (\ln|x|)' = \frac{1}{x}.$$

例 2.15 求函数 $y = \sqrt[3]{\frac{x(x-1)}{(x-2)(x+3)}}$ 的导数.

解 方程两边同时取对数,有

$$\ln y = \frac{1}{3}[\ln x + \ln(x-1) - \ln(x-2) - \ln(x+3)],$$

方程两边同时对 x 求导,得

$$\frac{1}{y}y' = \frac{1}{3}\left(\frac{1}{x} + \frac{1}{x-1} - \frac{1}{x-2} - \frac{1}{x+3}\right),$$

解得

$$y' = \frac{y}{3}\left(\frac{1}{x} + \frac{1}{x-1} - \frac{1}{x-2} - \frac{1}{x+3}\right)$$

$$= \frac{1}{3}\sqrt[3]{\frac{x(x-1)}{(x-2)(x+3)}}\left(\frac{1}{x} + \frac{1}{x-1} - \frac{1}{x-2} - \frac{1}{x+3}\right).$$

2.2.5 初等函数的导数

前面介绍了基本初等函数的导数公式及求导运算法则. 利用这些导数公式及求导法则,可以解决初等函数的求导问题.

1. 基本初等函数的导数公式

(1) $(C)' = 0$ (C 为常数); (2) $(x^\alpha)' = \alpha x^{\alpha-1}$ (α 为任意实数);

(3) $(a^x)' = a^x \ln a$ ($a > 0, a \neq 1$); (4) $(e^x)' = e^x$;

(5) $(\log_a x)' = \frac{1}{x\ln a}$ ($a > 0, a \neq 1$); (6) $(\ln x)' = \frac{1}{x}$;

(7) $(\sin x)' = \cos x$; (8) $(\cos x)' = -\sin x$;

(9) $(\tan x)' = \sec^2 x$; (10) $(\cot x)' = -\csc^2 x$;

(11) $(\sec x)' = \sec x \tan x$; (12) $(\csc x)' = -\csc x \cot x$;

(13) $(\arcsin x)' = \dfrac{1}{\sqrt{1-x^2}}$; (14) $(\arccos x)' = -\dfrac{1}{\sqrt{1-x^2}}$;

(15) $(\arctan x)' = \dfrac{1}{1+x^2}$; (16) $(\text{arccot}\, x)' = -\dfrac{1}{1+x^2}$.

2. 函数四则运算的求导法则

(1) $(u \pm v)' = u' \pm v'$; (2) $(uv)' = u'v + uv'$;

(3) $\left(\dfrac{u}{v}\right)' = \dfrac{u'v - uv'}{v^2}$ $(v \neq 0)$.

3. 复合函数的求导法则

若函数 $u = \varphi(x)$ 在点 x 处可导，而函数 $y = f(u)$ 在点 $u = \varphi(x)$ 处可导，则复合函数 $y = f[\varphi(x)]$ 在点 x 处也可导，且其导数为

$$\frac{\mathrm{d}y}{\mathrm{d}x} = \frac{\mathrm{d}y}{\mathrm{d}u} \cdot \frac{\mathrm{d}u}{\mathrm{d}x},$$

或记为

$$y'_x = y'_u \cdot u'_x \quad \text{或} \quad f'[\varphi(x)] = f'(u)\varphi'(x).$$

§2.3 高阶导数

一般地，函数 $y = f(x)$ 的导数 $f'(x)$ 仍然是 x 的函数。如果 $f'(x)$ 可导，则把 $f'(x)$ 的导数 $[f'(x)]'$ 叫作 $f(x)$ 的**二阶导数**，记作

$$y'', \quad f''(x) \quad \text{或} \quad \frac{\mathrm{d}^2 y}{\mathrm{d}x^2}.$$

相应地，把 $y = f(x)$ 的导数 $f'(x)$ 称为函数 $f(x)$ 的**一阶导数**。

依据导数的定义，函数 $f(x)$ 在点 x 处的二阶导数为

$$f''(x) = \lim_{\Delta x \to 0} \frac{f'(x + \Delta x) - f'(x)}{\Delta x}.$$

类似地，二阶导数 $f''(x)$ 的导数即为 $f(x)$ 的**三阶导数**，记作

$$y''', \quad f'''(x) \quad \text{或} \quad \frac{\mathrm{d}^3 y}{\mathrm{d}x^3}.$$

一般地，如果函数 $f(x)$ 的 $n-1$ 阶导数 $f^{(n-1)}(x)$ 存在，则把 $f^{(n-1)}(x)$ 对 x 的导数称为函数 $y = f(x)$ 的 n **阶导数**，记作

$$y^{(n)}, \quad f^{(n)}(x) \quad \text{或} \quad \frac{\mathrm{d}^n y}{\mathrm{d}x^n}.$$

二阶及二阶以上的导数统称为**高阶导数**.

显然,求函数的高阶导数,只需利用一阶求导法则和求导公式对函数进行逐阶求导即可.

例 2.16 求函数 $y = e^{-x^2}$ 的二阶导数.

解 $y' = -2x e^{-x^2}$,
$y'' = -2(e^{-x^2} - x \cdot 2x e^{-x^2}) = -2e^{-x^2}(1 - 2x^2)$.

例 2.17 已知
$$y = a_0 x^n + a_1 x^{n-1} + \cdots + a_{n-1} x + a_n,$$
其中 $a_0, a_1, \cdots, a_n$ 是常数,求 $y', y'', \cdots, y^{(n)}, \cdots$.

解 $y' = n a_0 x^{n-1} + (n-1) a_1 x^{n-2} + \cdots + 2 a_{n-2} x + a_{n-1}$,
$y'' = n(n-1) a_0 x^{n-2} + (n-1)(n-2) a_1 x^{n-3} + \cdots + 2 a_{n-2}$,
……
$y^{(n)} = n! a_0$,
$y^{(k)} = 0 \quad (k > n)$.

例 2.18 求 $y = \sin x$ 的 n 阶导数.

解 $y' = \cos x = \sin\left(x + \dfrac{\pi}{2}\right)$,
$y'' = \cos\left(x + \dfrac{\pi}{2}\right) = \sin\left(x + 2 \cdot \dfrac{\pi}{2}\right)$,
$y''' = \cos\left(x + 2 \cdot \dfrac{\pi}{2}\right) = \sin\left(x + 3 \cdot \dfrac{\pi}{2}\right)$,
$y^{(4)} = \cos\left(x + 3 \cdot \dfrac{\pi}{2}\right) = \sin\left(x + 4 \cdot \dfrac{\pi}{2}\right)$,

以此类推可得
$$y^{(n)} = \sin\left(x + n \cdot \dfrac{\pi}{2}\right).$$

说明 类似可推导 $y = \cos x$ 的 n 阶导数为
$$y^{(n)} = \cos\left(x + n \cdot \dfrac{\pi}{2}\right).$$

§2.4 微分及其应用

函数的导数表示函数的瞬时变化率,它刻画了函数相对于自变量变化的快慢程度. 在实际问题中,还需要研究当自变量变化很小时,函数的变化情况.

2.4.1 引例——面积的改变量

设有边长为 x_0 的正方形金属薄片,受热后其边长由 x_0 变到 $x_0 + \Delta x$(见图 2-3),问其面积 S 改变多少?

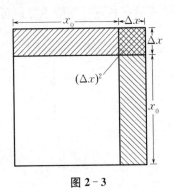

图 2-3

解 金属薄片的面积为 $S = x^2$,受热后面积的改变量为

$$\Delta S = (x_0 + \Delta x)^2 - x_0^2 = 2x_0 \cdot \Delta x + (\Delta x)^2.$$

上式中 ΔS 由两部分构成:第一部分 $2x_0 \cdot \Delta x$ 是 Δx 的线性表达式;第二部分 $(\Delta x)^2$ 在 $\Delta x \to 0$ 时,是比 Δx 高阶的无穷小量,即 $(\Delta x)^2 = o(\Delta x)$.

当边长改变很小,即 $|\Delta x|$ 很小时,第二部分可以忽略,故面积的改变量可以用第一部分 $2x_0 \cdot \Delta x$ 近似代替,即

$$\Delta S \approx 2x_0 \cdot \Delta x.$$

把 $2x_0 \cdot \Delta x$ 称为函数 $S = x^2$ 在点 x_0 处的微分,记为

$$dS = 2x_0 \cdot \Delta x,$$

其中上等式右端 $2x_0 \cdot \Delta x$ 中的"$2x_0$"恰好是函数 $S = x^2$ 在点 x_0 处的导数值,故函数 $S = x^2$ 在点 x_0 处的微分可记为

$$dS = S'(x_0) \cdot \Delta x.$$

2.4.2 微分的定义

定义 2.2 设函数 $y = f(x)$ 在点 x_0 的邻近区域内有定义,当自变量在点 x_0 处有增量 Δx(可正可负),$x_0 + \Delta x$ 仍在该邻近区域内时,函数 $y = f(x)$ 相应的增量 $\Delta y = f(x_0 + \Delta x) - f(x_0)$ 可表示为

$$\Delta y = A \Delta x + o(\Delta x), \tag{2-3}$$

其中 A 是不依赖 Δx 的常数,$o(\Delta x)$ 是比 Δx 高阶的无穷小(当 $\Delta x \to 0$ 时),那么称函数 $y = f(x)$ 在点 x_0 处是**可微的**,其中 $A \Delta x$ 称为函数 $y = f(x)$ 在点 x_0 处相应于自变量增量 Δx 的**微分**,记作 $dy \big|_{x=x_0}$,即

$$dy \big|_{x=x_0} = A \Delta x.$$

下面讨论函数可微的条件及(2-3)式中的 A 等于什么.先假设函数 $y = f(x)$ 在点 x_0 处可微,则按定义 2.2 有(2-3)式成立,从而有

$$\frac{\Delta y}{\Delta x} = A + \frac{o(\Delta x)}{\Delta x}.$$

当 $\Delta x \to 0$ 时,得

$$A = \lim_{\Delta x \to 0} \frac{\Delta y}{\Delta x} - \lim_{\Delta x \to 0} \frac{o(\Delta x)}{\Delta x} = \lim_{\Delta x \to 0} \frac{\Delta y}{\Delta x} = f'(x_0).$$

这就是说,若函数 $y = f(x)$ 在点 x_0 处可微,则函数 $y = f(x)$ 在点 x_0 处可导,且 $A = f'(x_0)$.

反之,若函数 $y = f(x)$ 在点 x_0 处可导,即

$$f'(x_0) = \lim_{\Delta x \to 0} \frac{\Delta y}{\Delta x}$$

存在,那么根据极限与无穷小的关系,上式可以写成

$$\frac{\Delta y}{\Delta x} = f'(x_0) + \alpha,$$

其中 $\alpha \to 0$(当 $\Delta x \to 0$ 时),则有

$$\Delta y = f'(x_0)\Delta x + \alpha \Delta x = f'(x_0)\Delta x + o(\Delta x). \quad (2-4)$$

又因为 $f'(x_0)$ 不依赖 Δx,所以(2-4)式相当于(2-3)式. 因此,函数 $y = f(x)$ 在点 x_0 处可微,并且 $\mathrm{d}y \big|_{x=x_0} = f'(x_0)\Delta x$.

综上所述,可得如下结论.

函数 $y = f(x)$ 在点 x_0 处可微的充分必要条件是:函数 $y = f(x)$ 在点 x 处可导. 即可微与可导等价,并且满足 $\mathrm{d}y \big|_{x=x_0} = f'(x_0)\Delta x$.

如果函数 $y = f(x)$ 在区间 (a,b) 内每一点处都可微,则称函数 $f(x)$ 是 (a,b) 内的**可微函数**. 函数 $f(x)$ 在 (a,b) 内任意一点 x 处的微分就称为函数的微分,记为 $\mathrm{d}y$,即

$$\mathrm{d}y = f'(x)\Delta x.$$

若取 $y = x$,则有 $\mathrm{d}y = \mathrm{d}x = (x)'\Delta x = \Delta x$,即 $\mathrm{d}x = \Delta x$,故自变量的增量也是自变量的微分,因此微分公式也可表示为

$$\mathrm{d}y = f'(x) \cdot \mathrm{d}x. \quad (2-5)$$

由此可知,计算函数 $y = f(x)$ 的微分 $\mathrm{d}y$,实际上就是先计算导数 $f'(x)$,再乘以自变量的微分 $\mathrm{d}x$.

由(2-5)式变形得

$$\frac{\mathrm{d}y}{\mathrm{d}x} = f'(x).$$

由此可见,函数 $y = f(x)$ 的导数 $f'(x)$ 等于函数的微分 $\mathrm{d}y$ 与自变量的微分 $\mathrm{d}x$ 的商,因此导数也称为**微商**,符号 $\frac{\mathrm{d}y}{\mathrm{d}x}$ 可以看作一个分式.

由(2-4)式可知,函数增量 Δy 中的 $f'(x_0)\Delta x$ 是函数 $y = f(x)$ 在点 x_0 处的微分,也是 Δx 的线性函数. 当 $\Delta x \to 0$ 时,函数的微分 $\mathrm{d}y$ 与函数的增量 Δy 相差一个高阶无穷小,即 $\Delta y \approx \mathrm{d}y$. 因此,函数的微分 $\mathrm{d}y$ 又叫作函数的增量 Δy 的**线性主部**,它是研究函数微小改变量的有效工具,在整个微积分学中起到重要作用.

2.4.3 微分的几何意义

现从几何图形上来说明函数 $y = f(x)$ 的微分 $\mathrm{d}y$ 与增量 Δy 的关系.

考察函数 $y = f(x)$ 的图形,如图 2-4 所示,对于某一固定的 x 值,曲线 $y = f(x)$ 上有一定点 $M(x,y)$. 当自变量 x 有微小增量 Δx 时,得到曲线的另外一个点

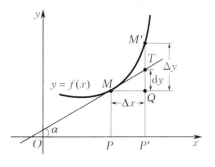

图 2-4

$M'(x+\Delta x, y+\Delta y)$. 并分别过这两点 M, M' 作 x 轴的垂线 MP 与 $M'P'$, 再过点 M 作曲线的切线与 $M'P'$ 交于点 T, 引直线 MQ 平行于 x 轴与 $M'P'$ 交于点 Q, 则 $\Delta x = MQ = PP'$, $\Delta y = M'Q$, 由导数的几何意义可知

$$\mathrm{d}y = QT = \tan\alpha \cdot \Delta x = f'(x)\Delta x.$$

由此可见,当 Δy 是曲线 $y = f(x)$ 上的点的纵坐标的增量时,$\mathrm{d}y$ 就是曲线在该点处切线上纵坐标的增量.

因此,当自变量 x 有微小变化,即 $|\Delta x|$ 很小时,可用 $\mathrm{d}y$ 近似表示 Δy,也就是用切线增量来近似代替曲线增量. 换言之,在一定条件下可用直线来近似代替曲线.

2.4.4 微分的基本公式及运算法则

由函数导数的基本公式和运算法则,可以得到函数微分的基本公式和运算法则,汇总如下.

1. 微分的基本公式

(1) $\mathrm{d}(C) = 0$;
(2) $\mathrm{d}(x^\alpha) = \alpha x^{\alpha-1}\mathrm{d}x$;
(3) $\mathrm{d}(a^x) = a^x \ln a \mathrm{d}x$;
(4) $\mathrm{d}(\mathrm{e}^x) = \mathrm{e}^x \mathrm{d}x$;
(5) $\mathrm{d}(\log_a x) = \dfrac{1}{x\ln a}\mathrm{d}x$;
(6) $\mathrm{d}(\ln x) = \dfrac{1}{x}\mathrm{d}x$;
(7) $\mathrm{d}(\sin x) = \cos x \mathrm{d}x$;
(8) $\mathrm{d}(\cos x) = -\sin x \mathrm{d}x$;
(9) $\mathrm{d}(\tan x) = \sec^2 x \mathrm{d}x$;
(10) $\mathrm{d}(\cot x) = -\csc^2 x \mathrm{d}x$;
(11) $\mathrm{d}(\sec x) = \sec x \tan x \mathrm{d}x$;
(12) $\mathrm{d}(\csc x) = -\csc x \cot x \mathrm{d}x$;
(13) $\mathrm{d}(\arcsin x) = \dfrac{1}{\sqrt{1-x^2}}\mathrm{d}x$;
(14) $\mathrm{d}(\arccos x) = -\dfrac{1}{\sqrt{1-x^2}}\mathrm{d}x$;
(15) $\mathrm{d}(\arctan x) = \dfrac{1}{1+x^2}\mathrm{d}x$;
(16) $\mathrm{d}(\mathrm{arccot}\, x) = -\dfrac{1}{1+x^2}\mathrm{d}x$.

2. 微分的四则运算法则

设函数 $u = u(x), v = v(x)$ 可微,C 为常数,则有

(1) $\mathrm{d}(u \pm v) = \mathrm{d}u \pm \mathrm{d}v$;

(2) $\mathrm{d}(uv) = v\mathrm{d}u + u\mathrm{d}v$,特别地,$\mathrm{d}(Cu) = C\mathrm{d}u$;

(3) $\mathrm{d}\left(\dfrac{u}{v}\right) = \dfrac{v\mathrm{d}u - u\mathrm{d}v}{v^2}$,特别地,$\mathrm{d}\left(\dfrac{1}{v}\right) = -\dfrac{\mathrm{d}v}{v^2}(v \neq 0)$.

3. 微分的复合运算法则

设函数 $y = f(x)$ 有导数 $f'(x)$,则有

(1) 若 x 为自变量时,则 $\mathrm{d}y = f'(x) \cdot \mathrm{d}x$;

(2) 若 x 为中间变量时,是自变量 t 的可微函数 $x = \varphi(t)$,则函数 y 是 t 的复合函数,有

$$y' = \frac{dy}{dt} = f'(x)\varphi'(t),$$

于是

$$dy = f'(x)\varphi'(t)dt = f'(x)dx,$$

即

$$dy = f'(x)dx.$$

总之,无论 x 是自变量还是中间变量,函数 $y = f(x)$ 的微分形式 $dy = f'(x)dx$ 总是不变的,这种性质叫作**一阶微分形式的不变性**. 利用这一性质求复合函数的微分十分方便.

例 2.19 求函数 $y = x^2 e^{-x}$ 的微分.

解一 $dy = y'dx = (x^2 e^{-x})'dx = e^{-x}(2x - x^2)dx.$

解二 $dy = d(x^2 e^{-x}) = e^{-x}d(x^2) + x^2 d(e^{-x})$
$= e^{-x}(2xdx) + x^2(-e^{-x}dx) = e^{-x}(2x - x^2)dx.$

例 2.20 设函数 $y = e^{-\frac{x^2}{2}}$,求 dy.

解 利用微分形式的不变性,则有

$$dy = d(e^{-\frac{x^2}{2}}) = e^{-\frac{x^2}{2}} d\left(-\frac{x^2}{2}\right) = -x e^{-\frac{x^2}{2}} dx.$$

2.4.5 微分在近似计算中的应用

设函数 $y = f(x)$ 在点 x_0 处可微,则有
$$f(x) - f(x_0) = f'(x_0)(x - x_0) + o(x - x_0),$$
从而当 $|x - x_0|$ 很小时,有
$$f(x) - f(x_0) \approx f'(x_0)(x - x_0),$$
即
$$f(x) \approx f(x_0) + f'(x_0)(x - x_0).$$
也就是说,点 x_0 附近的函数值 $f(x)$ 可以用 $f(x_0) + f'(x_0)(x - x_0)$ 来近似计算.

记 $\Delta x = x - x_0$,则当 Δx 很小时,有
$$\Delta y = f(x_0 + \Delta x) - f(x_0) \approx f'(x_0)\Delta x \qquad (2-6)$$
或
$$f(x_0 + \Delta x) \approx f(x_0) + f'(x_0)\Delta x. \qquad (2-7)$$

(2-6)式可以很方便地求出函数增量的近似值;(2-7)式则可计算函数在点 $x_0 + \Delta x$ 处的近似值.

例 2.21 计算 $\tan 46°$ 的近似值.

解 设 $f(x) = \tan x$,则
$$f'(x) = \frac{1}{\cos^2 x},$$
于是(2-7)式就具体化为

$$\tan(x_0 + \Delta x) \approx \tan x_0 + \frac{1}{\cos^2 x_0} \cdot \Delta x.$$

令 $x_0 = 45° = \frac{\pi}{4}$，$\Delta x = 1° = \frac{\pi}{180} \approx 0.017\,5$，代入上式得

$$\tan 46° = \tan(45° + 1°) \approx \tan 45° + \frac{1}{\cos^2 45°} \cdot \frac{\pi}{180}$$

$$\approx 1 + 2 \times 0.017\,5 = 1.035.$$

例 2.22 酵母细胞数 N 是时间 t 的函数

$$N = N(t),$$

它为指数增长，描述其关系的方程为 $N = N_0 e^{rt}$（N_0，r 为常数）.

(1) 求细胞生长率是多少？

(2) 验证相对生长率是一常数.

(3) 求当时间从 t_0 改变到 $t_0 + \Delta t$（$\Delta t > 0$）时，细胞数大约增加了多少？

解 (1) 生长率为 $\dfrac{\mathrm{d}N}{\mathrm{d}t} = N_0 r e^{rt}$；

(2) 相对生长率为 $\dfrac{1}{N} \cdot \dfrac{\mathrm{d}N}{\mathrm{d}t} = \dfrac{N_0 r e^{rt}}{N_0 e^{rt}} = r$（$r$ 为常数）；

(3) $\Delta N = N(t_0 + \Delta t) - N(t_0) \approx \mathrm{d}N = N_0 r e^{rt} \mathrm{d}t = N_0 r e^{rt} \Delta t$，

即当时间改变 Δt 时，细胞数大约增加 $N_0 r e^{rt} \Delta t$ 个.

2.4.6 参数方程的导数

设参数方程

$$\begin{cases} x = \varphi(t), \\ y = \psi(t) \end{cases} \quad (t \in (\alpha, \beta))$$

可以确定函数 $y = f(x)$，其中 t 为参数. 在不消去参数 t 的情况下，利用微分可以方便求出 y 对 x 的导数 $\dfrac{\mathrm{d}y}{\mathrm{d}x}$，过程如下：分别求出 y 对 t 的微分 $\mathrm{d}y = \psi'(t)\mathrm{d}t$ 及 x 对 t 的微分 $\mathrm{d}x = \varphi'(t)\mathrm{d}t$，然后化简 $\dfrac{\mathrm{d}y}{\mathrm{d}x}$，即得到 y 对 x 的导数

$$\frac{\mathrm{d}y}{\mathrm{d}x} = \frac{\dfrac{\mathrm{d}y}{\mathrm{d}t}}{\dfrac{\mathrm{d}x}{\mathrm{d}t}} = \frac{\psi'(t)}{\varphi'(t)}.$$

例 2.23 求由参数方程 $\begin{cases} x = at^2, \\ y = bt^3 \end{cases}$ 所确定的函数的导数 $\dfrac{\mathrm{d}y}{\mathrm{d}x}$.

解 根据参数方程的求导公式，

$$\frac{\mathrm{d}y}{\mathrm{d}x} = \frac{(bt^3)'}{(at^2)'} = \frac{3bt^2 \mathrm{d}t}{2at \mathrm{d}t} = \frac{3bt}{2a}.$$

§2.5 中值定理与洛必达法则

在学习导数和微分的相关知识的基础上,下面将介绍罗尔(Rolle)中值定理、拉格朗日(Lagrange)中值定理、柯西(Cauchy)中值定理,读者在学习时要特别注意这些定理的条件和结论.

2.5.1 罗尔中值定理

定理 2.4（罗尔中值定理） 设函数 $y = f(x)$ 满足:
(1) 在闭区间$[a,b]$上连续;
(2) 在开区间(a,b)内可导;
(3) $f(a) = f(b)$,

则在开区间(a,b)内至少存在一点 $\xi \in (a,b)$,使得
$$f'(\xi) = 0. \tag{2-8}$$

证明从略,只做几何解释. 如图 2-5 所示,若一条连续不断的曲线 $y = f(x)$ 在闭区间$[a,b]$上除端点 A,B 外处处具有不垂直于 x 轴的切线(否则该点的导数为∞),且在两个端点处纵坐标相等,则在曲线弧 $\overparen{AB}$ 上至少存在一点 C,使得过该点的切线平行于 x 轴.

说明 罗尔中值定理中的三个条件缺一不可,否则将不能保证结论成立. 举例说明如下.

分别考查下列三个函数:
$$f(x) = \begin{cases} \dfrac{1}{x}, & x \in (0,1], \\ 1, & x = 0; \end{cases}$$
$$g(x) = \left| x - \dfrac{1}{2} \right|, \quad x \in [0,1];$$
$$h(x) = 2x, \quad x \in [0,1].$$

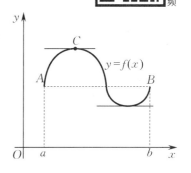

图 2-5

易验证,函数 $f(x)$ 在闭区间$[0,1]$上不连续;函数 $g(x)$ 在开区间$(0,1)$上有不可导点 $x = \dfrac{1}{2}$;函数 $h(x)$ 在闭区间$[0,1]$上有 $h(0) \neq h(1)$.

显然,这三个函数都满足罗尔中值定理中的某两个条件,但它们在开区间$(0,1)$内都不存在水平切线,因此定理 2.4 的三个条件缺一不可.

2.5.2 拉格朗日中值定理

定理 2.5（拉格朗日中值定理） 设函数 $y=f(x)$ 满足：
(1) 在闭区间 $[a,b]$ 上连续；
(2) 在开区间 (a,b) 内可导，
则在开区间 (a,b) 内至少存在一点 $\xi\in(a,b)$，使等式
$$f(b)-f(a)=f'(\xi)(b-a)$$
或
$$f'(\xi)=\frac{f(b)-f(a)}{b-a} \qquad (2-9)$$
成立.

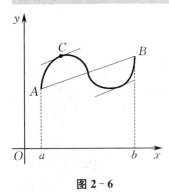

图 2-6

拉格朗日中值定理也称为**微分中值定理**，它揭示了函数的增量与导数之间的关系，是应用导数研究函数性质的重要数学工具.

证明从略，只做几何解释. 如图 2-6 所示，在闭区间 $[a,b]$ 上连续的曲线 $y=f(x)$，连接其端点 $A(a,f(a))$，$B(b,f(b))$ 所得的割线 AB 的斜率为
$$k=\frac{f(b)-f(a)}{b-a}.$$
如果曲线弧 $\overset{\frown}{AB}$ 除端点外处处具有不垂直于 x 轴的切线（否则该点的导数为 ∞），则在弧 $\overset{\frown}{AB}$ 上至少存在一点 C，使得曲线 $y=f(x)$ 在 C 点的切线平行于两端点的割线 AB，即它们的斜率相等.

若 AB 为水平弦，即为罗尔中值定理，可见罗尔中值定理是拉格朗日中值定理的特殊情形，拉格朗日中值定理是罗尔中值定理的推广.

说明 (2-9)式对于 $b<a$ 也成立，并称其为拉格朗日中值公式.

从物理意义上解释，若 $y=f(t)$ 表示做变速直线运动的一物体在 t 时刻的位移，则瞬时速度为 $f'(t)$. 该物体在时间间隔 $\Delta t=b-a$ 内的平均速度为 $\dfrac{f(b)-f(a)}{b-a}$，依据定理 2.5 可知，至少存在一点 $\xi\in(a,b)$，使得在 $t=\xi$ 时的瞬时速度 $f'(\xi)$ 等于平均速度 $\dfrac{f(b)-f(a)}{b-a}$.

在医学领域，动力学所讨论的某些变量的变化过程中，依据定理 2.5 可知，至少存在一个时刻的瞬时变化率 $f'(\xi)$ 等于平均变化率. 这就是拉格朗日中值定理在医学中的实际意义.

罗尔中值定理、拉格朗日中值定理都只肯定了点 $(\xi,f(\xi))$ 的存在性，至于如何确定点 ξ 的确切位置，需寻求其他方法来解决. 但这并不影响它们在研究函数性质及理论研究等方面发挥的重要作用.

已知常数的导数恒为零，利用中值定理可以证明其逆命题也成立.

推论 1 如果在某区间上的每一点都有 $f'(x)=0$，则函数 $f(x)$ 在这个区间上是一个常数.

推论 2 若在某区间内恒有 $f'(x)=g'(x)$，则有
$$f(x)=g(x)+C,$$
其中 C 为常数.

例 2.24 证明：当 $x>0$ 时，$\dfrac{x}{1+x}<\ln(1+x)<x$.

证 设 $f(x)=\ln(1+x)$，显然 $f(x)$ 在区间 $[0,x]$ 上满足拉格朗日中值定理的条件，则有
$$f(x)-f(0)=f'(\xi)(x-0) \quad (0<\xi<x).$$
由于 $f(0)=0$, $f'(x)=\dfrac{1}{1+x}$，因此上式即为
$$\ln(1+x)=\dfrac{x}{1+\xi} \quad (0<\xi<x).$$
又因为 $\dfrac{x}{1+x}<\dfrac{x}{1+\xi}<x$，所以得不等式
$$\dfrac{x}{1+x}<\ln(1+x)<x \quad (x>0).$$

例 2.25 当 $-1\leqslant x\leqslant 1$ 时，试证：$\arcsin x+\arccos x=\dfrac{\pi}{2}$.

证 设 $f(x)=\arcsin x+\arccos x$，则 $f(x)$ 在区间 $[-1,1]$ 上连续，在 $(-1,1)$ 内可导，且
$$f'(x)=\dfrac{1}{\sqrt{1-x^2}}+\left(-\dfrac{1}{\sqrt{1-x^2}}\right)=0 \quad (-1<x<1).$$
由推论 1 得
$$f(x)=C \quad (-1<x<1, C \text{ 为常数}).$$
取 $x=0$，
$$C=f(0)=\arcsin 0+\arccos 0=\dfrac{\pi}{2},$$
故当 $-1<x<1$ 时，有
$$f(x)=\arcsin x+\arccos x=\dfrac{\pi}{2}.$$
现考虑两个端点 $x=-1, x=1$，因
$$f(-1)=\arcsin(-1)+\arccos(-1)=-\dfrac{\pi}{2}+\pi=\dfrac{\pi}{2},$$
$$f(1)=\arcsin 1+\arccos 1=\dfrac{\pi}{2}+0=\dfrac{\pi}{2},$$
故当 $-1\leqslant x\leqslant 1$ 时，有
$$f(x)=\arcsin x+\arccos x=\dfrac{\pi}{2}.$$
同理，有
$$\arctan x+\operatorname{arccot} x=\dfrac{\pi}{2} \quad (x\in(-\infty,+\infty)).$$

*2.5.3　柯西中值定理

定理 2.6（柯西中值定理）　设函数 $f(x)$ 和 $g(x)$ 满足：

(1) 在闭区间 $[a,b]$ 上连续；

(2) 在开区间 (a,b) 内可导，且 $g'(x) \neq 0$，

则在 (a,b) 内至少存在一点 $\xi(a < \xi < b)$，使得等式

$$\frac{f(b)-f(a)}{g(b)-g(a)} = \frac{f'(\xi)}{g'(\xi)} \tag{2-10}$$

成立.

显然，当 $g(x) = x$ 时，有 $g(b) - g(a) = b - a$，$g'(x) = 1$，(2-10) 式可以写为

$$f(b) - f(a) = f'(\xi)(b-a),$$

即为拉格朗日中值公式.

罗尔中值定理、拉格朗日中值定理、柯西中值定理是微分学中的三个中值定理，特别是拉格朗日中值定理在利用导数研究函数性态中起着重要的作用.

2.5.4　洛必达法则

求函数极限时，常会遇到两个函数 $f(x)$ 和 $g(x)$ 同为无穷小量（或无穷大量）的情形，此时极限 $\lim \frac{f(x)}{g(x)}$ 可能存在，也可能不存在. 通常把这类极限式叫作**不定式**，并分别简记为 $\frac{0}{0}$ 型（或 $\frac{\infty}{\infty}$ 型）. 这类不定式的极限不能直接用商的极限等于极限之商的法则去求解，在第一章中，这类极限可以通过因式分解、有理化、重要极限公式等方法求解. 下面再介绍利用函数导数求极限的一种简便且有效的新方法——洛必达（L'Hospital）法则.

定理 2.7（洛必达法则）　如果函数 $f(x)$ 与 $g(x)$ 满足下列条件：

(1) 当 $x \to x_0$ 时，函数 $f(x)$ 与 $g(x)$ 都趋向于 0（或 ∞）；

(2) $f'(x)$ 与 $g'(x)$ 在点 x_0 附近都存在，且 $g'(x) \neq 0$；

(3) $\lim\limits_{x \to x_0} \frac{f'(x)}{g'(x)}$ 存在（或为无穷），

则

$$\lim_{x \to x_0} \frac{f(x)}{g(x)} = \lim_{x \to x_0} \frac{f'(x)}{g'(x)}.$$

证明从略. 需指出，当把洛必达法则中的 $x \to x_0$ 改为 $x \to x_0^+, x \to x_0^-, x \to -\infty, x \to +\infty$，$x \to \infty$ 时，法则仍成立.

洛必达法则说明，在一定条件下，两个函数之比的极限可以转化为这两个函数导数之比的极限. 使用该法则时必须满足 $f(x)$ 与 $g(x)$ 同为无穷小量（或无穷大量）的条件，当导数之

比的极限 $\lim\limits_{x\to x_0}\dfrac{f'(x)}{g'(x)}$ 仍为不定式且继续满足法则条件,可继续使用洛必达法则,即

$$\lim_{x\to x_0}\frac{f(x)}{g(x)}=\lim_{x\to x_0}\frac{f'(x)}{g'(x)}=\lim_{x\to x_0}\frac{f''(x)}{g''(x)}.$$

例 2.26 求极限 $\lim\limits_{x\to 0}\dfrac{\mathrm{e}^{3x}-1}{\sin 2x}$.

解 $\lim\limits_{x\to 0}\dfrac{\mathrm{e}^{3x}-1}{\sin 2x}\overset{\frac{0}{0}}{=}\lim\limits_{x\to 0}\dfrac{(\mathrm{e}^{3x}-1)'}{(\sin 2x)'}=\lim\limits_{x\to 0}\dfrac{3\mathrm{e}^{3x}}{2\cos 2x}=\dfrac{3}{2}.$

例 2.27 求极限 $\lim\limits_{x\to 1}\dfrac{x^3-3x+2}{x^3-x^2-x+1}$.

解 $\lim\limits_{x\to 1}\dfrac{x^3-3x+2}{x^3-x^2-x+1}\overset{\frac{0}{0}}{=}\lim\limits_{x\to 1}\dfrac{3x^2-3}{3x^2-2x-1}\overset{\frac{0}{0}}{=}\lim\limits_{x\to 1}\dfrac{6x}{6x-2}=\dfrac{3}{2}.$

说明 例 2.27 连续两次应用洛必达法则,但 $\lim\limits_{x\to 1}\dfrac{6x}{6x-2}$ 不是不定式,不可再继续应用洛必达法则,否则将导致错误结果. 在应用洛必达法则时,一定要检验是否满足法则条件.

例 2.28 求极限 $\lim\limits_{x\to+\infty}\dfrac{(\ln x)^3}{x}$.

解 $\lim\limits_{x\to+\infty}\dfrac{(\ln x)^3}{x}\overset{\frac{\infty}{\infty}}{=}\lim\limits_{x\to+\infty}\dfrac{3(\ln x)^2\cdot\frac{1}{x}}{1}=\lim\limits_{x\to+\infty}\dfrac{3(\ln x)^2}{x}\overset{\frac{\infty}{\infty}}{=}\lim\limits_{x\to+\infty}\dfrac{6\ln x}{x}\overset{\frac{\infty}{\infty}}{=}\lim\limits_{x\to+\infty}\dfrac{6\cdot\frac{1}{x}}{1}=0.$

例 2.29 求极限 $\lim\limits_{x\to+\infty}\dfrac{x^n}{\mathrm{e}^{3x}}$ $(n\in\mathbf{N}^+)$.

解 $\lim\limits_{x\to+\infty}\dfrac{x^n}{\mathrm{e}^{3x}}\overset{\frac{\infty}{\infty}}{=}\lim\limits_{x\to+\infty}\dfrac{nx^{n-1}}{3\mathrm{e}^{3x}}\overset{\frac{\infty}{\infty}}{=}\lim\limits_{x\to+\infty}\dfrac{n(n-1)x^{n-2}}{3^2\mathrm{e}^{3x}}\overset{\frac{\infty}{\infty}}{=}\cdots\overset{\frac{\infty}{\infty}}{=}\lim\limits_{x\to+\infty}\dfrac{n!}{3^n\mathrm{e}^{3x}}=0.$

除了上述两类 $\dfrac{0}{0}$ 型、$\dfrac{\infty}{\infty}$ 型不定式以外,还存在其他类型的不定式,如 $0\cdot\infty$ 型,$\infty-\infty$ 型,0^0 型,1^∞ 型和 ∞^0 型,它们都可以根据自身的特点先化为 $\dfrac{0}{0}$ 型或 $\dfrac{\infty}{\infty}$ 型不定式,再应用洛必达法则求极限.

例 2.30 求极限 $\lim\limits_{x\to 0^+}x^n\ln x$ $(n>0)$.

解 此题是 $0\cdot\infty$ 型不定式,需先化为 $\dfrac{\infty}{\infty}$ 型,再应用洛必达法则计算.

$$\lim_{x\to 0^+}x^n\ln x=\lim_{x\to 0^+}\frac{\ln x}{x^{-n}}\overset{\frac{\infty}{\infty}}{=}\lim_{x\to 0^+}\frac{\frac{1}{x}}{-nx^{-n-1}}=\lim_{x\to 0^+}\left(-\frac{x^n}{n}\right)=0.$$

例 2.31 求极限 $\lim\limits_{x\to 0}\left(\dfrac{1}{x}-\dfrac{1}{\mathrm{e}^x-1}\right)$.

解 此题是 $\infty-\infty$ 型不定式,需先通过分母通分化为 $\dfrac{0}{0}$ 型,再应用洛必达法则计算.

$$\lim_{x\to 0}\left(\frac{1}{x}-\frac{1}{\mathrm{e}^x-1}\right)=\lim_{x\to 0}\frac{\mathrm{e}^x-1-x}{x(\mathrm{e}^x-1)}\overset{\frac{0}{0}}{=}\lim_{x\to 0}\frac{\mathrm{e}^x-1}{x\mathrm{e}^x+\mathrm{e}^x-1}$$

$$\overset{\frac{0}{0}}{=} \lim_{x \to 0} \frac{e^x}{2e^x + xe^x} = \frac{1}{2}.$$

例 2.32 求极限 $\lim\limits_{x \to 0}(\cot x)^{\sin x}$.

解 此题是 ∞^0 型不定式,设 $y = (\cot x)^{\sin x}$,两边同时取自然对数,得

$$\ln y = \sin x \ln(\cot x) = \frac{\ln(\cot x)}{\frac{1}{\sin x}},$$

则

$$\lim_{x \to 0} \ln(\cot x)^{\sin x} = \lim_{x \to 0} \frac{\ln(\cot x)}{\frac{1}{\sin x}} \overset{\frac{\infty}{\infty}}{=} \lim_{x \to 0} \frac{-\frac{1}{\cot x} \cdot \frac{1}{\sin^2 x}}{-\frac{1}{\sin^2 x} \cdot \cos x}$$

$$= \lim_{x \to 0} \frac{\sin x}{\cos^2 x} = 0,$$

即

$$\lim_{x \to 0} \ln y = 0.$$

所以

$$\lim_{x \to 0} y = \lim_{x \to 0} (\cot x)^{\sin x} = e^0 = 1.$$

通过此例可知,遇到 $0^0, 1^\infty, \infty^0$ 等类型的不定式,可以先通过两边同时取自然对数,利用洛必达法则求变式极限,再通过指数运算求得原极限. 计算过程比较烦琐,计算时可通过 $u(x)^{v(x)} = e^{\ln u(x)^{v(x)}} = e^{v(x)\ln u(x)}$ 变形计算极限.

例 2.33 求极限 $\lim\limits_{x \to 0}(1+x^2)^{\frac{k}{\sin^2 x}}$ $(k \neq 0)$.

解 此题是 1^∞ 型不定式,

$$\lim_{x \to 0}(1+x^2)^{\frac{k}{\sin^2 x}} = \lim_{x \to 0} e^{\ln(1+x^2)^{\frac{k}{\sin^2 x}}} = e^{\lim\limits_{x \to 0}\frac{k\ln(1+x^2)}{\sin^2 x}}$$

$$\overset{\frac{0}{0}}{=} e^{k\lim\limits_{x \to 0}\frac{x}{(1+x^2)\sin x \cos x}} = e^{k\lim\limits_{x \to 0}\frac{x}{\sin x} \cdot \lim\limits_{x \to 0}\frac{1}{(1+x^2)\cos x}} = e^k.$$

此例也可利用等价无穷小替换来计算. 当 $x \to 0$ 时,$\sin x \sim x, \ln(1+x^2) \sim x^2$,故

$$\lim_{x \to 0}(1+x^2)^{\frac{k}{\sin^2 x}} = \lim_{x \to 0} e^{\ln(1+x^2)^{\frac{k}{\sin^2 x}}} = e^{\lim\limits_{x \to 0}\frac{k\ln(1+x^2)}{\sin^2 x}} = e^{\lim\limits_{x \to 0}\frac{kx^2}{x^2}} = e^k.$$

说明 在计算极限时,要灵活应用等价无穷小的替换、洛必达法则等极限运算方法,简化计算.

例 2.34 求极限 $\lim\limits_{x \to +\infty} \frac{e^x - e^{-x}}{e^x + e^{-x}}$.

解 此题是 $\frac{\infty}{\infty}$ 型不定式,

$$\lim_{x \to +\infty} \frac{e^x - e^{-x}}{e^x + e^{-x}} = \lim_{x \to +\infty} \frac{e^x + e^{-x}}{e^x - e^{-x}} = \lim_{x \to +\infty} \frac{e^x - e^{-x}}{e^x + e^{-x}},$$

两次应用洛必达法则又回到原题目形式,说明该例不能直接应用洛必达法则,需要寻求其他方法解决问题.

解一 分子和分母同乘以 e^{-x},有
$$\lim_{x\to+\infty}\frac{e^x-e^{-x}}{e^x+e^{-x}}=\lim_{x\to+\infty}\frac{1-e^{-2x}}{1+e^{-2x}}=1.$$

解二 分子和分母同乘以 e^x,有
$$\lim_{x\to+\infty}\frac{e^x-e^{-x}}{e^x+e^{-x}}=\lim_{x\to+\infty}\frac{e^{2x}-1}{e^{2x}+1}\quad\left(\frac{\infty}{\infty}\text{型}\right),$$

处理后的形式仍为 $\frac{\infty}{\infty}$ 型不定式,再应用洛必达法则有
$$\lim_{x\to+\infty}\frac{e^x-e^{-x}}{e^x+e^{-x}}=\lim_{x\to+\infty}\frac{e^{2x}-1}{e^{2x}+1}=\lim_{x\to+\infty}\frac{2e^{2x}}{2e^{2x}}=1.$$

§2.6 函数性态的研究

导数的应用范围很广,除了利用导数求曲线在某点的切线、质点的瞬时速度、不定式的极限等,还可以研究函数的性质和曲线的形态.

2.6.1 函数的单调性与极值

1. 函数的单调性

由函数 $f(x)$ 的单调性定义可知,单调递增(或递减)的函数,其曲线沿 x 轴正向上升(或下降),且曲线各点处切线的斜率为正(或为负),即 $f'(x)>0$(或 $f'(x)<0$),如图 2-7 所示. 由此可知,函数的单调性与其导数的符号有着密切的联系.

(a) $f'(x)>0$

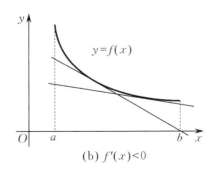
(b) $f'(x)<0$

图 2-7

定理 2.8（函数单调性的判别法则） 设函数 $f(x)$ 在闭区间 $[a,b]$ 上连续，在开区间 (a,b) 内可导，

(1) 若在 (a,b) 内 $f'(x) > 0$，则 $f(x)$ 在 (a,b) 内单调增加；

(2) 若在 (a,b) 内 $f'(x) < 0$，则 $f(x)$ 在 (a,b) 内单调减少.

证 设在开区间 (a,b) 内 $f'(x) > 0$，对任意 $x_1, x_2 \in (a,b)$，当 $x_1 < x_2$ 时，由拉格朗日中值定理，有

$$\frac{f(x_2) - f(x_1)}{x_2 - x_1} = f'(\xi) \quad (x_1 < \xi < x_2).$$

因为 $f'(\xi) > 0$，$x_2 - x_1 > 0$，所以

$$f(x_2) - f(x_1) > 0,$$

即

$$f(x_1) < f(x_2).$$

故函数 $f(x)$ 在 (a,b) 内单调增加.

同理可证，若在 (a,b) 内 $f'(x) < 0$，则 $f(x)$ 在 (a,b) 内单调减少.

例 2.35 求函数 $y = 2x^3 - 3x^2 - 12x + 14$ 的单调区间.

解 函数的定义域为 $(-\infty, +\infty)$，导函数为

$$y' = 6x^2 - 6x - 12 = 6(x+1)(x-2).$$

令 $y' = 0$，解得

$$x_1 = -1, \quad x_2 = 2.$$

列表讨论（见表 2-1）.

表 2-1

x	$(-\infty, -1)$	-1	$(-1, 2)$	2	$(2, +\infty)$
y'	$+$	0	$-$	0	$+$
y	↗	21	↘	-6	↗

因此，区间 $(-\infty, -1)$ 和 $(2, +\infty)$ 是函数 $y = 2x^3 - 3x^2 - 12x + 14$ 的单调增加区间；区间 $(-1, 2)$ 是函数 $y = 2x^3 - 3x^2 - 12x + 14$ 的单调减少区间.

例 2.36 讨论函数 $y = 1 - (x-2)^{\frac{2}{3}}$ 的单调性.

解 函数的定义域为 $(-\infty, +\infty)$，导函数为

$$y' = -\frac{2}{3\sqrt[3]{x-2}}.$$

当 $x = 2$ 时，y' 不存在；

当 $x \in (-\infty, 2)$ 时，$y' > 0$，所以函数在区间 $(-\infty, 2)$ 内单调增加；

当 $x \in (2, +\infty)$ 时，$y' < 0$，所以函数在区间 $(2, +\infty)$ 内单调减少.

说明 一般地，求函数 $y = f(x)$ 的单调区间的步骤如下：

(1) 确定函数 $y = f(x)$ 的定义域；

(2) 求出定义域中一阶导数为零的点和一阶导数不存在的点（按从小到大排序）；

（3）以上述所求点为端点，把定义域划分成若干个互不重叠的小区间，然后在这些小区间上，通过一阶导数的正负判断函数在该区间内的单调性.

2. 函数的极值

定义 2.3 设函数 $y=f(x)$ 在点 x_0 及其邻近区域有定义，如果对点 x_0 的邻近区域内任意点 $x(x\neq x_0)$，恒有不等式

$$f(x_0) > f(x) \quad (\text{或 } f(x_0) < f(x))$$

成立，则称函数在点 x_0 处取得**极大值**（或**极小值**）$f(x_0)$，而点 x_0 称为函数的**极大值点**（或**极小值点**）.

极大值和极小值统称为函数的**极值**，极大值点和极小值点统称为函数的**极值点**.

例如在例 2.35 中，函数 $y=2x^3-3x^2-12x+14$ 的极值点为 $x=-1$ 和 $x=2$，极值是 $f(-1)=21$ 和 $f(2)=-6$，其中 $f(-1)=21$ 是极大值，$f(2)=-6$ 是极小值.

说明 函数极值概念是一个"局部"概念. 函数在其定义域内可能有若干个极值，某个极大值有可能小于某个极小值，如图 2-8 所示.

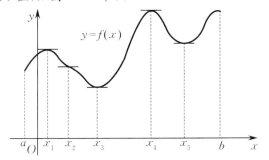

图 2-8

定理 2.9（可导函数极值存在的必要条件） 若函数 $f(x)$ 在点 x_0 处可导，且 $f(x)$ 在点 x_0 处取得极值，则必有 $f'(x_0)=0$.

证明从略，只做几何解释. 一个可导函数 $f(x)$ 在任一极值点处的切线都是水平的，如图 2-8 所示.

使导数 $f'(x)$ 为零的点（即满足方程 $f'(x)=0$ 的实根）称为函数 $f(x)$ 的**驻点**. 显然，可导函数的极值点必定是它的驻点，但驻点却不一定都是极值点. 因此求出函数的驻点后，还要判断其是否是极值点，是极大值点还是极小值点.

定理 2.10（第一充分条件） 设函数 $y=f(x)$ 在点 x_0 的邻近区域内可导，且 $f'(x_0)=0$ 或 $f'(x_0)$ 不存在，当 x 递增变动经过点 x_0 时，

(1) 若 $f'(x)$ 由正变负，则 $f(x)$ 在点 x_0 处有极大值 $f(x_0)$；

(2) 若 $f'(x)$ 由负变正，则 $f(x)$ 在点 x_0 处有极小值 $f(x_0)$；

(3) 若 $f'(x)$ 的符号不变，则 $f(x)$ 在点 x_0 处没有极值.

证明从略.

例 2.37 求函数 $f(x)=\dfrac{1}{3}x^3-4x+4$ 的极值.

解 函数的定义域为$(-\infty,+\infty)$,导函数为
$$f'(x) = x^2 - 4 = (x-2)(x+2).$$
令$f'(x) = 0$,得驻点:$x_1 = -2, x_2 = 2$;没有一阶导数$f'(x)$不存在的点.

根据第一充分条件判定,列表讨论(见表2-2).

表 2-2

x	$(-\infty, -2)$	-2	$(-2, 2)$	2	$(2, +\infty)$
$f'(x)$	$+$	0	$-$	0	$+$
$f(x)$	↗	极大值$\frac{28}{3}$	↘	极小值$-\frac{4}{3}$	↗

因此,点$x = -2$是函数$f(x)$的极大值点,极大值为$f(-2) = \frac{28}{3}$;点$x = 2$是函数$f(x)$的极小值点,极小值为$f(2) = -\frac{4}{3}$.

说明 第一充分条件既适用于在点x_0处可导,也适用于在点x_0处不可导的函数.

若函数$f(x)$在驻点x_0处的二阶导数存在且不为零,则可应用下面的第二充分条件判断函数极值.

定理 2.11(第二充分条件) 设函数$y = f(x)$在点x_0处具有二阶导数$f''(x_0)$,且$f'(x_0) = 0$,则

(1) 若$f''(x_0) < 0$,则$f(x_0)$是极大值;

(2) 若$f''(x_0) > 0$,则$f(x_0)$是极小值;

(3) 若$f''(x_0) = 0$,则不能确定$f(x_0)$是否为函数的极值.

证明从略. 若出现情况(3),可以根据第一充分条件或用极值的定义做出判断.

例 2.38 求函数$f(x) = x^3 - 6x^2 + 9x + 5$的极值.

解 函数的定义域为$(-\infty, +\infty)$,导函数为
$$f'(x) = 3x^2 - 12x + 9 = 3(x-1)(x-3),$$
$$f''(x) = 6x - 12.$$
令$f'(x) = 0$,解得$x_1 = 1, x_2 = 3$.

因为$f''(1) = 6 - 12 = -6 < 0$,所以函数的极大值是$f(1) = 9$;因为$f''(3) = 18 - 12 = 6 > 0$,所以函数的极小值是$f(3) = 5$.

说明 函数的极值也可能取在导数不存在的点上. 因此,判定极值点要在驻点和导数不存在的点中一起加以讨论.

例 2.39 求函数$f(x) = (x-1) \cdot \sqrt[3]{x^2}$的极值.

解 函数的定义域为$(-\infty, +\infty)$,导函数为
$$f'(x) = x^{\frac{2}{3}} + (x-1) \cdot \frac{2}{3} x^{\frac{2}{3}-1} = x^{\frac{2}{3}} + (x-1) \cdot \frac{2}{3} x^{-\frac{1}{3}} = \frac{5x-2}{3\sqrt[3]{x}}.$$
令$f'(x) = 0$,得$x = \frac{2}{5}$;当$x = 0$时,一阶导数$f'(x)$不存在.

根据第一充分条件判定,列表讨论(见表2-3).

表 2-3

x	$(-\infty, 0)$	0	$\left(0, \dfrac{2}{5}\right)$	$\dfrac{2}{5}$	$\left(\dfrac{2}{5}, +\infty\right)$
$f'(x)$	$+$	不存在	$-$	0	$+$
$f(x)$	↗	极大值 0	↘	极小值 $-\dfrac{3}{5}\sqrt[3]{\dfrac{4}{25}}$	↗

说明 一般地,求函数 $y = f(x)$ 的极值的步骤如下:

(1) 确定函数 $y = f(x)$ 的定义域;

(2) 求 y',解出所有驻点及一阶导数 y' 不存在的点;

(3) 利用第一充分条件或第二充分条件来判断这些点是否为极值点,若是,判定其是极大值点还是极小值点;

(4) 求出极大值点和极小值点所对应的函数值,即得函数 $y = f(x)$ 的极大值和极小值.

2.6.2 函数的最值

在一定条件下,如何使产量最高或成本最低?某血药浓度何时达到最大?某疾病的发病率什么年龄最高?这类问题的解决在数学上可归结为求某一函数的最大值和最小值.

如何求连续函数 $y = f(x)$ 在闭区间上的最大值和最小值呢?首先,由连续函数的性质可知,函数在闭区间 $[a, b]$ 上一定存在最大值、最小值. 其次,求 $f(x)$ 在闭区间上的最大值、最小值,可将区间内所有的极值求出来与区间端点的函数值 $f(a), f(b)$ 进行比较,其中数值最大者、最小者分别为函数在此区间上的最大值和最小值.

因此,可用以下步骤来求出连续函数 $f(x)$ 在 $[a, b]$ 上的最大值和最小值:

(1) 求出函数 $f(x)$ 在 (a, b) 内的所有驻点和 $f'(x)$ 不存在的点处的函数值;

(2) 求出函数 $f(x)$ 在区间端点处的函数值 $f(a)$ 和 $f(b)$;

(3) 找出以上数据中的最大者和最小者,即为所求函数的最大值和最小值.

例 2.40 求函数 $f(x) = 2x^3 - 6x^2 - 18x + 4$ 在 $[-4, 4]$ 上的最大值和最小值.

解 函数 $f(x)$ 的导函数为
$$f'(x) = 6x^2 - 12x - 18 = 6(x-3)(x+1),$$
令 $f'(x) = 0$,得驻点:$x_1 = -1, x_2 = 3$;在 $(-4, 4)$ 内没有一阶导数 $f'(x)$ 不存在的点.

因为
$$f(-1) = 14, \quad f(3) = -50, \quad f(-4) = -148, \quad f(4) = -36,$$
所以函数 $f(x)$ 在闭区间 $[-4, 4]$ 上的最大值为 14,最小值为 -148.

说明 有些求最值的实际问题,一般先根据具体问题的条件,确定函数关系,然后再用以上方法来求最大值或最小值. 有时根据问题的具体情况,能够确定可导函数 $f(x)$ 在区间 $[a, b]$(或 $(-\infty, +\infty)$)上有最大值(或最小值),且此时函数只有一个驻点,那么该驻点一定是函数 $f(x)$ 的最大值(或最小值).

例 2.41 肌肉或皮下注射后,血中药物浓度 y 和时间 t 的函数关系是
$$y = \frac{A}{k_2 - k_1}(e^{-k_1 t} - e^{-k_2 t}) \quad (A > 0, k_2 > k_1 > 0).$$

问 t 为何值时,血中的药物浓度达到最大?

解 药物浓度 y 对时间 t 的导数为
$$\frac{dy}{dt} = \frac{A}{k_2 - k_1}(k_2 e^{-k_2 t} - k_1 e^{-k_1 t}).$$

令 $y'_t = 0$,得
$$k_2 e^{-k_2 t} = k_1 e^{-k_1 t},$$
$$e^{(k_2 - k_1)t} = \frac{k_2}{k_1},$$
$$\ln e^{(k_2 - k_1)t} = \ln \frac{k_2}{k_1},$$
$$(k_2 - k_1)t = \ln \frac{k_2}{k_1},$$
$$t = \frac{1}{k_2 - k_1} \ln \frac{k_2}{k_1}.$$

解得唯一驻点:$t = \frac{1}{k_2 - k_1} \ln \frac{k_2}{k_1}$,即当 $t = \frac{1}{k_2 - k_1} \ln \frac{k_2}{k_1}$ 时,药物浓度最大.

例 2.42 某地区沙眼的患病率 y 与年龄 t(单位:岁)的函数关系为
$$y = 2.27(e^{-0.050t} - e^{-0.072t}).$$
求:(1)该地区沙眼患病率随年龄的变化趋势;(2)患病率最高的年龄及最高患病率.

解 所给函数的导函数为
$$y' = 2.27(-0.050 e^{-0.050t} + 0.072 e^{-0.072t}),$$
令 $y' = 0$,得 $t = 16.6$.

(1) 当 $t < 16.6$ 时,$y' > 0$;当 $t > 16.6$ 时,$y' < 0$. 由此可知,年龄小于 16.6 岁的少年儿童,沙眼患病率随年龄增大而上升;年龄超过 16.6 岁的青年和成年人,沙眼患病率随年龄增大而下降.

(2) 当 $t = 16.6$ 时,y 为极大值. 由于它是唯一极值,因此就是最大值,即
$$y_{\max} = 2.27(e^{-0.050 \times 16.6} - e^{-0.072 \times 16.6}) \approx 0.3028.$$
该地区沙眼患病率最高的年龄是 16.6 岁,最高患病率为 30.28%.

2.6.3 曲线的凹凸性与拐点

为了进一步研究函数变化的特性及准确作出函数的图形,需要研究函数曲线的弯曲方向及曲线在哪些点改变了弯曲方向. 曲线的弯曲方向是用曲线与其切线的相对位置来描述的.

定义 2.4 设函数 $f(x)$ 在 (a,b) 内可导,若曲线 $y = f(x)$ 上任意一点处的切线都位于曲线的下方,则称曲线 $y = f(x)$ 在 (a,b) 内是**凹的**;若曲线 $y = f(x)$ 上任意一点处的切线都位于曲线的上方,则称曲线 $y = f(x)$ 在 (a,b) 内是**凸的**.

(a) $f'(x)$递增,$f''(x)>0$ (b) $f'(x)$递减,$f''(x)<0$

图 2-9

由图 2-9 可见,曲线是凹的,随着 x 增大,切线与 x 轴的夹角也增大,即切线的斜率 $f'(x)$ 是增大的,$f'(x)$ 是增函数,故 $f'(x)$ 的导数 $f''(x)>0$.同理,曲线是凸的,$f''(x)<0$.

函数曲线凹凸部分的分界点称为曲线的**拐点**.规定:拐点需用坐标点表示,记为 $(x_0,f(x_0))$,而不能记为点 $x=x_0$.

定理 2.12 设函数 $y=f(x)$ 在区间 (a,b) 内具有二阶导数 $f''(x)$,则在该区间上,
(1) 若 $f''(x)>0$,则曲线 $y=f(x)$ 是凹的;
(2) 若 $f''(x)<0$,则曲线 $y=f(x)$ 是凸的;
(3) 当 x 经过点 x_0 时,若 $f''(x)$ 改变符号,则点 $(x_0,f(x_0))$ 是曲线 $y=f(x)$ 的拐点.

例 2.43 判断曲线 $y=x^3$ 的凹凸性及拐点.

解 曲线在 $(-\infty,+\infty)$ 内连续,则有
$$y'=3x^2, \quad y''=6x.$$
当 $x<0$ 时,$y''<0$,可知曲线在 $(-\infty,0)$ 内是凸的;当 $x>0$ 时,$y''>0$,可知曲线在 $(0,+\infty)$ 内是凹的.因此拐点坐标为 $(0,0)$.

例 2.44 讨论曲线 $y=x^4-6x^3+12x^2-10$ 的凹凸性,并求其拐点.

解 所给函数在 $(-\infty,+\infty)$ 内连续,则有
$$y'=4x^3-18x^2+24x,$$
$$y''=12x^2-36x+24=12(x-1)(x-2),$$
y'' 在 $(-\infty,+\infty)$ 内连续.令 $y''=0$,得 $x_1=1,x_2=2$.

列表讨论(见表 2-4).

表 2-4

x	$(-\infty,1)$	1	$(1,2)$	2	$(2,+\infty)$
y''	+	0	−	0	+
y	凹	拐点$(1,-3)$	凸	拐点$(2,6)$	凹

所以曲线在 $(-\infty,1)$ 与 $(2,+\infty)$ 内为凹的,在 $(1,2)$ 内为凸的.拐点坐标为 $(1,-3)$ 和 $(2,6)$.

例 2.45 讨论曲线 $y=(x-1)\sqrt[3]{x^2}$ 的凹凸性,并求其拐点.

解 曲线是 $(-\infty,+\infty)$ 内的连续函数,则有

$$y' = [(x-1)\sqrt[3]{x^2}]' = (x^{\frac{5}{3}} - x^{\frac{2}{3}})' = \frac{5}{3}x^{\frac{2}{3}} - \frac{2}{3}x^{-\frac{1}{3}},$$

$$y'' = \frac{10}{9}x^{-\frac{1}{3}} + \frac{2}{9}x^{-\frac{4}{3}} = \frac{10}{9}x^{-\frac{4}{3}}\left(x + \frac{1}{5}\right).$$

当 $x=0$ 时，y'' 不存在；当 $x \neq 0$ 时，y'' 为连续函数. 令 $y''=0$，得 $x=-\frac{1}{5}$. 列表讨论(见表 2-5).

表 2-5

x	$\left(-\infty, -\frac{1}{5}\right)$	$-\frac{1}{5}$	$\left(-\frac{1}{5}, 0\right)$	0	$(0, +\infty)$
y''	−	0	+	不存在	+
y	凸	拐点 $\left(-\frac{1}{5}, -\frac{6}{5\sqrt[3]{25}}\right)$	凹	非拐点	凹

因此曲线在 $\left(-\infty, -\frac{1}{5}\right)$ 内是凸的，在 $\left(-\frac{1}{5}, 0\right)$ 和 $(0, +\infty)$ 内是凹的，拐点坐标为 $\left(-\frac{1}{5}, -\frac{6}{5\sqrt[3]{25}}\right)$.

说明 一般地，求函数 $y=f(x)$ 的凹凸区间及拐点的步骤如下：
(1) 确定函数 $y=f(x)$ 的定义域；
(2) 求函数的二阶导数 y''；
(3) 求二阶导数 y'' 等于零的点及二阶导数 y'' 不存在的点；
(4) 以上述所求点为端点，把定义域划分成若干个互不重叠的小区间，在每个小区间上确定 y'' 的符号，再根据定理 2.12 判断曲线的凹凸性，若函数的二阶导数在点 x_0 的左、右两侧符号改变，则点 $(x_0, f(x_0))$ 是函数曲线 $y=f(x)$ 的拐点.

2.6.4 函数作图

在医药学的科学研究和实验中，解决一些实际问题经常需要快速准确地作出函数的图形，而利用导数知识就可以分析函数图形的主要特征：递增、递减、凹、凸、极值和拐点等. 在知道了这些特性以后，只要描上少量关键性的点，便可以比较准确地画出函数的图形. 函数作图的一般步骤如下：
(1) 求出函数 $y=f(x)$ 的定义域，确定函数的奇偶性、周期性和对称性；
(2) 求 $f'(x)$ 及 $f''(x)$，讨论函数的单调性、极值、凹凸区间及拐点；
(3) 计算所有特殊点的函数值，考察曲线 $y=f(x)$ 与坐标轴相交的情况，求出交点坐标；
(4) 确定函数的渐近线(若函数有渐近线)：
当 $\lim_{x \to a} f(x) = \infty$ 时，$x=a$ 是函数 $y=f(x)$ 的**垂直渐近线**，
当 $\lim_{x \to \infty} f(x) = b$ 时，$y=b$ 是函数 $y=f(x)$ 的**水平渐近线**；
(5) 根据以上讨论结果进行描点，最后连成光滑的曲线.

例 2.46 描绘函数 $y = \frac{1}{\sqrt{2\pi}} e^{-\frac{1}{2}x^2}$ 的图形.

解 (1) 函数的定义域为$(-\infty,+\infty)$,函数$y=\dfrac{1}{\sqrt{2\pi}}\mathrm{e}^{-\frac{1}{2}x^2}$为偶函数,图形关于$y$轴对称,只需在$[0,+\infty)$上画出函数的图形(即先作出第一象限内的图形),由其对称性可描出函数在$(-\infty,0)$内的图形,即可得函数在$(-\infty,+\infty)$内的整个图形.由于恒有$y>0$,因此函数曲线位于x轴上方.

(2) $y'=-\dfrac{1}{\sqrt{2\pi}}x\mathrm{e}^{-\frac{1}{2}x^2}$,令$y'=0$,得驻点$x=0$,没有$y'$不存在的点;

$y''=\dfrac{1}{\sqrt{2\pi}}\mathrm{e}^{-\frac{1}{2}x^2}(x^2-1)$,令$y''=0$,得$x=\pm 1$,没有$y''$不存在的点.

(3) 当$x=0$时,$y=\dfrac{1}{\sqrt{2\pi}}$,即曲线与y轴的交点为$\left(0,\dfrac{1}{\sqrt{2\pi}}\right)$,而曲线与$x$轴不相交.

(4) $\lim\limits_{x\to\infty}\dfrac{1}{\sqrt{2\pi}}\mathrm{e}^{-\frac{x^2}{2}}=0$,$y=0$是函数曲线$y=\dfrac{1}{\sqrt{2\pi}}\mathrm{e}^{-\frac{1}{2}x^2}$的水平渐近线,无垂直渐近线.

(5) 在区间$[0,+\infty)$上列表讨论(见表2-6).

表2-6

x	0	(0,1)	1	$(1,+\infty)$
y'	0	$-$	$-$	$-$
y''	$-$	$-$	0	$+$
y	极大值$\dfrac{1}{\sqrt{2\pi}}$	↘凸	拐点$\left(1,\dfrac{1}{\sqrt{2\pi\mathrm{e}}}\right)$	↘凹

(6) 在区间$[0,+\infty)$上作图,并利用对称性得出函数在$(-\infty,+\infty)$内的图形,如图2-10所示.

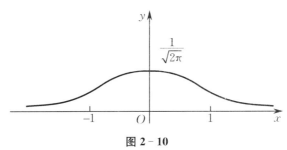

图2-10

§2.7 MATLAB 实验

2.7.1 导数概念与几何意义

求导数命令是 diff,常用格式如下:

diff(s)	返回符号表达式 s 关于默认变量的一阶导数;
diff(s,x)	返回符号表达式关于指定变量 x 的一阶导数;
diff(s,x,n)	返回符号表达式关于指定变量 x 的 n 阶导数,其中 n 为正整数.

命令 diff(s,x)只给出 s 关于 x 的导数,且将表达式 s 中的其他字母看作常量,因此,如果表达式是多元函数,则给出的是偏导数.

实验 2.1 求 $g(x)=x^3-3x^2+x+1$ 的导数,并作出函数与导数的图形.

输入:
```
syms x;
diff('x^3-3*x^2+x+1',x)
```

运行结果为
```
ans=
    3*x^2-6*x+1
```

再输入:
```
x=-1:0.1:3;
y1=x^3-3*x^2+x+1;
y2=3*x^2-6*x+1;
plot(x,y1,'b',x,y2,'r')
```

执行后便得到 $g(x)=x^3-3x^2+x+1$ 和 $g'(x)=3x^2-6x+1$ 的图形,如图 2-11 所示.

图 2-11

实验 2.2 作函数 $f(x)=2x^3+3x^2-12x+7$ 的图形及其在 $x=-1$ 处的切线.

输入:
```
syms x;
hanshu=2*x^3+3*x^2-12*x+7;
daoshu=diff(hanshu,x);
x=-1;
hanshuzhi=eval(hanshu)
daoshuzhi=eval(daoshu)
```

运行结果为

```
hanshuzhi=
   20
daoshuzhi=
   -12
```
再输入：
```
x=-4:0.1:3;
y=2*x^3+3*x^2-12*x+7;
y1=20-12*(x+1);
plot(x,y,'b',x,y1,'r')
```
执行后便得到 $f(x)$ 的图形和它在 $x=-1$ 处的切线，如图 2-12 所示.

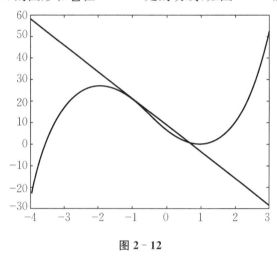

图 2-12

2.7.2 函数的高阶导数

实验 2.3 求函数 $y=x^n$ 的一阶导数和二阶导数.

输入：
```
syms x;
diff('x^n',x,1)
diff('x^n',x,2)
```
运行结果为
```
ans=
   n*x^(n-1)
ans=
   n*x^(n-2)*(n-1)
```

2.7.3 隐函数的导数

实验 2.4 求由方程 $2x^2-2xy+y^2+x+2y+1=0$ 确定的隐函数的导数.

输入：
```
syms x y;
z=2*x^2-2*x*y+y^2+x+2*y+1;
daoshu=-diff(z,x)/diff(z,y)
```
运行结果为
```
daoshu=
  -(4*x-2*y+1)/(2*y-2*x+2)
```

2.7.4 拉格朗日中值定理

实验 2.5 函数 $f(x)=\dfrac{1}{x^4}$ 在区间 $[1,2]$ 上满足拉格朗日中值定理的条件,因此存在 $\varepsilon\in(1,2)$,使 $f(\varepsilon)=(f(2)-f(1))/(2-1)$. 可以验证这个结论的正确性.

输入：
```
syms x;
diff('1/x^4',x)
```
运行结果为
```
ans=
  -4/x^5
```
再输入：
```
f=inline('-4/x^5-(1/16-1)');
c=fzero(f,[1,2])
```
运行结果为
```
c=
  1.3367
```
此即 ε 在 (1,2) 内的实数解.

2.7.5 函数的单调区间

实验 2.6 求函数 $y=x^3-2x+1$ 的单调区间.

输入：
```
syms x;
diff('x^3-2*x+1',x)
```
运行结果为
```
ans=
  3*x^2-2
```
再输入：
```
x=-4:0.1:4;
y1=x^3-2*x+1;
y2=3*x^2-2;
```

```
plot(x,y1,'k-',x,y2,'b*')
```
其输出结果如图 2-13 所示,其中的"＊"线是导函数的图形,观察函数的增减与导函数的正负性之间的关系.

再输入：
```
c=roots([3,0,-2])
```
运行结果为
```
ans=
    0.8165
   -0.8165
```
其输出结果为导函数的两个零点.因为导函数连续,在它的两个零点之间,导函数保持相同符号.所以只需在每个小区间上取一点计算导数值,即可判定导数在该区间内的正负性,从而得到函数的增减.

再输入：
```
x=-1;
daoshuzhi=eval('3*x^2-2')
x=0;
daoshuzhi=eval('3*x^2-2')
x=1;
daoshuzhi=eval('3*x^2-2')
```
运行结果为
```
daoshuzhi=
     1
daoshuzhi=
    -2
daoshuzhi=
     1
```
以上结果说明,导函数在区间$(-\infty,-0.8165),(-0.8165,0.8165),(0.8165,+\infty)$内分别取＋,－和＋,因此函数在区间$(-\infty,-0.8165]$和$(0.8165,+\infty)$上单调增加,在区间$[-0.8165,0.8165]$上单调减少.

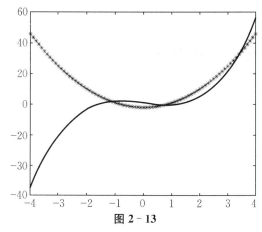

图 2-13

2.7.6 函数的极值

实验 2.7 求函数 $y=\dfrac{x}{1+x^2}$ 的极值.

输入：

```
ezplot('x/(1+x^2)',[-6,6])
```

运行结果如图 2-14 所示，观察它的两个极值.

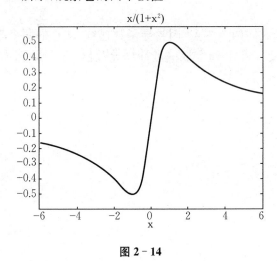

图 2-14

再输入：

```
f=x/(1+x^2);
[xmin,ymin]=fminbnd(f,-10,0)
```

运行结果为

```
xmin=
  -1.0000
ymin=
  -0.5000
```

说明 命令 fminbnd 用于求取一元函数的极小值，因此 $x=1$ 是极大值点，极大值是 0.5.

2.7.7 函数的凹凸区间和拐点

实验 2.8 求函数 $y=\dfrac{1}{1+2x^2}$ 的凹凸区间和拐点.

输入：

```
syms x;
y=1/(1+2*x^2);
y1=diff(y,x)
y2=diff(y,x,2)
```

执行后得函数的一阶导数、二阶导数分别为

```
y1=
  -(4*x)/(2*x^2+1)^2
y2=
  (32*x^2)/(2*x^2+1)^3-4/(2*x^2+1)^2
```

再输入：

```
x=-3:0.1:3;
y=(1+2*x^2)^(-1);
y1=-4*x*((1+2*x^2)^2)^(-1);
y2=32*(x^2)*((1+2*x^2)^3)^(-1)-4*((1+2*x^2)^2)^(-1);
y3=zeros(1,length(x));
plot(x,y,'b-',x,y1,'g*',x,y2,'r:',x,y3)
```

运行结果如图 2-15 所示，其中虚线是函数的二阶导函数的曲线，而"*"线是函数的一阶导函数的曲线．观察二阶导数的正负值与函数的凹凸性之间的关系．

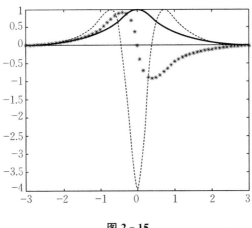

图 2-15

输入：

```
f=inline('32*(x^2)*((1+2*x^2)^3)^(-1)-4*((1+2*x^2)^2)^(-1)');
c1=fzero(f,[-3,0])
c2=fzero(f,[0,3])
```

得到二阶导数的零点为

```
c1=
  -0.4082
c2=
  0.4082
```

即得到二阶导数等于零的点是 $\pm 0.408\,2$．用实验 2.6 中类似的方法可知，在区间 $(-\infty,-0.408\,2)$ 和 $(0.408\,2,+\infty)$ 内，二阶导数大于零，曲线弧向上凹．在区间 $(-0.408\,2,0.408\,2)$ 内，二阶导数小于零，曲线弧向上凸．

再输入：

```
x=-0.4082;
zhi=eval('1/(1+2*x^2)')
x=0.4082;
zhi=eval('1/(1+2*x^2)')
```

运行结果为

```
zhi=
   0.7500
zhi=
   0.7500
```

这说明,函数在 $x=-0.4082$ 和 $x=0.4082$ 处的值都是 0.75,因此两个拐点分别是 $(-0.4082, 0.75)$ 和 $(0.4082, 0.75)$.

习 题 二

1. 已知 $f(x)=\sqrt{x}$,求 $f'(2)$ 和 $f'(4)$.

2. 设下列极限均存在,其中等式成立的有哪些?

   (1) $\lim\limits_{x \to 0} \dfrac{f(x)-f(0)}{x-0} = f'(0)$;

   (2) $\lim\limits_{h \to 0} \dfrac{f(a+2h)-f(a)}{h} = f'(a)$;

   (3) $\lim\limits_{\Delta x \to 0} \dfrac{f(x_0)-f(x_0-\Delta x)}{\Delta x} = f'(x_0)$;

   (4) $\lim\limits_{\Delta x \to 0} \dfrac{f(x_0+\Delta x)-f(x_0-\Delta x)}{2\Delta x} = f'(x_0)$.

3. 已知 $f(x)=\begin{cases} x^2, & x \geq 0, \\ -x, & x < 0, \end{cases}$ 求 $f'_+(0), f'_-(0)$,并由此判断 $f'(0)$ 是否存在.

4. 函数 $y=|x-1|$ 在 $x=1$ 处是否连续?是否可导?

5. 求曲线 $y=\sin x$ 在点 $\left(\dfrac{\pi}{4}, \dfrac{1}{\sqrt{2}}\right)$ 处的切线方程和法线方程.

6. 曲线 $y=x^2$ 上哪一点处的切线与直线 $y=4x-1$ 平行?并求过这一点的切线方程.

7. 已知一物体的运动规律为 $s=t^3$(单位:cm),求这一物体在 $t=t_0$(单位:s) 时的瞬时速度.

8. 求下列函数的导数:

   (1) $y=\sqrt[3]{x^8}$;

   (2) $y=\sqrt{\sqrt{\sqrt{x}}}$;

   (3) $y=\dfrac{x^2 \cdot \sqrt[3]{x^2}}{\sqrt{x^5}}$;

   (4) $y=(1+\sqrt{x})\left(\dfrac{1}{\sqrt{x}}-1\right)$;

   (5) $y=x\tan x+\sin\dfrac{\pi}{3}$;

   (6) $y=\sqrt{x}(\cot x+1)$;

   (7) $y=x\ln x-x$;

   (8) $y=5x^3-2^x+3\mathrm{e}^x$;

(9) $y = \dfrac{2\csc x}{1+x^2}$；

(10) $y = \dfrac{1+e^x}{1-e^x}$；

(11) $y = \dfrac{x}{4^x}$；

(12) $y = \dfrac{x^2}{x^2+1} - \dfrac{3\arcsin x}{x}$.

9. 求下列函数在给定点的导数：

(1) $f(x) = e^x \cos x$，计算 $f'\left(\dfrac{\pi}{2}\right)$ 和 $f'(\pi)$；

(2) $f(t) = \dfrac{1-\sqrt{t}}{1+\sqrt{t}}$，求 $f'(t)\big|_{t=4}$；

(3) $f(x) = \dfrac{3}{5-x} + \dfrac{x^2}{5}$，求 $f'(0)$ 和 $f'(2)$.

10. 求下列函数的导数：

(1) $y = (3x+5)^4$；

(2) $y = \tan x^2$；

(3) $y = \sqrt{x + \sqrt{x}}$；

(4) $y = e^{-\frac{x}{2}} \cos 3x$；

(5) $y = \ln[\ln(x-1)]$；

(6) $y = \arccos \sqrt{1-3t}$；

(7) $y = \log_a(x^2+x+1)$；

(8) $y = \sqrt{1+e^x}$；

(9) $y = \sin[\ln(3-x)]$；

(10) $y = \ln(\sin \sqrt{x^2+1})$；

(11) $y = \arctan \sqrt{x^2-1} - \dfrac{\ln x}{\sqrt{x^2-1}}$；

(12) $y = e^{\arctan \sqrt{x}}$；

(13) $y = 2^{-(4x-1)}$；

(14) $y = x + \ln^2(x + e^{3+2x})$；

(15) $y = \dfrac{\arcsin x}{\sqrt{1-x^2}}$；

(16) $y = e^x \sqrt{1-e^{2x}} + \arcsin e^x$；

(17) $y = \sec^2 \dfrac{x}{2} - \csc^2 \dfrac{x}{2}$；

(18) $y = \sin^2 x \cdot \sin x^2$.

11. 设 $f(x)$ 可导，求下列函数的导数 $\dfrac{dy}{dx}$：

(1) $y = f(x^2)$；

(2) $y = f(\sin^2 x) + f(2\cos^2 x)$.

12. 求下列方程所确定的隐函数的导数 $\dfrac{dy}{dx}$：

(1) $y = 1 - xe^y$；

(2) $y^2 - 2xy + 8 = 0$；

(3) $xy = e^{x+y}$；

(4) $x = y\ln(xy)$；

(5) $e^{xy} + y\ln x = \cos 2x$；

(6) $\ln \sqrt{x^2+y^2} = \arctan \dfrac{y}{x}$.

13. 用对数求导法求下列函数的导数：

(1) $y = (1+x^2)^{\sin x}$；

(2) $y = (\ln x)^x$；

(3) $y = \left(\dfrac{x}{1+x}\right)^x$；

(4) $y = \dfrac{\sqrt{x+2}\,(3-x)^4}{(x+1)^5}$；

(5) $y = \sqrt[5]{\dfrac{x-5}{\sqrt[5]{x^2+2}}}$；

(6) $y = \sqrt{\dfrac{x(x-5)^2}{(x^2+1)^3}}$.

14. 求下列函数的微分：

(1) $y = \dfrac{m+n}{\sqrt{x}}$；

(2) $y = (x^2+4x+1)(x^2-\sqrt{x})$；

(3) $y = 2\ln^2 x + x$；

(4) $y = \dfrac{x^3-1}{x^3+1}$；

(5) $y = \arcsin(2x^2 - 1)$;   (6) $y = \ln\left[\tan\left(\dfrac{\pi}{2} + \dfrac{x}{2}\right)\right]$.

15. 已知 $y = x^3 - x$,求当 $x_0 = 2, \Delta x$ 分别为 $1, 0.1$ 时的 $\Delta y, \mathrm{d}y$.

16. 利用微分计算下列各式的近似值:

    (1) $\sqrt[3]{1.02}$;   (2) $\sin 31°$

    (3) $\arctan 1.05$;   (4) $\lg 11$.

17. 一块肌肉逆作用力方向而收缩,当力 F 增大时,肌肉的收缩速度 V 减小,可用下式描述:
    $$(F + a)(V + b) = c \quad (a, b, c \text{ 为常数}).$$
    求力发生一个微小改变 ΔF 时,对肌肉收缩速度 V 估计有多大影响?

18. 求由下列参数方程所确定的函数的导数(或某点处的导数):

    (1) $\begin{cases} x = 1 - t^2, \\ y = t - t^3; \end{cases}$ (2) $\begin{cases} x = \ln(1 + t^2), \\ y = t - \arctan t; \end{cases}$

    (3) $\begin{cases} x = \mathrm{e}^t \sin t, \\ y = \mathrm{e}^t \cos t, \end{cases} t = \dfrac{\pi}{4}$;   (4) $\begin{cases} x = \dfrac{3at}{1 + t^2}, \\ y = \dfrac{3at^2}{1 + t^2}, \end{cases} t = 2$.

19. 求曲线 $\begin{cases} x = 2\mathrm{e}^t, \\ y = \mathrm{e}^{-t} \end{cases}$ 在 $t = 0$ 相应的点处的切线方程.

20. 求下列函数的二阶导数:

    (1) $y = 2x^2 + \ln x$;   (2) $y = \arccos(\sin x)$;

    (3) $y = \mathrm{e}^{-x^2}$;   (4) $y = \mathrm{e}^{at} \sin wt$;

    (5) $y = x^4 \ln x$;   (6) $y = a^{3x}$;

    (7) $\begin{cases} x = t - \sin t, \\ y = 1 - \cos t. \end{cases}$

21. 求下列函数的 n 阶导数:

    (1) $y = \sin^3 x$;   (2) $y = \ln(1 + x)$.

22. 验证以下函数在给定区间上是否满足中值定理的条件;若满足,求出 ξ 的值:

    (1) $f(x) = x - x^3$ 在区间 $[-2, 1]$ 上;

    (2) $f(x) = \ln x$ 在区间 $[1, 2]$ 上.

23. 证明恒等式
    $$\arcsin x + \arccos x = \dfrac{\pi}{2} \quad (-1 \leqslant x \leqslant 1).$$

24. 利用拉格朗日中值定理证明以下不等式:

    (1) $|\sin x - \sin y| \leqslant |x - y|$;   (2) $|\arctan x + \arctan y| \leqslant |x - y|$.

25. 利用洛必达法则求下列极限:

    (1) $\lim\limits_{x \to 0} \dfrac{\ln(1 + x)}{x}$;   (2) $\lim\limits_{x \to 0} \dfrac{\mathrm{e}^x - x - 1}{x^2}$;

    (3) $\lim\limits_{x \to 0} \dfrac{\mathrm{e}^x - \mathrm{e}^{-x}}{x}$;   (4) $\lim\limits_{x \to 1} \dfrac{x^3 - 2x^2 + 1}{x^3 - x^2}$;

    (5) $\lim\limits_{x \to 0^+} x^{\sin x}$;   (6) $\lim\limits_{x \to \frac{\pi}{2}} \dfrac{\ln(\sin x)}{(\pi - 2x)^2}$;

    (7) $\lim\limits_{x \to 0} \left(\dfrac{1}{x} - \dfrac{1}{\mathrm{e}^x - 1}\right)$;   (8) $\lim\limits_{x \to +\infty} x(\mathrm{e}^{\frac{1}{x}} - 1)$;

(9) $\lim\limits_{x\to 1}\left(\dfrac{2}{x^2-1}-\dfrac{1}{x-1}\right)$;   (10) $\lim\limits_{x\to 0}x\cot x$.

26. 讨论下列函数的单调性：

(1) $y=2x^3-6x^2-18x-7$;   (2) $y=x-e^x$;

(3) $y=2x+\dfrac{1}{x}$;   (4) $y=x-\ln(1+x^2)$;

(5) $y=\dfrac{x^2}{x-1}$.

27. 证明：当 $x\geqslant 5$ 时，有下面的不等式成立：
$$2^x>x^2.$$

28. 证明：当 $x>0$ 时，有下面的不等式成立：
$$1+\dfrac{x}{2}>\sqrt{1+x}.$$

29. 求下列函数的极值：

(1) $f(x)=2x^3-3x^2$;   (2) $f(x)=x^2+\dfrac{16}{x}$;

(3) $f(x)=\sin x+\cos x\ (0\leqslant x\leqslant 2\pi)$;   (4) $f(x)=x+\sqrt{1-x}$.

30. 试问 a 为何值时，函数 $f(x)=a\sin x+\dfrac{1}{3}\sin 3x$ 在 $x=\dfrac{\pi}{3}$ 处取得极值？它是极大值还是极小值？并求出此极值.

31. 求下列函数的最大值和最小值：

(1) $f(x)=x+2\sqrt{x}, 0\leqslant x\leqslant 4$;   (2) $f(x)=\dfrac{1}{3}x^3-2x^2+5, -2\leqslant x\leqslant 2$.

32. 水中氢离子浓度和氢氧离子的浓度的乘积为 10^{-10}，问应有怎样的氢离子浓度，氢离子浓度与氢氧离子浓度的和为最小？

33. 一物体为直圆柱形，其上端为半球形，若此物体的体积等于 V，问这物体的尺寸如何才有最小的表面积？

34. 已知口服一定剂量的某药后，血药浓度 c 与时间 t 的关系为
$$c(t)=40(e^{-0.2t}-e^{-2.3t}).$$
求最高血药浓度及达到最高血药浓度所需的时间，并画出 c-t 曲线.

35. 某化学反应过程中，反应速度 v 与反应物浓度 x 的关系为 $v=kx(a-x)$，式中 a 是反应开始时物质的浓度，k 是反应速度常数.问当 x 取何值时反应速度最大？

36. 已知 $f(x)$ 是可微函数，求 dy：

(1) $y=f(\sin^2 x)+f(\cos^2 x)$;   (2) $y=f(e^x)e^{f(x)}$.

37. 求下列函数的凹凸区间及拐点：

(1) $y=x^3-3x+2$;   (2) $y=x^{\frac{1}{3}}$;

(3) $y=\ln(x^2+1)$;   (4) $y=xe^{-x}$.

38. 求曲线 $y=\dfrac{x^2}{x^2-x-2}$ 的渐近线.

39. 描绘下列函数图形：

(1) $y=e^{-x^2}$;   (2) $y=2x^3-3x^2$;

(3) $y=x^3-6x^2+9x+5$.

40. 用命令 diff 求函数 $y=\sin\sqrt{x}$ 的三阶导数.

41. 用命令 diff 求函数 $y=\arcsin\sqrt{\dfrac{1-x}{1+x}}$ 在 $x=\dfrac{1}{2}$ 处的导数.

第三章 不定积分

本章将讨论一元函数积分学中一个重要部分——不定积分,即寻求一个可导函数,使它的导函数等于已知函数.这里我们主要研究不定积分的概念、性质、常用的积分方法,从而为后续章节的学习奠定理论基础.

§3.1 不定积分的概念与性质

3.1.1 原函数与不定积分

1. 不定积分的概念

定义 3.1 设 $f(x)$ 是定义在某区间内的函数,若存在函数 $F(x)$,使得对该区间内的任意一点 x,都有
$$F'(x) = f(x) \quad \text{或} \quad dF(x) = f(x)dx$$
成立,则称 $F(x)$ 是 $f(x)$ 在该区间内的一个**原函数**.

例如,因 $(\sin x)' = \cos x$,故 $\sin x$ 是 $\cos x$ 的一个原函数;又因为 $(\sin x \pm 1)' = \cos x$,所以 $\sin x \pm 1$ 也是 $\cos x$ 的原函数.

可见,原函数不唯一.

对函数 $f(x)$ 的任意两个原函数 $F(x)$ 和 $G(x)$,有 $F'(x) = G'(x) = f(x)$,因此 $[F(x) - G(x)]' = F'(x) - G'(x) \equiv 0$.由拉格朗日中值定理的推论可知,导数恒为零的函数必定是一个常数 C,故
$$F(x) - G(x) = C.$$
这说明,函数 $f(x)$ 的任意两个原函数之间只相差一个常数,故 $f(x)$ 的所有原函数可表示为一个原函数 $F(x)$ 与一个任意常数 C 之和,即 $F(x) + C$.

定义 3.2 设 $F(x)$ 是 $f(x)$ 的一个原函数,称 $f(x)$ 的所有原函数 $F(x) + C$ 为 $f(x)$ 的**不定积分**,记为 $\int f(x) dx$,即

$$\int f(x)\mathrm{d}x = F(x) + C \quad (C \text{ 为任意常数}), \tag{3-1}$$

其中记号 $\int$ 称为**积分号**, $f(x)$ 称为**被积函数**, $f(x)\mathrm{d}x$ 称为**被积表达式**, x 称为**积分变量**, C 称为**积分常数**.

由定义 3.2 可知, 求已知函数 $f(x)$ 的不定积分, 只要求出它的一个原函数 $F(x)$, 则 $F(x) + C$ 就是函数 $f(x)$ 的不定积分.

例 3.1 求 $\int x^2 \mathrm{d}x$.

解 因为 $\left(\dfrac{1}{3}x^3\right)' = x^2$, 所以 $\dfrac{1}{3}x^3$ 为 x^2 的一个原函数, 于是
$$\int x^2 \mathrm{d}x = \frac{1}{3}x^3 + C.$$

例 3.2 求 $\int \sec^2 x \mathrm{d}x$.

解 因为 $(\tan x)' = \sec^2 x$, 所以 $\tan x$ 为 $\sec^2 x$ 的一个原函数, 于是
$$\int \sec^2 x \mathrm{d}x = \tan x + C.$$

2. 不定积分的几何意义

通常把 $f(x)$ 的一个原函数 $F(x)$ 的图形叫作 $f(x)$ 的一条**积分曲线**. 若将 $y = F(x)$ 沿 y 轴上、下平移 C 个单位 (C 是任意常数), 就得到不同的积分曲线 $F(x) + C$, 故不定积分 $\int f(x)\mathrm{d}x = F(x) + C$ 在几何上表示为一族积分曲线. 因为 $F'(x) = f(x)$, 所以在积分曲线族上横坐标相同的点处的切线是彼此平行的, 如图 3-1 所示.

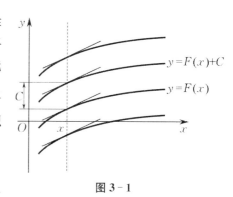

图 3-1

例 3.3 设曲线过点 $(1,2)$, 且曲线上任意一点 (x,y) 处的切线斜率为 $2x$, 求此曲线的方程.

解 设所求曲线方程为 $y = F(x)$, 由题意可知,
$$F'(x) = 2x,$$
即 $F(x)$ 是 $2x$ 的一个原函数. 因为 $(x^2)' = 2x$, 所以 $2x$ 的全部原函数为
$$\int 2x \mathrm{d}x = x^2 + C,$$
故所求曲线是 $y = x^2 + C$ 中的一条. 因曲线过点 $(1,2)$, 将 $x = 1, y = 2$ 代入, 得 $C = 1$, 于是所求曲线的方程为
$$y = x^2 + 1.$$

3.1.2 基本积分公式

由不定积分的定义可知,不定积分的运算是微分运算的逆运算.下面介绍不定积分的基本积分公式:

(1) $\int k \mathrm{d}x = kx + C$ （k 为任意的常数）；

(2) $\int x^{\alpha} \mathrm{d}x = \dfrac{x^{\alpha+1}}{\alpha+1} + C$ （α 为任意的常数,$\alpha \neq -1$）；

(3) $\int \dfrac{1}{x} \mathrm{d}x = \ln|x| + C$；

(4) $\int a^x \mathrm{d}x = \dfrac{a^x}{\ln a} + C$ （$a > 0, a \neq 1$）；

(5) $\int \mathrm{e}^x \mathrm{d}x = \mathrm{e}^x + C$；

(6) $\int \cos x \mathrm{d}x = \sin x + C$；

(7) $\int \sin x \mathrm{d}x = -\cos x + C$；

(8) $\int \sec^2 x \mathrm{d}x = \tan x + C$；

(9) $\int \csc^2 x \mathrm{d}x = -\cot x + C$；

(10) $\int \dfrac{1}{1+x^2} \mathrm{d}x = \arctan x + C = -\operatorname{arccot} x + C$；

(11) $\int \dfrac{1}{\sqrt{1-x^2}} \mathrm{d}x = \arcsin x + C = -\arccos x + C$；

(12) $\int \sec x \tan x \mathrm{d}x = \sec x + C$；

(13) $\int \csc x \cot x \mathrm{d}x = -\csc x + C$.

对公式(3) $\int \dfrac{1}{x} \mathrm{d}x = \ln|x| + C$ 做如下说明：

当 $x > 0$ 时,因为 $(\ln x)' = \dfrac{1}{x}$,所以 $\ln x$ 是 $\dfrac{1}{x}$ 的一个原函数,可得

$$\int \dfrac{1}{x} \mathrm{d}x = \ln x + C;$$

当 $x < 0$ 时,因为 $[\ln(-x)]' = \dfrac{1}{-x} \cdot (-x)' = \dfrac{1}{-x} \cdot (-1) = \dfrac{1}{x}$,所以 $\ln(-x)$ 是 $\dfrac{1}{x}$ 的一个原函数,可得

$$\int \dfrac{1}{x} \mathrm{d}x = \ln(-x) + C.$$

合并以上两个式子,即得

$$\int \frac{1}{x} dx = \ln|x| + C.$$

3.1.3 不定积分的性质

根据不定积分的定义,可得不定积分的如下性质.

性质 1 $\left[\int f(x) dx\right]' = f(x)$ 或 $d\left[\int f(x) dx\right] = f(x) dx.$

性质 2 $\int f'(x) dx = f(x) + C$ 或 $\int df(x) = f(x) + C.$

性质 3 $\int k f(x) dx = k \int f(x) dx \quad (k \neq 0 \text{ 为常数}).$

性质 4 $\int [f(x) \pm g(x)] dx = \int f(x) dx \pm \int g(x) dx.$

说明 性质 4 可推广到被积函数是有限个函数的代数和的情形,即有限多个函数代数和的不定积分等于它们不定积分的代数和.

利用不定积分的基本积分公式和基本性质可求一些简单函数的不定积分.

例 3.4 求 $\int \left(\frac{2}{x^3} + \frac{1}{\sqrt{x}} - 3^x\right) dx.$

解
$$\int \left(\frac{2}{x^3} + \frac{1}{\sqrt{x}} - 3^x\right) dx = \int \frac{2}{x^3} dx + \int \frac{1}{\sqrt{x}} dx - \int 3^x dx = 2\int x^{-3} dx + \int x^{-\frac{1}{2}} dx - \int 3^x dx$$
$$= \frac{2}{-3+1} x^{-3+1} + \frac{1}{-\frac{1}{2}+1} x^{-\frac{1}{2}+1} - \frac{3^x}{\ln 3} + C$$
$$= -\frac{1}{x^2} + 2\sqrt{x} - \frac{3^x}{\ln 3} + C.$$

例 3.5 求 $\int \sin^2 \frac{x}{2} dx.$

解 $\int \sin^2 \frac{x}{2} dx = \int \frac{1 - \cos x}{2} dx = \frac{1}{2} \int dx - \frac{1}{2} \int \cos x dx = \frac{1}{2} x - \frac{1}{2} \sin x + C.$

例 3.6 求 $\int \frac{(\sqrt{x} - 1)(x + 1)}{x^2 \sqrt{x}} dx.$

解
$$\int \frac{(\sqrt{x} - 1)(x + 1)}{x^2 \sqrt{x}} dx = \int \frac{x\sqrt{x} - x + \sqrt{x} - 1}{x^2 \sqrt{x}} dx$$
$$= \int \frac{1}{x} dx - \int \frac{1}{x\sqrt{x}} dx + \int \frac{1}{x^2} dx - \int \frac{1}{x^2 \sqrt{x}} dx$$
$$= \ln x + \frac{2}{\sqrt{x}} - \frac{1}{x} + \frac{2}{3x\sqrt{x}} + C.$$

例 3.7 求 $\int \frac{1 + x + x^2}{x(1 + x^2)} dx.$

解 $\int \frac{1 + x + x^2}{x(1 + x^2)} dx = \int \frac{x + (1 + x^2)}{x(1 + x^2)} dx = \int \left(\frac{1}{1 + x^2} + \frac{1}{x}\right) dx$

$$= \int \frac{1}{1+x^2} dx + \int \frac{1}{x} dx = \arctan x + \ln|x| + C.$$

说明 计算不定积分时,需注意以下几点:
(1) 分项计算不定积分时,最后结果中只需写一个任意常数.
(2) 若所求不定积分是基本积分公式中没有的类型,需要把被积函数进行适当的恒等变形,再利用基本积分公式和不定积分的性质计算.
(3) 通过计算不定积分结果的导数是否等于被积函数,可检验不定积分计算的正确性.

以上例题都是直接利用不定积分的定义、性质和基本积分公式推出的,或者对被积函数进行适当的恒等变形,再利用运算性质与基本积分公式求不定积分,这种求不定积分的方法通常称为**直接积分法**.

§3.2 换元积分法

前面介绍了利用直接积分法计算不定积分,但遇到类似于 $\int \sin^2 x \cos x dx$, $\int \frac{dx}{1+\sqrt{x}}$ 等不定积分的求解时,直接积分法解决不了. 因此,有必要引进其他方法和技巧. 本节将介绍换元积分法,它的基本思想是把不定积分通过适当的变量代换,变形成与某一基本积分公式相同的形式,从而求出积分结果. 一般而言,换元积分法分为两类:第一类换元法和第二类换元法.

3.2.1 第一类换元法(凑微分法)

引例 求 $\int \sin^2 x \cos x dx$.

分析 这个积分显然不能利用基本积分公式来直接计算,现在把它改写为

$$\int \sin^2 x \cos x dx = \int \sin^2 x (\sin x)' dx = \int \sin^2 x d(\sin x).$$

若引进一个新变量进行替换,设 $u = \sin x$,代入上式,有

$$\int \sin^2 x \cos x dx = \int \sin^2 x d(\sin x) = \int u^2 du,$$

这样就把不定积分化为与基本积分公式(2)相同的形式,即得

$$\int \sin^2 x \cos x dx = \int u^2 du = \frac{1}{3} u^3 + C.$$

再把 $u = \sin x$ 代回,得到

$$\int \sin^2 x \cos x dx = \frac{1}{3} u^3 + C = \frac{1}{3} \sin^3 x + C.$$

此例表明,原来以 x 为积分变量的积分不易求出,引入一个新的变量 u,把它化成以 u 为

积分变量的积分,使得换元后的积分能够应用基本积分公式求出,再把 u 用原来的积分变量回代,即得所求结果,这种方法称为**第一类换元法**. 第一类换元法实质上是把被积表达式中的一部分凑成某已知函数的微分形式,以便用基本积分公式求出结果. 因此,第一类换元法又称**凑微分法**,其步骤可表示为

$$\int f(x)\mathrm{d}x \xrightarrow{\text{凑微分}} \int g[\varphi(x)]\varphi'(x)\mathrm{d}x = \int g[\varphi(x)]\mathrm{d}[\varphi(x)]$$

$$\xrightarrow{\text{令}\varphi(x)=u} \int g(u)\mathrm{d}u = G(u) + C \quad (G'(u) = g(u))$$

$$\xrightarrow{u=\varphi(x)} G[\varphi(x)] + C.$$

例 3.8 求 $\int (2x+6)^3 \mathrm{d}x$.

解
$$\int (2x+6)^3 \mathrm{d}x = \int (2x+6)^3 \cdot \frac{1}{2}(2x+6)'\mathrm{d}x$$
$$= \frac{1}{2}\int (2x+6)^3 \mathrm{d}(2x+6),$$

设 $u = 2x+6$,则

$$\int (2x+6)^3 \mathrm{d}x = \frac{1}{2}\int u^3 \mathrm{d}u = \frac{1}{2} \cdot \frac{1}{4}u^4 + C = \frac{1}{8}(2x+6)^4 + C.$$

当然,在熟悉了换元过程之后,为了方便起见,中间变量可以不写出来.

例 3.9 求 $\int \dfrac{1}{x \ln x}\mathrm{d}x$.

解 $\int \dfrac{1}{x\ln x}\mathrm{d}x = \int \dfrac{1}{\ln x}(\ln x)'\mathrm{d}x = \int \dfrac{1}{\ln x}\mathrm{d}(\ln x) = \ln|\ln x| + C.$

例 3.10 求 $\int \tan x \mathrm{d}x$.

解
$$\int \tan x \mathrm{d}x = \int \frac{\sin x}{\cos x}\mathrm{d}x = \int \frac{1}{\cos x}(-\cos x)'\mathrm{d}x$$
$$= -\int \frac{1}{\cos x}\mathrm{d}(\cos x) = -\ln|\cos x| + C.$$

类似地,可得

$$\int \cot x \mathrm{d}x = \ln|\sin x| + C.$$

由以上例题可以看出,用第一类换元法求不定积分的关键在于选择一个适当的函数 $\varphi(x)$ 作为新的积分变量 u,当 $\varphi(x) = u$ 时,被积函数可写成 $\varphi(x)$ 的函数 $g[\varphi(x)]$ 与 $\varphi'(x)$ 的乘积,使 $\varphi'(x)$ 与 $\mathrm{d}x$ 凑成 $\mathrm{d}[\varphi(x)]$,即

$$\varphi'(x)\mathrm{d}x = \mathrm{d}[\varphi(x)].$$

例 3.11 求 $\int \dfrac{1}{a^2+x^2}\mathrm{d}x \quad (a \neq 0)$.

解 $\int \dfrac{1}{a^2+x^2}\mathrm{d}x = \int \dfrac{1}{a^2} \cdot \dfrac{1}{1+\left(\dfrac{x}{a}\right)^2}\mathrm{d}x = \dfrac{1}{a}\int \dfrac{1}{1+\left(\dfrac{x}{a}\right)^2}\mathrm{d}\left(\dfrac{x}{a}\right) = \dfrac{1}{a}\arctan\dfrac{x}{a} + C.$

同理,可得

$$\int \frac{\mathrm{d}x}{\sqrt{a^2-x^2}} = \arcsin \frac{x}{a} + C.$$

例 3.12 求 $\int \frac{\mathrm{d}x}{x^2-a^2}$ $(a \neq 0)$.

解 因为

$$\frac{1}{x^2-a^2} = \frac{1}{(x-a)(x+a)} = \frac{1}{2a}\left(\frac{1}{x-a} - \frac{1}{x+a}\right),$$

所以

$$\int \frac{1}{x^2-a^2}\mathrm{d}x = \frac{1}{2a}\int \left(\frac{1}{x-a} - \frac{1}{x+a}\right)\mathrm{d}x = \frac{1}{2a}\left(\int \frac{\mathrm{d}(x-a)}{x-a} - \int \frac{\mathrm{d}(x+a)}{x+a}\right)$$

$$= \frac{1}{2a}(\ln|x-a| - \ln|x+a|) + C$$

$$= \frac{1}{2a}\ln\left|\frac{x-a}{x+a}\right| + C.$$

例 3.13 求 $\int \csc x \mathrm{d}x$.

解 $\int \csc x \mathrm{d}x = \int \frac{1}{\sin x}\mathrm{d}x = \int \frac{\mathrm{d}x}{2\sin \frac{x}{2}\cos \frac{x}{2}} = \int \frac{\mathrm{d}\left(\frac{x}{2}\right)}{\tan \frac{x}{2} \cdot \cos^2 \frac{x}{2}}$

$$= \int \frac{1}{\tan \frac{x}{2}} \cdot \sec^2 \frac{x}{2}\mathrm{d}\left(\frac{x}{2}\right) = \int \frac{1}{\tan \frac{x}{2}}\mathrm{d}\left(\tan \frac{x}{2}\right)$$

$$= \ln\left|\tan \frac{x}{2}\right| + C.$$

此外,因为

$$\tan \frac{x}{2} = \frac{\sin \frac{x}{2}}{\cos \frac{x}{2}} = \frac{\sin \frac{x}{2} \cdot 2\sin \frac{x}{2}}{\cos \frac{x}{2} \cdot 2\sin \frac{x}{2}} = \frac{2\sin^2 \frac{x}{2}}{\sin x} = \frac{1-\cos x}{\sin x} = \csc x - \cot x,$$

所以该不定积分还可写为

$$\int \csc x \mathrm{d}x = \ln|\csc x - \cot x| + C.$$

同理,可得

$$\int \sec x \mathrm{d}x = \ln|\sec x + \tan x| + C.$$

例 3.14 求 $\int \cos 3x \cos 2x \mathrm{d}x$.

解 $\int \cos 3x \cos 2x \mathrm{d}x = \frac{1}{2}\int (\cos x + \cos 5x)\mathrm{d}x = \frac{1}{2}\int \cos x \mathrm{d}x + \frac{1}{2} \cdot \frac{1}{5}\int \cos 5x \mathrm{d}(5x)$

$$= \frac{1}{2}\sin x + \frac{1}{10}\sin 5x + C.$$

由以上例题可以看出,用第一类换元法计算不定积分时,凑微分是一个重要的步骤. 以下介绍几个常见的凑微分形式：

(1) $dx = \dfrac{1}{a}d(ax+b)$；

(2) $x^\alpha dx = \dfrac{1}{\alpha+1}d(x^{\alpha+1})$ $(\alpha \neq -1)$；

(3) $\dfrac{1}{x}dx = d(\ln|x|)$；

(4) $\dfrac{1}{\sqrt{x}}dx = 2d(\sqrt{x})$；

(5) $\dfrac{1}{x^2}dx = -d\left(\dfrac{1}{x}\right)$；

(6) $\dfrac{1}{1+x^2}dx = d(\arctan x) = -d(\operatorname{arccot} x)$；

(7) $\dfrac{1}{\sqrt{1-x^2}}dx = d(\arcsin x) = -d(\arccos x)$；

(8) $e^x dx = d(e^x)$；

(9) $\sin x dx = -d(\cos x)$；

(10) $\cos x dx = d(\sin x)$.

3.2.2 第二类换元法

前面介绍的第一类换元法是通过变量代换 $u = \varphi(x)$，将积分 $\int f[\varphi(x)]\varphi'(x)dx$ 化为积分 $\int f(u)du$ 的形式. 而第二类换元法是通过变量代换，把旧变量换为新变量的一个函数，即令 $x = \psi(t)$（函数 $\psi(t)$ 单调、可导），将积分 $\int f(x)dx$ 化为积分 $\int f[\psi(t)]d[\psi(t)]$，即 $\int f[\psi(t)]\psi'(t)dt$. 这是另一种形式的变量代换，换元公式可表示为

$$\int f(x)dx \xrightarrow{x=\psi(t)} \int f[\psi(t)]\psi'(t)dt = F(t) + C$$
$$\xrightarrow{t=\psi^{-1}(x)} F[\psi^{-1}(x)] + C,$$

其中 $F(t)$ 是 $f[\psi(t)]\psi'(t)$ 的一个原函数，$t = \psi^{-1}(x)$ 是 $x = \psi(t)$ 的反函数.

例 3.15 求 $\int \dfrac{dx}{1+\sqrt{x}}$.

解一 为了消去根式，令 $t = \sqrt{x}$，即 $x = t^2$ $(t > 0)$，则 $dx = 2tdt$，于是

$$\int \dfrac{dx}{1+\sqrt{x}} = \int \dfrac{2tdt}{1+t} = 2\int \dfrac{t}{1+t}dt = 2\int \dfrac{(t+1-1)}{1+t}dt = 2\int \left(1 - \dfrac{1}{1+t}\right)dt$$

$$= 2\int dt - 2\int \dfrac{d(1+t)}{1+t} = 2t - 2\ln(1+t) + C$$

$$= 2\sqrt{x} - 2\ln(1+\sqrt{x}) + C.$$

该解法采用了代换 $t = \sqrt{x}$，这样的代换称为**根式代换**.

解二 可令 $t = 1 + \sqrt{x}$，即 $x = (t-1)^2$ $(t > 0)$，则 $dx = 2(t-1)dt$，于是

$$\int \dfrac{dx}{1+\sqrt{x}} = \int \dfrac{1}{t} \cdot 2(t-1)dt = 2\int \dfrac{t-1}{t}dt = 2\int \left(1 - \dfrac{1}{t}\right)dt$$

$$= 2t - 2\ln t + C = 2(1+\sqrt{x}) - 2\ln(1+\sqrt{x}) + C.$$

例 3.16 求 $\int \sqrt{3^2 - x^2}\, dx$.

解 令 $x = 3\sin t\left(-\dfrac{\pi}{2} < t < \dfrac{\pi}{2}\right)$，则 $dx = 3\cos t\, dt$，于是

$$\int \sqrt{3^2 - x^2}\, dx = \int \sqrt{3^2 - 3^2\sin^2 t} \cdot 3\cos t\, dt = 3^2 \int \cos^2 t\, dt$$

$$= 9\int \dfrac{1 + \cos 2t}{2}\, dt = \dfrac{9}{2}\left(t + \dfrac{\sin 2t}{2}\right) + C.$$

由 $x = 3\sin t$，得 $\sin t = \dfrac{x}{3}$，$t = \arcsin \dfrac{x}{3}$，于是

$$\cos t = \sqrt{1 - \sin^2 t} = \sqrt{1 - \left(\dfrac{x}{3}\right)^2} = \dfrac{1}{3}\sqrt{3^2 - x^2},$$

$$\sin 2t = 2\sin t \cos t = 2 \cdot \dfrac{x}{3} \cdot \dfrac{1}{3}\sqrt{3^2 - x^2},$$

因此

$$\int \sqrt{3^2 - x^2}\, dx = \dfrac{9}{2}\arcsin \dfrac{x}{3} + \dfrac{x}{2}\sqrt{9 - x^2} + C.$$

说明 此题中 t 的取值范围保证了反函数的存在；另外变量代换也可令 $x = 3\cos t(0 < t < \pi)$.

例 3.17 求 $\int \dfrac{dx}{\sqrt{x^2 + a^2}}$ $(a > 0)$.

解 令 $x = a\tan t\left(-\dfrac{\pi}{2} < t < \dfrac{\pi}{2}\right)$，则 $dx = a\sec^2 t\, dt$，于是

$$\int \dfrac{1}{\sqrt{x^2 + a^2}}\, dx = \int \dfrac{a\sec^2 t}{\sqrt{a^2\tan^2 t + a^2}}\, dt = \int \dfrac{a\sec^2 t}{a\sec t}\, dt$$

$$= \int \sec t\, dt = \ln|\sec t + \tan t| + C.$$

由 $x = a\tan t$，得

$$\tan t = \dfrac{x}{a}, \quad \sec t = \sqrt{1 + \left(\dfrac{x}{a}\right)^2} = \dfrac{1}{a}\sqrt{x^2 + a^2},$$

于是

$$\int \dfrac{dx}{\sqrt{x^2 + a^2}} = \ln\left|\dfrac{x}{a} + \dfrac{1}{a}\sqrt{x^2 + a^2}\right| + C = \ln|x + \sqrt{x^2 + a^2}| + C.$$

类似地，令 $x = a\sec t\left(0 < t < \dfrac{\pi}{2}\right)$，得

$$\int \dfrac{1}{\sqrt{x^2 - a^2}}\, dx = \ln|x + \sqrt{x^2 - a^2}| + C.$$

例 3.16、例 3.17 的解法称为**三角代换**. 若被积函数含有如下形式的根号，可做相应的三角代换，从而去掉根式.

(1) $\sqrt{a^2 - x^2}$，可做代换 $x = a\sin t$(或 $x = a\cos t$)；

(2) $\sqrt{x^2 + a^2}$，可做代换 $x = a\tan t$(或 $x = a\cot t$)；

(3) $\sqrt{x^2-a^2}$,可做代换 $x=a\sec t$(或 $x=a\csc t$).

例 3.18 求 $\int \dfrac{\mathrm{d}x}{\sqrt{1+x+x^2}}$.

解 $\int \dfrac{\mathrm{d}x}{\sqrt{1+x+x^2}} = \int \dfrac{1}{\sqrt{\left(x+\dfrac{1}{2}\right)^2+\dfrac{3}{4}}}\mathrm{d}x,$

令 $u=x+\dfrac{1}{2}$,利用例 3.17 的结果可得

$$\int \dfrac{\mathrm{d}x}{\sqrt{1+x+x^2}} = \int \dfrac{\mathrm{d}u}{\sqrt{u^2+\left(\dfrac{\sqrt{3}}{2}\right)^2}} = \ln\left|u+\sqrt{u^2+\dfrac{3}{4}}\right|+C$$

$$= \ln\left|x+\dfrac{1}{2}+\sqrt{1+x+x^2}\right|+C.$$

例 3.19 求 $\int \dfrac{\mathrm{d}x}{x^2\sqrt{1+x^2}}$.

解 令 $x=\dfrac{1}{t}$,则 $\mathrm{d}x=-\dfrac{1}{t^2}\mathrm{d}t$,当 $x>0$ 时,

$$\int \dfrac{\mathrm{d}x}{x^2\sqrt{1+x^2}} = \int \dfrac{-\dfrac{1}{t^2}\mathrm{d}t}{\dfrac{1}{t^2}\sqrt{1+\left(\dfrac{1}{t}\right)^2}} = -\int \dfrac{t}{\sqrt{t^2+1}}\mathrm{d}t = -\sqrt{t^2+1}+C$$

$$= -\sqrt{\dfrac{1}{x^2}+1}+C = -\dfrac{\sqrt{1+x^2}}{x}+C.$$

当 $x<0$ 时,类似 $x>0$ 的情况,可得相同的结果,因此

$$\int \dfrac{\mathrm{d}x}{x^2\sqrt{1+x^2}} = -\dfrac{\sqrt{1+x^2}}{x}+C.$$

例 3.19 中所用的代换 $x=\dfrac{1}{t}$ 称为**倒代换**,利用它常可以消去被积函数分母中的变量因子 x.

前面介绍了一些常用的基本积分公式,下面再补充几个常用的积分公式:

(14) $\int \tan x\,\mathrm{d}x = -\ln|\cos x|+C$;

(15) $\int \cot x\,\mathrm{d}x = \ln|\sin x|+C$;

(16) $\int \sec x\,\mathrm{d}x = \ln|\sec x+\tan x|+C$;

(17) $\int \csc x\,\mathrm{d}x = \ln|\csc x-\cot x|+C$;

(18) $\int \dfrac{\mathrm{d}x}{x^2+a^2} = \dfrac{1}{a}\arctan\dfrac{x}{a}+C$ $(a>0)$;

(19) $\int \dfrac{\mathrm{d}x}{x^2-a^2} = \dfrac{1}{2a}\ln\left|\dfrac{x-a}{x+a}\right|+C$ $(a>0)$;

(20) $\int \dfrac{\mathrm{d}x}{\sqrt{a^2-x^2}} = \arcsin \dfrac{x}{a} + C \quad (a>0)$;

(21) $\int \sqrt{a^2-x^2}\,\mathrm{d}x = \dfrac{a^2}{2}\arcsin\dfrac{x}{a} + \dfrac{x}{2}\sqrt{a^2-x^2} + C \quad (a>0)$;

(22) $\int \dfrac{\mathrm{d}x}{\sqrt{x^2 \pm a^2}} = \ln|x+\sqrt{x^2\pm a^2}| + C \quad (a>0)$.

例 3.20 求 $\int \dfrac{\mathrm{d}x}{x^2+2x+3}$.

解 $\int \dfrac{\mathrm{d}x}{x^2+2x+3} = \int \dfrac{\mathrm{d}(x+1)}{(x+1)^2 + (\sqrt{2})^2}$,

利用常用积分公式(18)便得

$$\int \dfrac{\mathrm{d}x}{x^2+2x+3} = \dfrac{1}{\sqrt{2}}\arctan\dfrac{x+1}{\sqrt{2}} + C.$$

§3.3 分部积分法

换元积分法应用广泛且灵活,但还不能解决所有求不定积分的问题,例如 $\int x\sin x\,\mathrm{d}x$, $\int x\mathrm{e}^x\,\mathrm{d}x$, $\int \ln x\,\mathrm{d}x$, $\int \arctan x\,\mathrm{d}x$ 等,需要进一步引入新的计算方法 —— 分部积分法.

设函数 $u=u(x), v=v(x)$ 具有连续的导数,由乘积的微分公式,有

$$\mathrm{d}(uv) = u\mathrm{d}v + v\mathrm{d}u,$$

移项,得

$$u\mathrm{d}v = \mathrm{d}(uv) - v\mathrm{d}u,$$

两边积分,得

$$\int u\mathrm{d}v = uv - \int v\mathrm{d}u. \tag{3-2}$$

上式称为**分部积分公式**. 若 $\int u\mathrm{d}v$ 不易求出,而 $\int v\mathrm{d}u$ 易于求出,这个公式就起到了化难为易的作用.

运用分部积分公式求不定积分 $\int f(x)\mathrm{d}x$ 时,首先把被积函数恰当地分成两个因子,一个作为 u,另一个与 $\mathrm{d}x$ 结合凑为 $\mathrm{d}v$;然后代入公式(3-2),即可求得积分.

下面通过一些典型例题,说明分部积分公式的运用.

例 3.21 求 $\int x\sin x\,\mathrm{d}x$.

解 设 $u=x, \mathrm{d}v = \sin x\,\mathrm{d}x = \mathrm{d}(-\cos x)$,则有

$$\int x\sin x\,\mathrm{d}x = \int x\mathrm{d}(-\cos x),$$

代入分部积分公式,得
$$\int x\mathrm{d}(-\cos x) = x \cdot (-\cos x) - \int (-\cos x)\mathrm{d}x = -x\cos x + \sin x + C,$$
因此
$$\int x\sin x\mathrm{d}x = -x\cos x + \sin x + C.$$

在例 3.21 中,若设 $u = \sin x, \mathrm{d}v = x\mathrm{d}x = \mathrm{d}\left(\dfrac{x^2}{2}\right)$,那么
$$\int x\sin x\mathrm{d}x = \int \sin x\mathrm{d}\left(\dfrac{x^2}{2}\right) = \dfrac{x^2}{2}\sin x - \int \dfrac{x^2}{2}\cos x\mathrm{d}x.$$

显然,上式右边的积分比原积分更复杂. 由此可见,应用分部积分公式时,恰当地选取 u 和 $\mathrm{d}v$ 是一个关键. 一般要考虑以下两点:

(1) v 要容易求得;

(2) $\int v\mathrm{d}u$ 要比原积分 $\int u\mathrm{d}v$ 容易算出.

例 3.22 求 $\int x\mathrm{e}^x\mathrm{d}x$.

解 设 $u = x, \mathrm{d}v = \mathrm{e}^x\mathrm{d}x = \mathrm{d}(\mathrm{e}^x)$,则
$$\int x\mathrm{e}^x\mathrm{d}x = \int x\mathrm{d}(\mathrm{e}^x) = x\mathrm{e}^x - \int \mathrm{e}^x\mathrm{d}x = x\mathrm{e}^x - \mathrm{e}^x + C.$$

分部积分的方法熟练以后,$u, \mathrm{d}v$ 的选取过程可以不必再写出,只需把所求积分 $\int f(x)\mathrm{d}x$ 变形为 $\int u(x)\mathrm{d}[v(x)]$,直接应用分部积分公式计算即可.

例 3.23 求 $\int x\ln x\mathrm{d}x$.

解 $\int x\ln x\mathrm{d}x = \int \ln x\mathrm{d}\left(\dfrac{x^2}{2}\right) = \dfrac{x^2}{2}\ln x - \int \dfrac{x^2}{2}\mathrm{d}(\ln x) = \dfrac{x^2}{2}\ln x - \int \dfrac{x^2}{2}\cdot\dfrac{1}{x}\mathrm{d}x$
$= \dfrac{x^2}{2}\ln x - \dfrac{x^2}{4} + C.$

例 3.24 求 $\int \mathrm{e}^x\cos x\mathrm{d}x$.

解 $\int \mathrm{e}^x\cos x\mathrm{d}x = \int \mathrm{e}^x\mathrm{d}(\sin x) = \mathrm{e}^x\sin x - \int \sin x\mathrm{d}(\mathrm{e}^x) = \mathrm{e}^x\sin x - \int \mathrm{e}^x\sin x\mathrm{d}x$

$= \mathrm{e}^x\sin x + \int \mathrm{e}^x\mathrm{d}(\cos x)$ (继续分部积分,u 的选择与第一次保持一致)

$= \mathrm{e}^x\sin x + \mathrm{e}^x\cos x - \int \cos x\mathrm{d}(\mathrm{e}^x)$

$= \mathrm{e}^x\sin x + \mathrm{e}^x\cos x - \int \mathrm{e}^x\cos x\mathrm{d}x,$

上式右端出现了所求积分 $\int \mathrm{e}^x\cos x\mathrm{d}x$,移项并化简,得
$$\int \mathrm{e}^x\cos x\mathrm{d}x = \dfrac{1}{2}\mathrm{e}^x(\sin x + \cos x) + C.$$

例 3.25 求 $\int \arcsin x \mathrm{d}x$.

解 这个积分的被积函数只有一个函数,可把 $\mathrm{d}x$ 看作 $\mathrm{d}v$,利用分部积分公式,得

$$\int \arcsin x \mathrm{d}x = x\arcsin x - \int x\mathrm{d}(\arcsin x) = x\arcsin x - \int \frac{x}{\sqrt{1-x^2}}\mathrm{d}x$$

$$= x\arcsin x + \frac{1}{2}\int \frac{\mathrm{d}(1-x^2)}{\sqrt{1-x^2}} = x\arcsin x + \sqrt{1-x^2} + C.$$

例 3.26 求 $\int \sec^3 x \mathrm{d}x$.

解
$$\int \sec^3 x \mathrm{d}x = \int \sec x \cdot \sec^2 x \mathrm{d}x = \int \sec x \mathrm{d}(\tan x)$$

$$= \sec x \tan x - \int \tan^2 x \sec x \mathrm{d}x$$

$$= \sec x \tan x - \int (\sec^2 x - 1)\sec x \mathrm{d}x$$

$$= \sec x \tan x - \int \sec^3 x \mathrm{d}x + \int \sec x \mathrm{d}x$$

$$= \sec x \tan x + \ln|\sec x + \tan x| - \int \sec^3 x \mathrm{d}x,$$

移项并化简,得

$$\int \sec^3 x \mathrm{d}x = \frac{1}{2}\sec x \tan x + \frac{1}{2}\ln|\sec x + \tan x| + C.$$

总结以上例题可以看出,分部积分法常用于被积函数是两种不同类型函数乘积的情形. u 和 $\mathrm{d}v$ 的选择除遵循前面所说的两点外,还应遵循以下原则:

(1) 形如 $\int x^n \mathrm{e}^{kx}\mathrm{d}x, \int x^n \sin kx \mathrm{d}x, \int x^n \cos kx \mathrm{d}x$ (n 为正整数) 的不定积分,选取 $u = x^n$,剩余部分设为 $\mathrm{d}v$,即 $\mathrm{e}^{kx}\mathrm{d}x = \mathrm{d}v, \sin kx \mathrm{d}x = \mathrm{d}v, \cos kx \mathrm{d}x = \mathrm{d}v$.

(2) 形如 $\int x^n \ln x \mathrm{d}x, \int x^n \arcsin x \mathrm{d}x, \int x^n \arctan x \mathrm{d}x$ 的不定积分,选取 $\mathrm{d}v = x^n \mathrm{d}x$,剩余部分设为 u,即 $u = \ln x, u = \arcsin x, u = \arctan x$.

(3) 形如 $\int \mathrm{e}^{ax} \sin bx \mathrm{d}x, \int \mathrm{e}^{ax} \cos bx \mathrm{d}x$ 的不定积分,可随意选择 u 和 $\mathrm{d}v$.这种情形若再次使用分部积分法时,注意 u 和 $\mathrm{d}v$ 的选择前、后两次应保持一致.

前面我们分别介绍了换元积分法和分部积分法,但在很多的积分计算中,直接积分法、换元积分法和分部积分法是可以兼用的.

例 3.27 求 $\int \mathrm{e}^{\sqrt{x}} \mathrm{d}x$.

解 先做变量代换.设 $\sqrt{x} = t$,则 $x = t^2, \mathrm{d}x = 2t\mathrm{d}t$,于是

$$\int \mathrm{e}^{\sqrt{x}}\mathrm{d}x = 2\int t\mathrm{e}^t \mathrm{d}t = 2\int t\mathrm{d}(\mathrm{e}^t) = 2\left(t\mathrm{e}^t - \int \mathrm{e}^t \mathrm{d}t\right) = 2(t\mathrm{e}^t - \mathrm{e}^t) + C$$

$$= 2\mathrm{e}^{\sqrt{x}}(\sqrt{x} - 1) + C.$$

例 3.28 设 $f(x)$ 有一个原函数为 e^{-x^2},求不定积分 $\int xf'(x)\mathrm{d}x$.

解 由分部积分公式,所求不定积分可写成
$$\int xf'(x)dx = \int xd[f(x)] = xf(x) - \int f(x)dx.$$
因为 e^{-x^2} 是 $f(x)$ 的一个原函数,所以
$$\int f(x)dx = e^{-x^2} + C.$$
又因为 $f(x) = (e^{-x^2})' = e^{-x^2} \cdot (-2x) = -2xe^{-x^2}$,所以
$$\int xf'(x)dx = xf(x) - \int f(x)dx = x \cdot (-2xe^{-x^2}) - e^{-x^2} + C = -2x^2 e^{-x^2} - e^{-x^2} + C.$$

§3.4 有理函数的积分简介

在求不定积分的计算过程中,除了上面介绍的几种形式之外,还会遇到有理函数和三角函数有理式的积分,本节简单介绍一下如何求它们的积分.

设 $P(x)$ 和 $Q(x)$ 是两个多项式,形如 $\dfrac{P(x)}{Q(x)}(Q(x) \neq 0)$ 的函数称为**有理函数**. 例如,
$$\frac{4x}{x^2+1}, \quad \frac{x^2+2x-1}{x-5}, \quad \frac{x^3-2x+1}{x^3+x^2-1}$$
都是有理函数. 若分子 $P(x)$ 的次数小于分母 $Q(x)$ 的次数,则称其为**真分式**;若分子的次数大于或等于分母的次数,则称其为**假分式**. 而假分式总可以利用多项式的除法化成一个多项式与真分式的和,例如,
$$\frac{x^2+2x-1}{x-5} = x+7+\frac{34}{x-5}.$$
显然,多项式的积分很容易完成,因此,有理函数的积分问题可归结为有理真分式的积分问题.

有理真分式一般都可以通过待定系数法或赋值法,化为部分分式之和,而部分分式的积分可由前面常见的积分公式求得. 真分式分解成部分分式之和的具体方法如下:

(1) 若分母的因式中含有因子 $(x-a)^n (n \geqslant 1)$,则由该因子所分解出的部分分式为
$$\frac{A_1}{x-a} + \frac{A_2}{(x-a)^2} + \cdots + \frac{A_n}{(x-a)^n},$$
其中 $A_1, A_2, \cdots, A_n$ 均为待定系数.

(2) 若分母的因式中含有因子 $(x^2+px+q)^t$,则由该因子所分解出的部分分式为
$$\frac{A_1 x + B_1}{x^2+px+q} + \frac{A_2 x + B_2}{(x^2+px+q)^2} + \cdots + \frac{A_t x + B_t}{(x^2+px+q)^t},$$
其中 $A_1, A_2, \cdots, A_t$ 和 $B_1, B_2, \cdots, B_t$ 均为待定系数.

下面通过例子来说明具体的解法.

例 3.29 求 $\displaystyle\int \frac{x+3}{x^2-5x+6} dx.$

解 被积函数是真分式，首先将其分母分解因式：
$$x^2-5x+6=(x-2)(x-3),$$
因而所给真分式可分解成下列部分分式之和：
$$\frac{x+3}{(x-2)(x-3)}=\frac{A}{x-2}+\frac{B}{x-3},$$
其中 A,B 为待定系数. 为了确定这些常数，将上式两端约去分母，得
$$x+3=A(x-3)+B(x-2),$$
即
$$x+3=(A+B)x-(3A+2B).$$
这是一个恒等式，比较两端同次幂系数，得
$$\begin{cases}A+B=1,\\-(3A+2B)=3,\end{cases}$$
解得 $A=-5, B=6$，从而
$$\frac{x+3}{(x-2)(x-3)}=\frac{-5}{x-2}+\frac{6}{x-3}.$$
因此
$$\int\frac{x+3}{x^2-5x+6}\mathrm{d}x=\int\left(\frac{-5}{x-2}+\frac{6}{x-3}\right)\mathrm{d}x=-5\int\frac{\mathrm{d}(x-2)}{x-2}+6\int\frac{\mathrm{d}(x-3)}{x-3}$$
$$=-5\ln|x-2|+6\ln|x-3|+C=\ln\frac{(x-3)^6}{|x-2|^5}+C.$$

待定系数 A, B 也可以用下述方法确定. 因为
$$x+3=A(x-3)+B(x-2)$$
是恒等式，x 取任何值都成立，所以可将特殊的 x 值代入，从而求出待定系数 A, B，这种方法称为**赋值法**. 例如在上式中，令 $x=2$，得 $A=-5$；令 $x=3$，得 $B=6$.

例 3.30 求 $\int\frac{x^3-x^2-x+3}{x^2-1}\mathrm{d}x$.

解 被积函数是一个假分式，首先用多项式的除法把它化成一个多项式与一个真分式的和：
$$\frac{x^3-x^2-x+3}{x^2-1}=x-1+\frac{2}{x^2-1}=x-1+\frac{1}{x-1}-\frac{1}{x+1}.$$
于是
$$\int\frac{x^3-x^2-x+3}{x^2-1}\mathrm{d}x=\int\left(x-1+\frac{1}{x-1}-\frac{1}{x+1}\right)\mathrm{d}x$$
$$=\int x\mathrm{d}x-\int\mathrm{d}x+\int\frac{\mathrm{d}(x-1)}{x-1}-\int\frac{\mathrm{d}(x+1)}{x+1}$$
$$=\frac{1}{2}x^2-x+\ln|x-1|-\ln|x+1|+C$$
$$=\frac{1}{2}x^2-x+\ln\left|\frac{x-1}{x+1}\right|+C.$$

例 3.31 求 $\int\frac{x-5}{x^3-3x^2+4}\mathrm{d}x$.

解 因为

$$x^3-3x^2+4=(x+1)(x-2)^2,$$
所以被积函数可以分解成如下部分分式之和:
$$\frac{x-5}{(x+1)(x-2)^2}=\frac{A}{x+1}+\frac{B}{x-2}+\frac{C}{(x-2)^2},$$
其中 A,B,C 为待定系数. 去分母,得
$$x-5=A(x-2)^2+B(x+1)(x-2)+C(x+1).$$
利用赋值法求 A,B,C. 令 $x=-1$,得 $A=-\frac{2}{3}$;令 $x=2$,得 $C=-1$;令 $x=0$,得 $B=\frac{2}{3}$,于是
$$\frac{x-5}{(x+1)(x-2)^2}=\frac{-2}{3(x+1)}+\frac{2}{3(x-2)}-\frac{1}{(x-2)^2}.$$
因此
$$\int\frac{x-5}{x^3-3x^2+4}\mathrm{d}x=\int\frac{-2}{3(x+1)}\mathrm{d}x+\int\frac{2}{3(x-2)}\mathrm{d}x-\int\frac{1}{(x-2)^2}\mathrm{d}x$$
$$=-\frac{2}{3}\ln|x+1|+\frac{2}{3}\ln|x-2|+\frac{1}{x-2}+C.$$

例 3.32 求 $\int\frac{\mathrm{d}x}{1+\cos x}$.

解 这是一个比较简单的三角函数有理式的积分. 一般地,三角函数有理式的积分,总可以利用代换 $\tan\frac{x}{2}=t$ 化为变量 t 的有理函数的积分,在该代换(称为**万能代换**)之下,
$$x=2\arctan t, \quad \mathrm{d}x=\frac{2}{1+t^2}\mathrm{d}t,$$
$$\sin x=2\sin\frac{x}{2}\cos\frac{x}{2}=\frac{2\tan\frac{x}{2}}{\sec^2\frac{x}{2}}=\frac{2\tan\frac{x}{2}}{1+\tan^2\frac{x}{2}}=\frac{2t}{1+t^2},$$
$$\cos x=\cos^2\frac{x}{2}-\sin^2\frac{x}{2}=\frac{1-\tan^2\frac{x}{2}}{1+\tan^2\frac{x}{2}}=\frac{1-t^2}{1+t^2}.$$
于是
$$\int\frac{\mathrm{d}x}{1+\cos x}=\int\frac{\frac{2}{1+t^2}}{1+\frac{1-t^2}{1+t^2}}\mathrm{d}t=\int\mathrm{d}t=t+C=\tan\frac{x}{2}+C.$$

有些三角函数有理式的积分,利用三角公式和凑微分法就可以解决.

例 3.33 求 $\int\sin^2 x\cos^2 x\mathrm{d}x$.

解 $\int\sin^2 x\cos^2 x\mathrm{d}x=\int\frac{1-\cos 2x}{2}\cdot\frac{1+\cos 2x}{2}\mathrm{d}x=\frac{1}{4}\int(1-\cos^2 2x)\mathrm{d}x$
$$=\frac{1}{4}\int\mathrm{d}x-\frac{1}{4}\int\frac{1+\cos 4x}{2}\mathrm{d}x=\frac{1}{4}\int\mathrm{d}x-\frac{1}{8}\int\mathrm{d}x-\frac{1}{8}\int\cos 4x\mathrm{d}x$$
$$=\frac{1}{8}x-\frac{1}{32}\sin 4x+C.$$

§3.5 积分表的使用

为了实用,将常用的积分结果作为公式汇集成表,这种表称为**积分表**. 积分表是按照被积函数的类型排列的. 求积分时,可根据被积函数的类型直接或经过简单变形后查表得到结果. 积分表中没有出现的大量积分,还可通过数学软件 MATLAB 计算.

本书附录 I 附有简单的积分表,以供查阅. 下面举例说明积分表的使用方法.

例 3.34 求 $\int \dfrac{1-x}{x^2+9x^3}\mathrm{d}x$.

解 因被积函数

$$\frac{1-x}{x^2+9x^3}=\frac{1}{x^2+9x^3}-\frac{x}{x^2+9x^3}=\frac{1}{x^2(1+9x)}-\frac{1}{x(1+9x)},$$

于是

$$\int\frac{1-x}{x^2+9x^3}\mathrm{d}x=\int\frac{1}{x^2(1+9x)}\mathrm{d}x-\int\frac{1}{x(1+9x)}\mathrm{d}x.$$

上式右边第一个积分利用积分表中公式 6,此时 $a=9,b=1$;第二个积分利用积分表中公式 5,此时 $a=9,b=1$. 于是得到

$$\int\frac{1-x}{x^2+9x^3}\mathrm{d}x=-\frac{1}{x}+9\ln\left|\frac{1+9x}{x}\right|-\ln\left|\frac{x}{1+9x}\right|+C$$

$$=-\frac{1}{x}+10\ln\left|\frac{1+9x}{x}\right|+C.$$

例 3.35 求 $\int \dfrac{\mathrm{d}x}{x^2\sqrt{4x^2+9}}$.

解 此积分不能在表中直接查到相应的公式,需要先将被积函数化成表中所能找到的形式. 为此,设 $2x=u$,则 $\sqrt{4x^2+9}=\sqrt{u^2+3^2}$,$x=\dfrac{u}{2}$,$\mathrm{d}x=\dfrac{1}{2}\mathrm{d}u$,于是

$$\int\frac{\mathrm{d}x}{x^2\sqrt{4x^2+9}}=\int\frac{\frac{1}{2}\mathrm{d}u}{\frac{u^2}{4}\sqrt{u^2+3^2}}=2\int\frac{\mathrm{d}u}{u^2\sqrt{u^2+3^2}}.$$

被积函数含有 $\sqrt{u^2+a^2}$,在积分表中查到公式 38,此时 $a=3$,于是

$$\int\frac{\mathrm{d}x}{x^2\sqrt{4x^2+9}}=2\int\frac{\mathrm{d}u}{u^2\sqrt{u^2+3^2}}=-\frac{2\sqrt{u^2+3^2}}{3^2 u}+C$$

$$=-\frac{2\sqrt{4x^2+9}}{18x}+C=-\frac{\sqrt{4x^2+9}}{9x}+C.$$

在积分表中还有许多递推公式,当 n 较大时,就要反复使用这一公式.

例 3.36 求 $\int \sin^5 x\,\mathrm{d}x$.

解 利用积分表中公式 95,即得

$$\int \sin^5 x \, dx = -\frac{\sin^4 x \cos x}{5} + \frac{4}{5} \int \sin^3 x \, dx \quad (继续用公式 95)$$

$$= -\frac{\sin^4 x \cos x}{5} + \frac{4}{5}\left(-\frac{\sin^2 x \cos x}{3} + \frac{2}{3}\int \sin x \, dx\right)$$

$$= -\frac{\sin^4 x \cos x}{5} - \frac{4}{15} \sin^2 x \cos x - \frac{8}{15} \cos x + C.$$

最后,还要特别指出的是,对于初等函数来说,在其定义区间内它们的原函数一定存在,但原函数却不一定是初等函数. 例如, $\int \sqrt{x} \sin x \, dx$, $\int \frac{1}{\sqrt{1+x^4}} dx$, $\int \frac{e^x}{x} dx$, $\int \frac{\sin x}{x} dx$, $\int \frac{1}{\ln x} dx$, $\int e^{-x^2} dx$ 等,这类积分称为"积不出"的积分,也就是说,仅用本章所介绍的积分方法求不出它们的原函数.

§3.6 MATLAB 实验

有关积分的 MATLAB 命令有

    int(s)   返回符号表达式 s 的不定积分,默认变量为 t;
    int(s,x)   返回符号表达式 s 关于指定变量 x 的不定积分.

实验 3.1 求不定积分 $\int e^{2x} \sin 3x \, dx$.

输入:

    syms x y;
    y=exp(2*x)*sin(3*x);
    f=int(y,x)

运行结果为

    f=
      -(exp(2*x)*(3*cos(3*x)-2*sin(3*x)))/13

运算符 int 和运算符 diff 是一对互逆运算,读者可以进行检验. 必须指出的是,在初等函数范围内,不定积分有时是不存在的. 例如, $\frac{\sin x}{x}$, $\frac{1}{\ln x}$, e^{-x^2}, $\frac{e^x}{x}$ 均为初等函数,而 $\int \frac{\sin x}{x} dx$, $\int \frac{1}{\ln x} dx$, $\int e^{-x^2} dx$, $\int \frac{e^x}{x} dx$ 却不能用初等函数表示出来.

例如,输入命令:

    int('sin(x)/x',x)

运行结果为

    ans=
      sinint(x)

该结果是一个非初等函数 sinint(x),称为正弦积分函数,在使用 int 函数求不定积分时,读者应注意到这种情况.

实验 3.2 求不定积分 $\int \dfrac{1+\sin x}{1+\cos x}e^x \mathrm{d}x$.

输入：
```
syms f x;
f=(1+sin(x))*exp(x)/(1+cos(x));
int(f)
```
运行结果为
```
ans=
   exp(x)*tan(x/2)
```

实验 3.3 求不定积分 $\int \dfrac{at+b}{4t^2-7t+25}\mathrm{d}t$.

输入：
```
syms f a b t;
f=(a*t+b)/(4*t^2-7*t+25);
int(f,t)
```
运行结果为
```
ans=
   (a*log(4*t^2-7*t+25))/8-(39^(1/2)*atan(((7*39^(1/2)*(7*a+8*b))/936
   -(39^(1/2)*t*(7*a+8*b))/117)/((7*a)/8+b))*(7*a+8*b))/468
```

说明 $\mathrm{int}(f,t)$ 表示函数 f 关于变量 t 的不定积分，若有几个变量，一般要指明是对哪个变量求积分.

习 题 三

1. 求下列不定积分：

   (1) $\int \left(7x+\dfrac{3}{x}+\dfrac{1}{x^2}\right)\mathrm{d}x$;

   (2) $\int 3^x e^x \mathrm{d}x$;

   (3) $\int \dfrac{\sqrt{x}-2\sqrt[3]{x^2}+1}{\sqrt[4]{x}}\mathrm{d}x$;

   (4) $\int 4^{x+\frac{1}{2}}\mathrm{d}x$;

   (5) $\int \left(\dfrac{2}{\sqrt{1-x^2}}+\dfrac{3}{1+x^2}\right)\mathrm{d}x$;

   (6) $\int \tan^2 x \mathrm{d}x$;

   (7) $\int \dfrac{1}{1+\cos 2x}\mathrm{d}x$;

   (8) $\int \dfrac{\cos 2x}{\cos^2 x \sin^2 x}\mathrm{d}x$.

2. 用换元积分法求下列不定积分：

   (1) $\int e^{5x}\mathrm{d}x$;

   (2) $\int \sqrt{1+2x}\mathrm{d}x$;

   (3) $\int \dfrac{3x}{(x^2+1)^2}\mathrm{d}x$;

   (4) $\int e^x \sin(e^x)\mathrm{d}x$;

   (5) $\int \cos^3 x \mathrm{d}x$;

   (6) $\int \dfrac{\cos\theta}{2+\sin\theta}\mathrm{d}\theta$.

(7) $\int \dfrac{\mathrm{e}^x}{1+\mathrm{e}^{2x}}\mathrm{d}x$;

(8) $\int \dfrac{1}{x\ln x\ln(\ln x)}\mathrm{d}x$;

(9) $\int \dfrac{(\arctan x)^2}{1+x^2}\mathrm{d}x$;

(10) $\int \dfrac{\ln(\tan x)}{\sin x\cos x}\mathrm{d}x$;

(11) $\int \dfrac{1}{\sqrt{4-x^2}\arcsin\dfrac{x}{2}}\mathrm{d}x$;

(12) $\int \sin 5x\sin 6x\mathrm{d}x$;

(13) $\int \cos x\cos\dfrac{x}{2}\mathrm{d}x$;

(14) $\int \dfrac{1}{4-x^2}\mathrm{d}x$;

(15) $\int \dfrac{1}{1+\sqrt{2x}}\mathrm{d}x$;

(16) $\int \sqrt{1-4x^2}\,\mathrm{d}x$;

(17) $\int \dfrac{1}{\sqrt{x-x^2}}\mathrm{d}x$;

(18) $\int \sqrt{3-2x-x^2}\,\mathrm{d}x$;

(19) $\int \dfrac{1}{x^2+2x+5}\mathrm{d}x$;

(20) $\int \dfrac{\mathrm{e}^x-\mathrm{e}^{-x}}{\mathrm{e}^x+\mathrm{e}^{-x}}\mathrm{d}x$.

3. 用分部积分法求下列不定积分：

(1) $\int x^2\ln x\mathrm{d}x$;

(2) $\int \log_a x\mathrm{d}x$;

(3) $\int \arccos\dfrac{x}{2}\mathrm{d}x$;

(4) $\int x\mathrm{e}^{2x}\mathrm{d}x$;

(5) $\int \ln(x^2+1)\mathrm{d}x$;

(6) $\int \mathrm{e}^{2t}\cos 3t\mathrm{d}t$;

(7) $\int (\ln x)^2\mathrm{d}x$;

(8) $\int \mathrm{e}^{\sqrt{x+1}}\mathrm{d}x$;

(9) $\int \dfrac{\ln(\cos x)}{\cos^2 x}\mathrm{d}x$;

(10) $\int \dfrac{\sin 3\theta}{\mathrm{e}^\theta}\mathrm{d}\theta$;

(11) $\int \dfrac{\ln x}{\sqrt{x}}\mathrm{d}x$;

(12) $\int x^5\sin x^2\mathrm{d}x$;

(13) $\int x\mathrm{e}^{x^2}(1+x^2)\mathrm{d}x$;

(14) $\int \dfrac{x\mathrm{e}^x}{(1+x)^2}\mathrm{d}x$;

(15) $\int \sqrt{1-x^2}\,\mathrm{d}x$;

(16) $\int (x^2+5x+6)\sin 2x\mathrm{d}x$.

4. 求下列有理函数的不定积分：

(1) $\int \dfrac{1}{2+2x+x^2}\mathrm{d}x$;

(2) $\int \dfrac{4x+2}{x^2+x+1}\mathrm{d}x$;

(3) $\int \dfrac{1}{x(x^2+1)}\mathrm{d}x$;

(4) $\int \dfrac{1}{(x+1)(x+2)^2}\mathrm{d}x$;

(5) $\int \dfrac{x^3}{3+x}\mathrm{d}x$;

(6) $\int \dfrac{x}{(1+x)(1+x^2)}\mathrm{d}x$.

5. 利用积分表求下列不定积分：

(1) $\int \dfrac{1}{\sqrt{9x^2+25}}\mathrm{d}x$;

(2) $\int \cos^5 x\mathrm{d}x$;

(3) $\int \mathrm{e}^{-x}\sin 2x\mathrm{d}x$;

(4) $\int \dfrac{2+3x}{x^2(1-x)}\mathrm{d}x$;

(5) $\int \sin 2x\cos 7x\mathrm{d}x$;

(6) $\int x^2\mathrm{e}^{3x}\mathrm{d}x$.

6. 用命令 int 求下列不定积分：

(1) $\int x\sqrt{3x^2+4}\,\mathrm{d}x$;

(2) $\int \dfrac{\cos x}{\sin x(1+\sin x)^2}\mathrm{d}x$.

第四章 定积分及其应用

不定积分和定积分是两个不同的概念,但它们之间却有着紧密的联系.定积分也是积分学中的一个重要组成部分,自然科学及医药学等领域里的众多问题都可归结为定积分的问题.本章将从几何问题与物理问题出发引出定积分的概念,然后讨论其性质、计算及应用.

§4.1 定积分的基本知识

4.1.1 定积分问题举例

1. 曲边梯形的面积

设函数 $f(x)$ 在区间 $[a,b]$ 上连续,且 $f(x) \geqslant 0$,则由曲线 $y = f(x)$,直线 $x = a, x = b$ 及 x 轴所围成的图形,称为在 $[a,b]$ 上以 $y = f(x)$ 为曲边的**曲边梯形**,如图 4-1 所示.

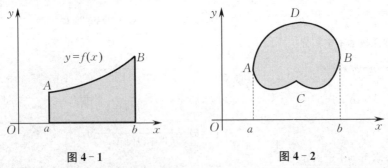

图 4-1   图 4-2

显然,任何曲线所围成的平面图形的面积均可以看成是若干曲边梯形面积的代数和.因此计算任意平面图形的面积,实际上可归结为计算曲边梯形的面积,然后再求其代数和.如图 4-2 所示,封闭曲线 ADBCA 所围成的面积,可以写成

$$S_{ADBCA} = S_{AabBDA} - S_{AabBCA}.$$

现在讨论曲边梯形面积的计算方法.

如图 4-3 所示,由于曲边梯形有一条边为曲线,因此不能简单地像矩形一样用底与高的乘积来求面积.然而,因为曲边梯形的"高" $f(x)$ 在区间 $[a,b]$ 上是连续变化的,所以可把

$[a,b]$ 任意分成 n 个小区间,相应地作出 n 个小曲边梯形. 如果分点很多,使得 $f(x)$ 在每一个小区间上都变化不大时,可以近似地看作不变. 这样,每一个小曲边梯形的面积便可以近似地用小矩形的面积来代替. 把这些小矩形的面积加起来,就得到整个曲边梯形面积 A 的近似值. 显然,把区间 $[a,b]$ 分割得越细,所得面积的近似程度就越高,因此,我们可以把曲边梯形的面积定义为当区间 $[a,b]$ 无限细分时,小矩形面积和的极限.

可将上述解决问题的思路归纳为以下四个步骤.

(1) **分割**:将曲边梯形分成 n 个小曲边梯形. 为此,在区间 $[a,b]$ 内任意插入 $n-1$ 个分点
$$a = x_0 < x_1 < x_2 < \cdots < x_{i-1} < x_i < \cdots < x_n = b,$$
分别对应于小区间 $[x_{i-1}, x_i]$ $(i = 1, 2, \cdots, n)$,每个小区间上形成一个小的曲边梯形.

(2) **近似代替**:这些小曲边梯形的面积 ΔA_i 可以用小矩形的面积作为近似值,即
$$\Delta A_i \approx f(\xi_i) \cdot \Delta x_i \quad (x_{i-1} \leqslant \xi_i \leqslant x_i,\ i = 1, 2, \cdots, n),$$
其中 ξ_i 是 $[x_{i-1}, x_i]$ 上的任意一点,$\Delta x_i = x_i - x_{i-1}$.

(3) **求和**:将 n 个小矩形的面积相加,得到曲边梯形面积 A 的近似值,即
$$A = \sum_{i=1}^{n} \Delta A_i \approx \sum_{i=1}^{n} f(\xi_i) \cdot \Delta x_i.$$

(4) **取极限**:当分点越密时,每个小区间的长度 Δx_i 无限缩小,这个近似值就越接近于所求面积的精确值. 记 $\lambda = \max_{1 \leqslant i \leqslant n} \{\Delta x_i\}$,表示所有小区间长度的最大值,则当 $\lambda \to 0$ 时,有
$$A = \lim_{\lambda \to 0} \sum_{i=1}^{n} f(\xi_i) \cdot \Delta x_i.$$
若上述极限存在,则该极限值就是所求曲边梯形的面积.

图 4-3

2. 变速直线运动的路程

设有一物体做变速直线运动,已知其速度为 $v = v(t)$,它是时间 t 的连续函数,$t \in [a,b]$. 下面我们讨论如何计算物体在 $[a,b]$ 这段时间内所经过的路程 s.

已知匀速运动路程的计算公式为
$$\text{路程} = \text{速度} \times \text{时间}.$$

对于求变速直线运动的路程,虽然不能直接应用上述公式计算,但由于速度函数是连续的,即在很短的一段时间内,速度的变化不大,可近似看作匀速运动,因此,可用类似上一个例子的方法来求路程,同样有以下四个步骤.

(1) **分割**:用分点
$$a = t_0 < t_1 < t_2 < \cdots < t_{i-1} < t_i < \cdots < t_n = b$$
把时间区间 $[a,b]$ 任意分成 n 个小段
$$[t_0, t_1],\ [t_1, t_2],\ \cdots,\ [t_{n-1}, t_n].$$
各小段时间间隔为

$$\Delta t_i = t_i - t_{i-1} \quad (i=1,2,\cdots,n),$$
与此相应的路程为 $\Delta s_i (i=1,2,\cdots,n)$.

(2) **近似代替**:因为在每个小时间段 $[t_{i-1}, t_i]$ 上,物体的运动可近似看作匀速运动,所以在 $[t_{i-1}, t_i]$ 上任取一时刻 $x_i(t_{i-1} \leqslant x_i \leqslant t_i)$,以此时刻的速度 $v(x_i)$ 近似代替该区间上各个时刻的速度,这样,路程 Δs_i 的近似值为
$$\Delta s_i \approx v(x_i) \cdot \Delta t_i \quad (i=1,2,\cdots,n).$$

(3) **求和**:把各小段路程的近似值相加,得到总路程 s 的近似值,即
$$s = \sum_{i=1}^{n} \Delta s_i \approx \sum_{i=1}^{n} v(x_i) \cdot \Delta t_i.$$

(4) **取极限**:对上面和式取极限,就可以得到总路程 s 的精确值,即
$$s = \lim_{\lambda \to 0} \sum_{i=1}^{n} v(x_i) \cdot \Delta t_i,$$

其中 $\lambda = \max_{1 \leqslant i \leqslant n} \{\Delta t_i\}$,即 λ 表示各时间间隔的最大值. 若上述极限存在,则该极限值就是物体在这段时间内所经过的路程.

4.1.2 定积分的定义及几何意义

1. 定积分的定义

上述两个实例,一个讨论的是几何问题,另一个讨论的是物理问题,这些问题中所求量的计算都是通过"分割,近似代替,求和,取极限"这四步完成的,且最后所求量都归结为一种具有特定结构的和式的极限. 抛开这些问题的具体意义,概括它们在数量关系上共同的本质和特性,便得到定积分的概念.

定义 4.1 设函数 $f(x)$ 在闭区间 $[a,b]$ 上有定义,用分点
$$a = x_0 < x_1 < x_2 < \cdots < x_{i-1} < x_i < \cdots < x_n = b$$
将区间 $[a,b]$ 分成 n 个小区间 $[x_{i-1}, x_i]$,第 i 个小区间的长度为
$$\Delta x_i = x_i - x_{i-1} \quad (i=1,2,\cdots,n).$$
在小区间 $[x_{i-1}, x_i]$ 上任取一点 $\xi_i(x_{i-1} \leqslant \xi_i \leqslant x_i)$,求出对应的函数值 $f(\xi_i)$,做乘积 $f(\xi_i) \cdot \Delta x_i (i=1,2,\cdots,n)$,再求和
$$\sum_{i=1}^{n} f(\xi_i) \cdot \Delta x_i.$$
记 $\lambda = \max_{1 \leqslant i \leqslant n} \{\Delta x_i\}$,如果不论小区间如何划分及 ξ_i 如何选取,极限
$$\lim_{\lambda \to 0} \sum_{i=1}^{n} f(\xi_i) \cdot \Delta x_i$$
都存在,则称此极限值为函数 $f(x)$ 在区间 $[a,b]$ 上的**定积分**,记作 $\int_a^b f(x) \mathrm{d}x$,即
$$\int_a^b f(x) \mathrm{d}x = \lim_{\lambda \to 0} \sum_{i=1}^{n} f(\xi_i) \cdot \Delta x_i, \tag{4-1}$$
其中,称 $f(x)$ 为**被积函数**,$f(x)\mathrm{d}x$ 为**被积表达式**,x 为**积分变量**,a 和 b 分别为**积分下限**和积

分上限,区间$[a,b]$为积分区间,和式$\sum_{i=1}^{n}f(\xi_i)\cdot\Delta x_i$为**黎曼和**.

当函数$f(x)$在区间$[a,b]$上的定积分存在时,称$f(x)$在区间$[a,b]$上**可积**;否则称$f(x)$在区间$[a,b]$上**不可积**.

说明 （1）定积分表示一个确定的数,它的值仅与被积函数$f(x)$和积分区间$[a,b]$有关,而与积分变量的记号无关,即

$$\int_a^b f(x)dx = \int_a^b f(t)dt = \int_a^b f(u)du.$$

（2）当定积分的积分上、下限相等,即$a=b$时,定积分的值等于零,即

$$\int_a^a f(x)dx = 0.$$

（3）当交换定积分的积分上、下限时,定积分改变符号,即

$$\int_a^b f(x)dx = -\int_b^a f(x)dx.$$

定积分的定义表明,只有当和式的极限存在时,函数$f(x)$在$[a,b]$上才可积. 那么什么样的函数是可积的?对此我们不做深入讨论,只是指出事实:闭区间上的连续函数和闭区间上只有有限个间断点的有界函数必可积.

2. 定积分的几何意义

（1）在区间$[a,b]$上,如果$f(x)\geqslant 0$,则$\int_a^b f(x)dx \geqslant 0$,此时$\int_a^b f(x)dx$表示由曲线$y=f(x)$,直线$x=a,x=b$及$x$轴所围成的曲边梯形的面积$A$,即

$$\int_a^b f(x)dx = A.$$

（2）在区间$[a,b]$上,如果$f(x)\leqslant 0$,则$\int_a^b f(x)dx \leqslant 0$,此时$\int_a^b f(x)dx$表示由曲线$y=f(x)$,直线$x=a,x=b$及$x$轴所围成的曲边梯形的面积$A$的相反数,即

$$\int_a^b f(x)dx = -A.$$

（3）如果$f(x)$在区间$[a,b]$上有正有负,则$\int_a^b f(x)dx$表示由曲线$y=f(x)$,直线$x=a,x=b$及x轴所围成的平面图形位于x轴上方的面积与位于x轴下方的面积的代数和(见图4-4).

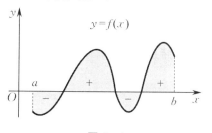

图4-4

例4.1 根据定积分的定义计算定积分$\int_0^1 x^2 dx$.

解 因为函数$f(x)=x^2$在闭区间$[0,1]$上连续,所以它在$[0,1]$上可积. 由于定积分的值与区间$[0,1]$的分割及点ξ_i的取法无关,因此为了便于计算,用分点$x_i=\frac{i}{n}(i=0,1,\cdots,n)$把区间$[0,1]$分为$n$等份,即每个小区间的长度均等于

$$\Delta x_i = \frac{1}{n} \quad (i=1,2,\cdots,n),$$

并取$\xi_i = x_i(i=1,2,\cdots,n)$,则有

$$\sum_{i=1}^{n} f(\xi_i) \cdot \Delta x_i = \sum_{i=1}^{n} \xi_i^2 \cdot \Delta x_i = \sum_{i=1}^{n} \left(\frac{i}{n}\right)^2 \cdot \frac{1}{n} = \frac{1}{n^3} \sum_{i=1}^{n} i^2$$

$$= \frac{1}{n^3} \cdot \frac{1}{6} n(n+1)(2n+1)$$

$$= \frac{1}{6}\left(1 + \frac{1}{n}\right)\left(2 + \frac{1}{n}\right).$$

令 $n \to \infty$，对上式取极限，由定积分定义得

$$\int_0^1 x^2 \mathrm{d}x = \lim_{n \to \infty} \sum_{i=1}^n f(\xi_i) \cdot \Delta x_i = \lim_{n \to \infty} \frac{1}{6}\left(1+\frac{1}{n}\right)\left(2+\frac{1}{n}\right) = \frac{1}{3}.$$

例 4.2 利用定积分的几何意义，说明 $\int_0^{2\pi} \sin x \mathrm{d}x = 0$.

解 由正弦函数在 $[0, 2\pi]$ 上的图形（见图 4-5）可知，在 x 轴上方的面积与在 x 轴下方的面积，就大小而言是相等的. 因此，由定积分的几何意义可得

$$\int_0^{2\pi} \sin x \mathrm{d}x = 0.$$

图 4-5

§4.2 定积分的性质

由定积分的定义及极限运算法则，可得下列性质（假定所讨论的定积分均存在）.

性质 1 被积函数的常数因子可以提到积分号外面，即

$$\int_a^b k f(x) \mathrm{d}x = k \int_a^b f(x) \mathrm{d}x \quad (k \text{ 为常数}).$$

证 由定积分的定义知

$$\int_a^b k f(x) \mathrm{d}x = \lim_{\lambda \to 0} \sum_{i=1}^n k f(\xi_i) \cdot \Delta x_i = k \lim_{\lambda \to 0} \sum_{i=1}^n f(\xi_i) \cdot \Delta x_i = k \int_a^b f(x) \mathrm{d}x.$$

性质 2 函数代数和的定积分等于各函数定积分的代数和，即

$$\int_a^b [f(x) \pm g(x)] \mathrm{d}x = \int_a^b f(x) \mathrm{d}x \pm \int_a^b g(x) \mathrm{d}x.$$

证 由定积分的定义知

$$\int_a^b [f(x) \pm g(x)] \mathrm{d}x = \lim_{\lambda \to 0} \sum_{i=1}^n [f(\xi_i) \pm g(\xi_i)] \cdot \Delta x_i$$

$$= \lim_{\lambda \to 0} \sum_{i=1}^{n} f(\xi_i) \cdot \Delta x_i \pm \lim_{\lambda \to 0} \sum_{i=1}^{n} g(\xi_i) \cdot \Delta x_i$$

$$= \int_a^b f(x) dx \pm \int_a^b g(x) dx.$$

性质 2 可推广到有限个函数的情形. 例如,

$$\int_a^b \Big[\sum_{i=1}^n f_i(x)\Big] dx = \sum_{i=1}^n \int_a^b f_i(x) dx.$$

性质 3 如果在 $[a,b]$ 上,被积函数 $f(x) \equiv 1$,则有

$$\int_a^b f(x) dx = \int_a^b dx = b - a.$$

性质 4 如果把积分区间 $[a,b]$ 分成两个区间 $[a,c]$ 和 $[c,b]$,则

$$\int_a^b f(x) dx = \int_a^c f(x) dx + \int_c^b f(x) dx.$$

此性质同样由极限的性质及定积分定义可以证明,该性质称为**定积分对区间具有可加性**,如图 4-6 所示.

图 4-6

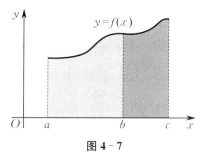

图 4-7

说明 实际上,无论 a,b,c 的相对位置如何,上述性质仍成立. 如图 4-7 所示,设 $a < b < c$,由于

$$\int_a^c f(x) dx = \int_a^b f(x) dx + \int_b^c f(x) dx,$$

因此

$$\int_a^b f(x) dx = \int_a^c f(x) dx - \int_b^c f(x) dx = \int_a^c f(x) dx + \int_c^b f(x) dx.$$

性质 5 如果在区间 $[a,b]$ 上,恒有 $f(x) \leqslant g(x)$,则

$$\int_a^b f(x) dx \leqslant \int_a^b g(x) dx.$$

推论 1 当 $a < b$ 时,总有

$$\left|\int_a^b f(x) dx\right| \leqslant \int_a^b |f(x)| dx.$$

此性质由定积分的几何意义即可说明.

性质 6 设在区间 $[a,b]$ 上,函数 $f(x)$ 连续,其最大值和最小值分别是 M 和 m,则

$$m(b-a) \leqslant \int_a^b f(x) dx \leqslant M(b-a).$$

证 因为 $m \leqslant f(x) \leqslant M$,所以由性质 5 得

$$\int_a^b m dx \leqslant \int_a^b f(x) dx \leqslant \int_a^b M dx,$$

又由性质3得

$$m(b-a) \leqslant \int_a^b f(x)\mathrm{d}x \leqslant M(b-a).$$

性质 7（积分中值定理） 如果函数 $f(x)$ 在区间 $[a,b]$ 上连续，则在区间 $[a,b]$ 上至少存在一点 ξ，使得下式成立：

$$\int_a^b f(x)\mathrm{d}x = f(\xi)(b-a) \quad (a \leqslant \xi \leqslant b).$$

证 函数 $f(x)$ 在区间 $[a,b]$ 上连续，所以函数 $f(x)$ 在区间 $[a,b]$ 上有最大值 M 与最小值 m，由性质6得

$$m(b-a) \leqslant \int_a^b f(x)\mathrm{d}x \leqslant M(b-a),$$

上式两边均除以 $(b-a)$，得

$$m \leqslant \frac{1}{b-a} \int_a^b f(x)\mathrm{d}x \leqslant M.$$

由于定值 $\dfrac{\int_a^b f(x)\mathrm{d}x}{b-a}$ 介于函数 $f(x)$ 的最大值 M 和最小值 m 之间，因此根据闭区间上连续函数的介值定理可知，在区间 $[a,b]$ 上至少存在一点 ξ，使得

图 4-8

$$f(\xi) = \frac{\int_a^b f(x)\mathrm{d}x}{b-a},$$

即

$$\int_a^b f(x)\mathrm{d}x = f(\xi)(b-a) \quad (a \leqslant \xi \leqslant b).$$

说明 积分中值定理的几何意义是：在区间 $[a,b]$ 上总可以找到一点 ξ，使得曲边梯形 $NabQ$ 的面积等于同一底边 $[a,b]$，而高为 $f(\xi)$ 的一个矩形的面积，如图 4-8 所示.

例 4.3 比较积分值 $\int_3^4 (\ln x)^2 \mathrm{d}x$ 和 $\int_3^4 \ln x \mathrm{d}x$ 的大小.

解 因为当 $x \in [3,4]$ 时，总有 $(\ln x)^2 > \ln x$，所以

$$\int_3^4 (\ln x)^2 \mathrm{d}x > \int_3^4 \ln x \mathrm{d}x.$$

例 4.4 估计积分值 $\int_0^1 \mathrm{e}^{-x^2} \mathrm{d}x$ 的范围.

解 因为当 $x \in [0,1]$ 时，总有

$$\frac{1}{\mathrm{e}} \leqslant \mathrm{e}^{-x^2} \leqslant 1,$$

于是得

$$\int_0^1 \frac{1}{\mathrm{e}} \mathrm{d}x \leqslant \int_0^1 \mathrm{e}^{-x^2} \mathrm{d}x \leqslant \int_0^1 1 \mathrm{d}x,$$

即

$$\frac{1}{\mathrm{e}} \leqslant \int_0^1 \mathrm{e}^{-x^2} \mathrm{d}x \leqslant 1.$$

§4.3 微积分基本定理

直接按定义计算定积分,计算复杂,难度较大.因此,我们需要寻求计算定积分的简便而有效的方法.

4.3.1 积分上限函数及其导数

设 $f(x)$ 在闭区间 $[a,b]$ 上连续,则它在 $[a,b]$ 的任意一个子区间 $[a,x]$ 上都是可积的,故对于区间 $[a,b]$ 上的每个值 x,积分 $\int_a^x f(u)\mathrm{d}u$ 都有一个确定的值与之对应,因此,积分 $\int_a^x f(u)\mathrm{d}u$ 是以上限 x 为自变量的函数,记为 $\Phi(x)$,即

$$\Phi(x) = \int_a^x f(u)\mathrm{d}u \quad (a \leqslant x \leqslant b),$$

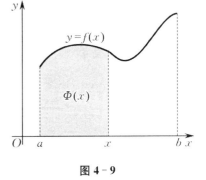

图 4-9

称此函数为**积分上限函数**.如图 4-9 所示,函数 $\Phi(x) = \int_a^x f(u)\mathrm{d}u$ 表示图 4-9 中阴影部分的面积.

关于积分上限函数 $\Phi(x)$ 有如下定理.

定理 4.1 如果函数 $f(x)$ 在区间 $[a,b]$ 上连续,则积分上限函数 $\Phi(x) = \int_a^x f(u)\mathrm{d}u$ 在区间 $[a,b]$ 上可导,且

$$\Phi'(x) = \frac{\mathrm{d}}{\mathrm{d}x}\int_a^x f(u)\mathrm{d}u = f(x). \tag{4-2}$$

证 设 x 有一个增量 Δx(假设 $\Delta x > 0$),则函数 $\Phi(x)$ 也有相应的增量

$$\Delta\Phi(x) = \Phi(x+\Delta x) - \Phi(x) = \int_a^{x+\Delta x} f(u)\mathrm{d}u - \int_a^x f(u)\mathrm{d}u = \int_x^{x+\Delta x} f(u)\mathrm{d}u.$$

在区间 $[x, x+\Delta x]$ 上应用积分中值定理,在 x 与 $x+\Delta x$ 之间至少存在一点 ξ,使得

$$\Delta\Phi(x) = \int_x^{x+\Delta x} f(u)\mathrm{d}u = f(\xi) \cdot \Delta x,$$

于是

$$\frac{\Delta\Phi(x)}{\Delta x} = f(\xi) \quad (x \leqslant \xi \leqslant x+\Delta x).$$

当 $\Delta x \to 0$ 时,$\xi \to x$.由于 $f(x)$ 在区间 $[a,b]$ 上连续,因此根据导数的定义,有

$$\Phi'(x) = \lim_{\Delta x \to 0}\frac{\Delta\Phi(x)}{\Delta x} = \lim_{\Delta x \to 0} f(\xi) = \lim_{\xi \to x} f(\xi) = f(x),$$

即 $\Phi(x)$ 在 $[a,b]$ 上可导,且 (4-2) 式成立.

因为 $\Phi'(x) = f(x)$，所以 $\Phi(x)$ 是 $f(x)$ 在区间 $[a,b]$ 上的一个原函数，由此可得以下推论。

推论 2 若函数 $f(x)$ 在区间 $[a,b]$ 上连续，则

$$\Phi(x) = \int_a^x f(u)du$$

是函数 $f(x)$ 在区间 $[a,b]$ 上的一个原函数。

由定理 4.1 可知，一切连续函数都存在原函数。同时此定理还揭示了定积分与原函数之间的内在联系，为利用原函数计算定积分奠定了基础。

例 4.5 求函数 $\Phi(x) = \int_0^x \sin u\, du$ 在 $x=0, x=\dfrac{\pi}{2}$ 处的导数值。

解 由定理 4.1 得

$$\Phi'(x) = \sin x,$$

故有

$$\Phi'(0) = 0, \quad \Phi'\left(\dfrac{\pi}{2}\right) = 1.$$

例 4.6 设 $\Phi(x) = \int_{\sqrt{x}}^{3} t^2 dt$，求 $\Phi'(x)$。

解 设 $u = \sqrt{x}$，由复合函数的求导法则和定理 4.1 得

$$\Phi'(x) = \left(-\int_3^{\sqrt{x}} t^2 dt\right)' = \left(-\int_3^u t^2 dt\right)' \cdot u' = -u^2 \cdot \dfrac{1}{2\sqrt{x}} = -\dfrac{\sqrt{x}}{2}.$$

例 4.7 求极限 $\lim\limits_{x \to 0} \dfrac{\int_0^x t^2 dt}{x^2}$。

解 此极限为 $\dfrac{0}{0}$ 型不定式，由洛必达法则和定理 4.1 得

$$\lim_{x \to 0} \dfrac{\int_0^x t^2 dt}{x^2} = \lim_{x \to 0} \dfrac{\left(\int_0^x t^2 dt\right)'}{(x^2)'} = \lim_{x \to 0} \dfrac{x^2}{2x} = 0.$$

4.3.2 牛顿-莱布尼茨公式

定理 4.2 设函数 $f(x)$ 在区间 $[a,b]$ 上连续，若 $F(x)$ 是 $f(x)$ 在区间 $[a,b]$ 上的一个原函数，即 $F'(x) = f(x)$，则

$$\int_a^b f(x)dx = F(b) - F(a). \tag{4-3}$$

证 已知 $F(x)$ 是 $f(x)$ 的一个原函数，由定理 4.1 可知，函数 $\Phi(x) = \int_a^x f(u)du$ 也是 $f(x)$ 的一个原函数，于是

$$F(x) = \Phi(x) + C = \int_a^x f(u)du + C \quad (C\text{ 为任意常数}).$$

若令 $x = a$，则由 $\int_a^a f(u)du = 0$，得

所以
$$C = F(a),$$
$$F(x) = \int_a^x f(u)\mathrm{d}u + F(a).$$

再令 $x = b$，得
$$F(b) = \int_a^b f(u)\mathrm{d}u + F(a),$$

因此
$$\int_a^b f(u)\mathrm{d}u = F(b) - F(a),$$

即
$$\int_a^b f(x)\mathrm{d}x = F(b) - F(a).$$

说明 为方便起见，以后把 $F(b) - F(a)$ 记为 $F(x)\Big|_a^b$ 或 $\Big[F(x)\Big]_a^b$，则(4-3)式也可写为
$$\int_a^b f(x)\mathrm{d}x = F(x)\Big|_a^b = \Big[F(x)\Big]_a^b = F(b) - F(a).$$

公式(4-3)称为**牛顿-莱布尼茨**(Newton - Leibniz)**公式**，也称为**微积分基本公式**.

牛顿-莱布尼茨公式进一步揭示了定积分与不定积分(原函数)之间的联系. 计算定积分时，只需求出被积函数的一个原函数，再将积分上、下限分别代入所求原函数中作差即可. 这就为定积分的计算提供了一个简捷又有效的方法.

例 4.8 计算 $\int_0^4 (3x + 5)\mathrm{d}x$.

解 $\int_0^4 (3x + 5)\mathrm{d}x = \left(3 \cdot \dfrac{1}{2}x^2 + 5x\right)\Big|_0^4 = \dfrac{3}{2} \times 4^2 + 5 \times 4 = 44.$

例 4.9 计算 $\int_{-2}^{-1} \dfrac{1}{x}\mathrm{d}x$.

解 $\int_{-2}^{-1} \dfrac{1}{x}\mathrm{d}x = \ln|x|\Big|_{-2}^{-1} = \ln|-1| - \ln|-2| = -\ln 2.$

例 4.10 计算 $\int_0^1 \dfrac{1}{1+x^2}\mathrm{d}x$.

解 $\int_0^1 \dfrac{1}{1+x^2}\mathrm{d}x = \arctan x\Big|_0^1 = \dfrac{\pi}{4}.$

例 4.11 计算 $\int_0^2 |1-x|\mathrm{d}x$.

解 被积函数中含有绝对值符号，计算时首先要设法去掉绝对值符号，故
$$\int_0^2 |1-x|\mathrm{d}x = \int_0^1 (1-x)\mathrm{d}x + \int_1^2 (x-1)\mathrm{d}x$$
$$= \left(x - \dfrac{1}{2}x^2\right)\Big|_0^1 + \left(\dfrac{1}{2}x^2 - x\right)\Big|_1^2 = 1.$$

§4.4 定积分的换元积分法与分部积分法

由牛顿-莱布尼茨公式可知,计算定积分最终归结为求被积函数的原函数. 在计算不定积分时,可利用换元积分法和分部积分法求原函数,于是在一定条件下,可以利用换元积分法和分部积分法来计算定积分.

4.4.1 定积分的换元积分法

定积分的换元法是以下述定理为依据的.

定理 4.3 设函数 $y = f(x)$ 在区间 $[a,b]$ 上连续,变量代换 $x = \varphi(t)$ 满足:
(1) $\varphi(\alpha) = a, \varphi(\beta) = b$;
(2) 在区间 $[\alpha, \beta]$(或 $[\beta, \alpha]$)上,函数 $\varphi(t)$ 单调且具有连续的导数,
则有
$$\int_a^b f(x) dx = \int_\alpha^\beta f[\varphi(t)] \varphi'(t) dt. \tag{4-4}$$

证 设 $f(x)$ 的不定积分为
$$\int f(x) dx = F(x) + C, \tag{4-5}$$
则
$$\int_a^b f(x) dx = F(b) - F(a). \tag{4-6}$$
在(4-5)式中,令 $x = \varphi(t)$,则得
$$\int f[\varphi(t)] \varphi'(t) dt = F[\varphi(t)] + C,$$
从而有
$$\int_\alpha^\beta f[\varphi(t)] \varphi'(t) dt = F[\varphi(\beta)] - F[\varphi(\alpha)].$$
又已知 $\varphi(\alpha) = a, \varphi(\beta) = b$,故上式可写为
$$\int_\alpha^\beta f[\varphi(t)] \varphi'(t) dt = F(b) - F(a), \tag{4-7}$$
因此,由(4-6)式和(4-7)式即可证得(4-4)式成立.

说明 应当注意定积分与不定积分的换元法不同之处在于,定积分的换元法在换元后,积分上、下限也要做相应的变换,即换元必换限,且不必再还原为原变量.

例 4.12 计算 $\int_0^2 x e^{x^2} dx$.

解 令 $u = x^2$,则 $du = 2x dx, x dx = \frac{1}{2} du$,且当 $x = 0$ 时,$u = 0$;当 $x = 2$ 时,$u = 4$.

于是
$$\int_0^2 xe^{x^2}dx = \int_0^4 e^u \cdot \frac{1}{2}du = \frac{1}{2}\int_0^4 e^u du = \frac{1}{2}e^u\Big|_0^4 = \frac{1}{2}(e^4-1).$$

如果不写出新变量 u，那么定积分的上、下限就不需要变换，即可直接用凑微分法，得
$$\int_0^2 xe^{x^2}dx = \frac{1}{2}\int_0^2 e^{x^2}d(x^2) = \frac{1}{2}e^{x^2}\Big|_0^2 = \frac{1}{2}(e^4-1).$$

例 4.13 计算 $\int_0^a x^2\sqrt{a^2-x^2}dx$ $(a>0)$.

解 令 $x = a\sin u\left(-\frac{\pi}{2}\leqslant u\leqslant \frac{\pi}{2}\right)$，则 $\sin u = \frac{x}{a}$，$dx = a\cos u du$，且当 $x=0$ 时，$u=0$；当 $x=a$ 时，$u=\frac{\pi}{2}$. 于是
$$\begin{aligned}
\int_0^a x^2\sqrt{a^2-x^2}dx &= \int_0^{\frac{\pi}{2}} a^2\sin^2 u \cdot \sqrt{a^2-a^2\sin^2 u} \cdot a\cos u du \\
&= a^4\int_0^{\frac{\pi}{2}}\sin^2 u \cdot \cos^2 u du = \frac{a^4}{4}\int_0^{\frac{\pi}{2}}\sin^2 2u du \\
&= \frac{a^4}{8}\int_0^{\frac{\pi}{2}}(1-\cos 4u)du = \frac{a^4}{8}\left(u-\frac{1}{4}\sin 4u\right)\Big|_0^{\frac{\pi}{2}} \\
&= \frac{\pi}{16}a^4.
\end{aligned}$$

例 4.14 计算 $\int_1^2 \frac{dx}{\sqrt{x}(1+\sqrt[3]{x})}$.

解 令 $x = u^6(u>0)$，则 $dx = 6u^5 du$，$\sqrt{x} = u^3$，$\sqrt[3]{x} = u^2$. 于是
$$\int \frac{dx}{\sqrt{x}(1+\sqrt[3]{x})} = \int \frac{6u^5 du}{u^3(1+u^2)} = 6\int \frac{u^2}{1+u^2}du = 6\int\left(1-\frac{1}{1+u^2}\right)du$$
$$= 6(u-\arctan u)+C = 6(\sqrt[6]{x}-\arctan\sqrt[6]{x})+C,$$

因此
$$\int_1^2 \frac{dx}{\sqrt{x}(1+\sqrt[3]{x})} = 6(\sqrt[6]{x}-\arctan\sqrt[6]{x})\Big|_1^2 = 6\left(\sqrt[6]{2}-\arctan\sqrt[6]{2}-1+\frac{\pi}{4}\right).$$

例 4.15 试证：若 $f(x)$ 在 $[-a,a]$ 上连续，

(1) 当 $f(x)$ 为偶函数时，$\int_{-a}^a f(x)dx = 2\int_0^a f(x)dx$；

(2) 当 $f(x)$ 为奇函数时，$\int_{-a}^a f(x)dx = 0$.

证 由 §4.2 中的性质 4，有
$$\int_{-a}^a f(x)dx = \int_{-a}^0 f(x)dx + \int_0^a f(x)dx.$$

对上述等式右端的第一项定积分 $\int_{-a}^0 f(x)dx$ 做变量代换，令 $x=-u$，则有 $dx=-du$，且当 $x=0$ 时，$u=0$；当 $x=-a$ 时，$u=a$. 由于定积分与变量记法无关，于是得

$$\int_{-a}^{0} f(x)\mathrm{d}x = \int_{a}^{0} f(-u)(-\mathrm{d}u) = -\int_{a}^{0} f(-u)\mathrm{d}u$$
$$= \int_{0}^{a} f(-u)\mathrm{d}u = \int_{0}^{a} f(-x)\mathrm{d}x.$$

(1) 当 $f(x)$ 为偶函数时,有 $f(-x) = f(x)$,则
$$\int_{-a}^{a} f(x)\mathrm{d}x = 2\int_{0}^{a} f(x)\mathrm{d}x;$$

(2) 当 $f(x)$ 为奇函数时,有 $f(-x) = -f(x)$,则
$$\int_{-a}^{a} f(x)\mathrm{d}x = \int_{-a}^{0} f(x)\mathrm{d}x + \int_{0}^{a} f(x)\mathrm{d}x = \int_{0}^{a}[-f(x) + f(x)]\mathrm{d}x = 0.$$

说明 上述关于奇、偶函数在对称区间上的定积分的结论,常可用来简化定积分的计算.

4.4.2 定积分的分部积分法

定理 4.4 设 $u(x), v(x)$ 在区间 $[a,b]$ 上分别具有连续的导数 $u'(x), v'(x)$,则有
$$\int_{a}^{b} u\mathrm{d}v = uv\Big|_{a}^{b} - \int_{a}^{b} v\mathrm{d}u. \tag{4-8}$$

证 由乘积的导数公式,有
$$(uv)' = u'v + uv',$$
上式两边分别求在 $[a,b]$ 上的定积分,并移项,得
$$\int_{a}^{b} uv'\mathrm{d}x = uv\Big|_{a}^{b} - \int_{a}^{b} vu'\mathrm{d}x,$$
即 (4-8) 式得证.

公式 (4-8) 就是**定积分的分部积分公式**.

例 4.16 计算 $\int_{0}^{1} x\mathrm{e}^{-x}\mathrm{d}x$.

解 令 $u = x, \mathrm{d}v = \mathrm{e}^{-x}\mathrm{d}x$,则 $\mathrm{d}u = \mathrm{d}x, v = -\mathrm{e}^{-x}$,于是
$$\int_{0}^{1} x\mathrm{e}^{-x}\mathrm{d}x = -x\mathrm{e}^{-x}\Big|_{0}^{1} - \int_{0}^{1} -\mathrm{e}^{-x}\mathrm{d}x = -\frac{1}{\mathrm{e}} + \int_{0}^{1} \mathrm{e}^{-x}\mathrm{d}x$$
$$= -\frac{1}{\mathrm{e}} + (-\mathrm{e}^{-x})\Big|_{0}^{1} = -\frac{1}{\mathrm{e}} - \frac{1}{\mathrm{e}} + 1$$
$$= 1 - 2\mathrm{e}^{-1}.$$

例 4.17 计算 $\int_{1}^{2} x\ln x\mathrm{d}x$.

解 令 $u = \ln x, \mathrm{d}v = x\mathrm{d}x$,则 $\mathrm{d}u = \frac{1}{x}\mathrm{d}x, v = \frac{1}{2}x^2$,于是
$$\int_{1}^{2} x\ln x\mathrm{d}x = \frac{1}{2}\int_{1}^{2} \ln x\mathrm{d}(x^2) = \frac{x^2}{2}\ln x\Big|_{1}^{2} - \frac{1}{2}\int_{1}^{2} x^2\mathrm{d}(\ln x)$$
$$= 2\ln 2 - \frac{1}{2}\int_{1}^{2} x\mathrm{d}x = 2\ln 2 - \frac{x^2}{4}\Big|_{1}^{2} = 2\ln 2 - \frac{3}{4}.$$

例 4.18 计算 $\int_0^{\frac{\pi}{2}} e^x \sin x dx$.

解 令 $u = \sin x, dv = e^x dx$,则 $du = \cos x dx, v = e^x$,于是
$$\int_0^{\frac{\pi}{2}} e^x \sin x dx = e^x \sin x \Big|_0^{\frac{\pi}{2}} - \int_0^{\frac{\pi}{2}} e^x \cos x dx = e^{\frac{\pi}{2}} - \int_0^{\frac{\pi}{2}} e^x \cos x dx.$$

再次应用分部积分公式,得
$$\int_0^{\frac{\pi}{2}} e^x \sin x dx = e^{\frac{\pi}{2}} - \left[e^x \cos x \Big|_0^{\frac{\pi}{2}} - \int_0^{\frac{\pi}{2}} e^x (-\sin x) dx \right]$$
$$= e^{\frac{\pi}{2}} + 1 - \int_0^{\frac{\pi}{2}} e^x \sin x dx,$$

移项合并,得
$$2 \int_0^{\frac{\pi}{2}} e^x \sin x dx = e^{\frac{\pi}{2}} + 1,$$

即
$$\int_0^{\frac{\pi}{2}} e^x \sin x dx = \frac{1}{2} (e^{\frac{\pi}{2}} + 1).$$

例 4.19 计算 $\int_{\frac{1}{e}}^{e} |\ln x| dx$.

解 因为
$$\int_{\frac{1}{e}}^{e} |\ln x| dx = \int_{\frac{1}{e}}^{1} (-\ln x) dx + \int_1^e \ln x dx = -\int_{\frac{1}{e}}^{1} \ln x dx + \int_1^e \ln x dx,$$

令 $u = \ln x, dv = dx$,则 $du = \frac{1}{x} dx, v = x$,所以
$$\int_{\frac{1}{e}}^{e} |\ln x| dx = -\int_{\frac{1}{e}}^{1} \ln x dx + \int_1^e \ln x dx$$
$$= -\left(x \ln x \Big|_{\frac{1}{e}}^{1} - \int_{\frac{1}{e}}^{1} \frac{1}{x} \cdot x dx \right) + \left(x \ln x \Big|_1^e - \int_1^e \frac{1}{x} \cdot x dx \right)$$
$$= (x - x \ln x) \Big|_{\frac{1}{e}}^{1} + (x \ln x - x) \Big|_1^e = 2 \left(1 - \frac{1}{e} \right).$$

例 4.20 计算 $\int_0^1 e^{\sqrt{x}} dx$.

解 令 $t = \sqrt{x}$,则 $t^2 = x, dx = 2t dt$,且当 $x = 0$ 时,$t = 0$;当 $x = 1$ 时,$t = 1$,于是
$$\int_0^1 e^{\sqrt{x}} dx = \int_0^1 e^t 2t dt = 2 \int_0^1 t e^t dt.$$

再令 $u = t, dv = e^t dt$,则 $du = dt, v = e^t$,于是
$$\int_0^1 e^{\sqrt{x}} dx = 2 \int_0^1 t e^t dt = 2 t e^t \Big|_0^1 - 2 \int_0^1 e^t dt = 2e - 2e^t \Big|_0^1$$
$$= 2e - 2e + 2 = 2.$$

说明 例 4.20 综合应用了换元积分法和分部积分法.

§4.5 广 义 积 分

定义定积分 $\int_a^b f(x)dx$ 时有下面两个条件：(1) 积分区间为有限区间；(2) 被积函数在积分区间上有界. 但许多实际问题要求去掉这两条限制，因此，有必要将定积分的概念加以推广，形成广义积分的概念，即讨论积分区间为无限或被积函数在积分区间上无界的情形，这就是本节介绍的两类广义积分. 广义积分也称为反常积分.

4.5.1 无穷区间上的广义积分

定义 4.2 (1) 设函数 $f(x)$ 在区间 $[a,+\infty)$ 上连续，若对于任意实数 $b(b>a)$，极限 $\lim\limits_{b\to+\infty}\int_a^b f(x)dx$ 存在，则称此极限为函数 $f(x)$ **在区间** $[a,+\infty)$ **上的广义积分**，记作

$$\int_a^{+\infty} f(x)dx,$$

即

$$\int_a^{+\infty} f(x)dx = \lim_{b\to+\infty}\int_a^b f(x)dx.$$

这时也称广义积分 $\int_a^{+\infty} f(x)dx$ **收敛**或**存在**；若上述极限不存在，则称该广义积分**发散**或**不存在**.

(2) 设函数 $f(x)$ 在区间 $(-\infty,b]$ 上连续，若对于任意实数 $a(a<b)$，极限 $\lim\limits_{a\to-\infty}\int_a^b f(x)dx$ 存在，则称此极限为函数 $f(x)$ **在区间** $(-\infty,b]$ **上的广义积分**，记作 $\int_{-\infty}^b f(x)dx$，即

$$\int_{-\infty}^b f(x)dx = \lim_{a\to-\infty}\int_a^b f(x)dx,$$

并称该广义积分**收敛**或**存在**；若上述极限不存在，则称该广义积分**发散**或**不存在**.

(3) 还可类似地定义如下形式的广义积分：

$$\int_{-\infty}^{+\infty} f(x)dx = \lim_{a\to-\infty}\int_a^c f(x)dx + \lim_{b\to+\infty}\int_c^b f(x)dx,$$

其中 c 为 $(-\infty,+\infty)$ 内的任一实数. 若两个广义积分 $\int_{-\infty}^c f(x)dx$ 和 $\int_c^{+\infty} f(x)dx$ 都存在，则称该广义积分 $\int_{-\infty}^{+\infty} f(x)dx$ **收敛**或**存在**；否则称该广义积分**发散**或**不存在**.

说明 若 $f(x)$ 在无穷区间 $(-\infty, +\infty)$ 上连续且有原函数 $F(x)$，为书写方便，可记为
$$F(-\infty) = \lim_{x \to -\infty} F(x), \quad F(+\infty) = \lim_{x \to +\infty} F(x),$$
则定义 4.2 中的三个广义积分可分别表示如下：
$$\int_a^{+\infty} f(x) \mathrm{d}x = F(x) \Big|_a^{+\infty} = F(+\infty) - F(a);$$
$$\int_{-\infty}^b f(x) \mathrm{d}x = F(x) \Big|_{-\infty}^b = F(b) - F(-\infty);$$
$$\int_{-\infty}^{+\infty} f(x) \mathrm{d}x = F(x) \Big|_{-\infty}^{+\infty} = F(+\infty) - F(-\infty).$$

另外，关于定积分的大多数性质及所有计算方法都可用于广义积分.

例 4.21 计算广义积分 $\displaystyle\int_{-\infty}^{+\infty} \frac{1}{1+x^2} \mathrm{d}x$.

解
$$\int_{-\infty}^{+\infty} \frac{1}{1+x^2} \mathrm{d}x = \int_{-\infty}^0 \frac{1}{1+x^2} \mathrm{d}x + \int_0^{+\infty} \frac{1}{1+x^2} \mathrm{d}x = \lim_{a \to -\infty} \int_a^0 \frac{1}{1+x^2} \mathrm{d}x + \lim_{b \to +\infty} \int_0^b \frac{1}{1+x^2} \mathrm{d}x$$
$$= \lim_{a \to -\infty} \arctan x \Big|_a^0 + \lim_{b \to +\infty} \arctan x \Big|_0^b = -\lim_{a \to -\infty} \arctan a + \lim_{b \to +\infty} \arctan b$$
$$= -\left(-\frac{\pi}{2}\right) + \frac{\pi}{2} = \pi.$$

从几何图形（见图 4-10）看，此类广义积分收敛意味着底边无限长的曲边梯形有有限的面积. 虽然图 4-10 中的阴影部分向左、右无限延伸，但其面积却有极限 π，是位于曲线 $f(x) = \dfrac{1}{1+x^2}$ 下方、x 轴上方的图形的面积.

图 4-10

例 4.22 试问广义积分 $\displaystyle\int_1^{+\infty} \frac{1}{x^a} \mathrm{d}x$，当 a 取何值时收敛？取何值时发散？

解 若 $a \neq 1$，则有
$$\int_1^{+\infty} \frac{1}{x^a} \mathrm{d}x = \lim_{b \to +\infty} \int_1^b \frac{1}{x^a} \mathrm{d}x = \lim_{b \to +\infty} \left(\frac{1}{1-a} x^{1-a}\right) \Big|_1^b = \lim_{b \to +\infty} \frac{1}{1-a}(b^{1-a} - 1).$$
于是，当 $a > 1$ 时，有
$$\int_1^{+\infty} \frac{1}{x^a} \mathrm{d}x = \lim_{b \to +\infty} \frac{1}{1-a}(b^{1-a} - 1) = -\frac{1}{1-a} = \frac{1}{a-1};$$
当 $a < 1$ 时，有
$$\int_1^{+\infty} \frac{1}{x^a} \mathrm{d}x = \lim_{b \to +\infty} \frac{1}{1-a}(b^{1-a} - 1) = +\infty.$$
若 $a = 1$，则有
$$\int_1^{+\infty} \frac{1}{x^a} \mathrm{d}x = \int_1^{+\infty} \frac{1}{x} \mathrm{d}x = \lim_{b \to +\infty} (\ln x) \Big|_1^b = +\infty.$$

综上所述，当 $a \leqslant 1$ 时该广义积分发散；当 $a > 1$ 时该广义积分收敛.

图 4-11

例 4.23 设静脉注射某药物,得血药浓度 C 与时间 t 的函数关系为

$$C = C_0 e^{-kt},$$

其中 C_0 是时间 $t=0$ 时的血药浓度,k 是大于零的常数. 试求 C-t 曲线下的总面积 S (见图 4-11).

解 $S = \int_0^{+\infty} C_0 e^{-kt} dt = C_0 \int_0^{+\infty} e^{-kt} dt$
$= C_0 \cdot \lim_{b \to +\infty} \left(-\frac{1}{k} e^{-kt}\right) \Big|_0^b = \frac{C_0}{k}.$

4.5.2 无界函数的广义积分

定义 4.3 (1) 设函数 $f(x)$ 在 $(a,b]$ 上连续,而 $\lim_{x \to a^+} f(x) = \infty$,如果极限 $\lim_{u \to a^+} \int_u^b f(x) dx$ 存在,则称此极限为函数 $f(x)$ 在 $(a,b]$ 上的广义积分,记作 $\int_a^b f(x) dx$,即

$$\int_a^b f(x) dx = \lim_{u \to a^+} \int_u^b f(x) dx.$$

这时称广义积分收敛或存在;如果上述极限不存在,则称此广义积分发散或不存在.

(2) 如果 $f(x)$ 在 $[a,b)$ 上连续,而 $\lim_{x \to b^-} f(x) = \infty$,则可定义函数 $f(x)$ 在 $[a,b)$ 上的广义积分:

$$\int_a^b f(x) dx = \lim_{t \to b^-} \int_a^t f(x) dx.$$

(3) 如果区间 $[a,b]$ 内有一点 c 是函数 $f(x)$ 的无穷间断点,即

$$\lim_{x \to c} f(x) = \infty \quad (a < c < b),$$

则可类似地定义如下形式的广义积分:

$$\int_a^b f(x) dx = \lim_{t \to c^-} \int_a^t f(x) dx + \lim_{u \to c^+} \int_u^b f(x) dx.$$

如果上述两个极限中,有一个不存在,则称函数 $f(x)$ 在 $[a,b]$ 上的广义积分发散或不存在.

例 4.24 计算积分 $\int_0^a \frac{1}{\sqrt{a^2-x^2}} dx \quad (a>0).$

解 因为被积函数 $f(x) = \frac{1}{\sqrt{a^2-x^2}}$ 在 $[0,a)$ 上连续,且 $\lim_{x \to a^-} f(x) = \infty$,所以

$$\int_0^a \frac{1}{\sqrt{a^2-x^2}} dx = \lim_{t \to a^-} \int_0^t \frac{1}{\sqrt{a^2-x^2}} dx = \lim_{t \to a^-} \left(\arcsin \frac{x}{a}\right) \Big|_0^t$$
$$= \lim_{t \to a^-} \left(\arcsin \frac{t}{a} - \arcsin \frac{0}{a}\right) = \frac{\pi}{2}.$$

例 4.25 计算积分 $\int_0^2 \frac{dx}{x^2 - 4x + 3}.$

解 因为

$$\frac{1}{x^2-4x+3} = \frac{1}{(x-1)(x-3)} = \frac{1}{2}\left(\frac{1}{x-3} - \frac{1}{x-1}\right),$$

所以 $x=1$ 是被积函数在 $[0,2]$ 上的无穷间断点. 又因

$$\int_0^1 \frac{1}{x^2-4x+3}\mathrm{d}x = \lim_{t\to 1^-}\int_0^t \frac{1}{2}\left(\frac{1}{x-3} - \frac{1}{x-1}\right)\mathrm{d}x$$
$$= \frac{1}{2}\lim_{t\to 1^-}(\ln|x-3| - \ln|x-1|)\Big|_0^t$$
$$= \frac{1}{2}\lim_{t\to 1^-}(\ln|t-3| - \ln|t-1| - \ln 3) = +\infty,$$

故 $\int_0^2 \frac{1}{x^2-4x+3}\mathrm{d}x$ 发散.

§4.6 定积分的应用

定积分在科学技术等问题中有着广泛的应用. 本节将应用定积分的理论和计算方法解决一些实际问题. 对于这些实际问题, 首先将它抽象成定积分的数学模型, 再将所求量的对应积分区间加以分割, 然后近似求和, 最后取极限成积分. 这种思想方法叫作微元法.

利用微元法解决实际问题时, 通常按下列步骤进行:

(1) 根据问题的实际情况, 选取适当的积分变量, 并确定它的变化区间 $[a,b]$;

(2) 在区间 $[a,b]$ 的任一子区间 $[x, x+\mathrm{d}x]$ 上, 找到相应增量 ΔA 的近似表达式

$$\Delta A \approx f(x)\mathrm{d}x,$$

即可建立微元关系式

$$\mathrm{d}A = f(x)\mathrm{d}x;$$

(3) 对微元关系式在区间 $[a,b]$ 上作定积分, 即得所求量 A 的积分表达式

$$A = \int_a^b f(x)\mathrm{d}x.$$

说明 步骤(2)中微元关系式建立的前提条件是 $\Delta A - \mathrm{d}A = o(\Delta x)$, 否则可能会引起错误的结论. 这里, 称 $\mathrm{d}A$ 为量 A 的**微元**或**元素**.

这种通过微元解决问题的方法称为**微元法**. 下面运用微元法来讨论定积分在实际中的应用.

4.6.1 平面图形的面积

设一平面图形由曲线 $y=f(x), y=g(x)(f(x)>g(x))$ 和直线 $x=a, x=b(a<b)$ 所围成, 计算该平面图形的面积 A(见图 4-12).

图 4-12　　　　　　　　　图 4-13

在区间 $[a,b]$ 上任取一小区间 $[x, x+\mathrm{d}x]$，它所对应的小面积（如图 4-12 中阴影部分所示）近似地等于以 $f(x)-g(x)$ 为高、$\mathrm{d}x$ 为底的矩形面积，故得到面积 A 的微元为
$$\mathrm{d}A = [f(x)-g(x)]\mathrm{d}x,$$
两边积分，得
$$A = \int_a^b [f(x)-g(x)]\mathrm{d}x. \tag{4-9}$$

特殊情形：当 $g(x)=0$ 时，得到 $A = \int_a^b f(x)\mathrm{d}x$，这就是前面讨论过的由曲线 $y=f(x)$ 和直线 $x=a, x=b$ 及 x 轴所围成的曲边梯形面积.

类似地，由曲线 $x=\varphi(y), x=\psi(y)(\psi(y)<\varphi(y))$ 及直线 $y=c, y=d(c<d)$ 所围成的平面图形的面积 A（见图 4-13）为
$$A = \int_c^d [\varphi(y)-\psi(y)]\mathrm{d}y. \tag{4-10}$$

说明　一般情况下，平面图形面积都可以化成上述情况来计算. 利用定积分求平面图形的面积，可归纳为以下几个步骤：

(1) 首先根据题意画出所求面积的图形；
(2) 求出图形各边界曲线的交点坐标；
(3) 选择对 x 积分还是对 y 积分；
(4) 恰当地表达面积微元；
(5) 确定积分的被积函数及积分上、下限，计算出定积分.

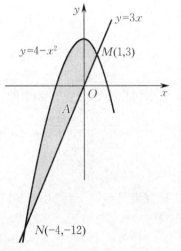

图 4-14

例 4.26　计算由抛物线 $y=4-x^2$ 与直线 $y=3x$ 所围成的图形面积 A.

解　如图 4-14 所示，选 x 为积分变量. 为确定积分上、下限，需解方程组
$$\begin{cases} y = 4-x^2, \\ y = 3x, \end{cases}$$
得交点 $M(1,3), N(-4,-12)$，于是
$$\begin{aligned}
A &= \int_{-4}^1 [(4-x^2)-3x]\mathrm{d}x \\
&= \left(4x-\frac{1}{3}x^3-\frac{3}{2}x^2\right)\Big|_{-4}^1 = 20\frac{5}{6}.
\end{aligned}$$

例 4.27 计算椭圆 $\dfrac{x^2}{a^2}+\dfrac{y^2}{b^2}=1(a,b>0)$ 的面积 A.

解 如图 4-15 所示,选 x 为积分变量,同时考虑所给的椭圆是关于坐标轴对称,我们只计算出其在第一象限内的面积,再乘 4 即可.

在第一象限内,因为
$$y=\frac{b}{a}\sqrt{a^2-x^2}\quad (0\leqslant x\leqslant a),$$

所以
$$A=4\int_0^a \frac{b}{a}\sqrt{a^2-x^2}\,\mathrm{d}x.$$

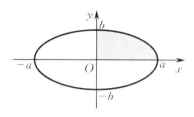

图 4-15

令 $x=a\cos u\left(0\leqslant u\leqslant\dfrac{\pi}{2}\right)$,则 $\mathrm{d}x=-a\sin u\,\mathrm{d}u$,且当 $x=0$ 时,$u=\dfrac{\pi}{2}$;当 $x=a$ 时,$u=0$,于是有

$$\begin{aligned}
A&=4\int_0^a \frac{b}{a}\sqrt{a^2-x^2}\,\mathrm{d}x=4\int_{\frac{\pi}{2}}^0 \frac{b}{a}\sqrt{a^2-a^2\cos^2 u}\cdot(-a\sin u)\mathrm{d}u\\
&=4ab\int_{\frac{\pi}{2}}^0 (-\sin^2 u)\mathrm{d}u=4ab\int_{\frac{\pi}{2}}^0 \frac{\cos 2u-1}{2}\mathrm{d}u\\
&=4ab\left(\frac{1}{4}\sin 2u-\frac{1}{2}u\right)\bigg|_{\frac{\pi}{2}}^0=\pi ab.
\end{aligned}$$

说明 当 $a=b$ 时,就得到圆的面积公式:$A=\pi a^2$.

4.6.2 旋转体的体积

旋转体是由平面图形绕平面内一条直线旋转一周而成的立体图形.例如,直角三角形绕它的一条直角边旋转一周得到的圆锥体,矩形绕它的一边旋转一周得到的圆柱体等.

下面讨论计算由曲线 $y=f(x)$,直线 $x=a,x=b$ 及 x 轴所围成的平面图形绕 x 轴旋转一周而成的旋转体的体积,如图 4-16 所示.

取 x 为积分变量,在区间 $[a,b]$ 上任取一小区间 $[x,x+\mathrm{d}x]$,这个小区间所对应的旋转体的体积可以近似地看成是以 $y=f(x)$ 为底半径、$\mathrm{d}x$ 为高的小圆柱体的体积微元,即
$$\mathrm{d}V_x=\pi y^2\mathrm{d}x=\pi[f(x)]^2\mathrm{d}x,$$

从而得
$$V_x=\pi\int_a^b y^2\mathrm{d}x=\pi\int_a^b [f(x)]^2\mathrm{d}x.$$

类似地,由平面曲线 $x=\varphi(y)$ 与直线 $y=c,y=d$ 及 y 轴所围成的平面图形绕 y 轴旋转一周而成的旋转体(见图 4-17)的体积为
$$V_y=\pi\int_c^d x^2\mathrm{d}y=\pi\int_c^d [\varphi(y)]^2\mathrm{d}y.$$

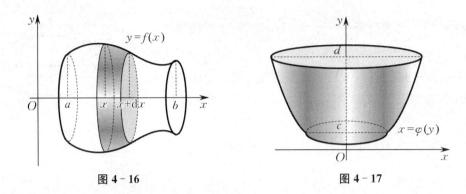

图 4 - 16　　　　　　　　　图 4 - 17

例 4.28　计算由抛物线 $y = x^2$ 与直线 $x = 2$ 及 x 轴所围成的平面图形分别绕 x 轴和 y 轴旋转一周而成的旋转体的体积 V_1 和 V_2.

解　绕 x 轴旋转所得旋转体的体积为 V_1, 如图 4 - 18 所示, 则

$$V_1 = \int_0^2 \pi y^2 \mathrm{d}x = \int_0^2 \pi x^4 \mathrm{d}x = \frac{\pi}{5} x^5 \Big|_0^2 = \frac{32}{5}\pi.$$

图 4 - 18　　　　　　　　　图 4 - 19

绕 y 轴旋转所得旋转体的体积为 V_2, 等于圆柱体体积减去中间杯状(见图 4 - 19 阴影部分)的体积. 取 y 为积分变量, 积分上、下限分别为 4 和 0, 于是

$$V_2 = \int_0^4 \pi[2^2 - (\sqrt{y})^2] \mathrm{d}y = \int_0^4 \pi(4-y) \mathrm{d}y = \pi\left(4y - \frac{1}{2}y^2\right)\Big|_0^4$$
$$= \pi(16 - 8) = 8\pi.$$

例 4.29　计算由椭圆 $\dfrac{x^2}{a^2} + \dfrac{y^2}{b^2} = 1 (a, b > 0)$ 绕 x 轴旋转一周而成的旋转体的体积.

解　取 x 为积分变量, 如图 4 - 20 所示, 则积分区间为 $[-a, a]$, 于是所求体积为

$$V = \int_{-a}^a \pi y^2 \mathrm{d}x = \pi \int_{-a}^a \frac{b^2}{a^2}(a^2 - x^2) \mathrm{d}x$$
$$= \frac{2\pi b^2}{a^2}\left(a^2 x - \frac{1}{3}x^3\right)\Big|_0^a = \frac{4}{3}\pi ab^2.$$

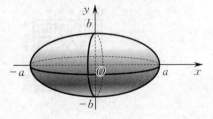

图 4 - 20

说明 当 $a=b$ 时,例 4.29 中的旋转椭球变成以 a 为半径的球,且此球体积 $V=\dfrac{4}{3}\pi a^3$.

4.6.3 变力所做的功

恒力 F 作用于某一物体上,使该物体沿着力的方向产生位移 s,则力 F 所做的功为
$$W = F \cdot s.$$
但是,多数情况下,力 F 是随着位移变化而不断变化的,是位移 s 的函数 $F=f(s)$,此时的功该如何求呢?

我们先讨论力 F 在小区间 $[s,s+\mathrm{d}s]$ 上所做的功,把小区间 $[s,s+\mathrm{d}s]$ 上的力 F 近似地看作不变的力,等于在 s 处的力 $f(s)$,则所求功的微元(即微分)为
$$\mathrm{d}W = F \cdot \mathrm{d}s = f(s)\mathrm{d}s.$$
于是,当物体由 $s=a$ 移动到 $s=b$ 时,变力 F 所做的功为
$$W = \int_a^b F\mathrm{d}s = \int_a^b f(s)\mathrm{d}s.$$

例 4.30 设弹簧的弹性系数为 k(单位:g/cm),求将弹簧从平衡位置拉长 30 cm 时所做的功.

解 取平衡位置为坐标原点,弹簧伸长的方向定为 x 轴的正方向.由胡克(Hooke)定律可知,使弹簧伸长所用的力 F 与弹簧伸长的长度 x 成正比,即
$$F = kx,$$
从而得
$$W = \int_0^{30} kx\,\mathrm{d}x = \frac{k}{2}x^2 \Big|_0^{30} = 450k.$$

4.6.4 在医学方面的应用

例 4.31 在一个实验中,先让病人禁食(以降低体内的血糖水平),然后通过注射给以大量的葡萄糖.假设实验测得某病人血液胰岛素浓度为 $C(t)$(单位:U/mL),且符合下列函数关系:
$$C(t) = \begin{cases} 10t - t^2, & 0 \leqslant t \leqslant 5, \\ 25\mathrm{e}^{-k(t-5)}, & t > 5, \end{cases}$$
其中常数 $k=\dfrac{1}{20}\ln 2$,时间 t 的单位为 min,求 1 h(60 min)内血液中胰岛素的平均浓度.

解 $\overline{C(t)} = \dfrac{1}{60}\displaystyle\int_0^{60} C(t)\mathrm{d}t = \dfrac{1}{60}\left[\int_0^5 (10t-t^2)\mathrm{d}t + \int_5^{60} 25\mathrm{e}^{-k(t-5)}\mathrm{d}t\right]$

$= \dfrac{1}{60}\left(5t^2 - \dfrac{1}{3}t^3\right)\Big|_0^5 + \dfrac{25}{60}\left(-\dfrac{1}{k}\mathrm{e}^{-k(t-5)}\right)\Big|_5^{60}$

$= \dfrac{1}{60}\left(125 - \dfrac{125}{3}\right) - \dfrac{5}{12k}(\mathrm{e}^{-55k}-1) \approx 11.63(\mathrm{U}/\mathrm{mL}).$

§4.7　MATLAB 实验

命令 int 用于计算定积分,其基本形式是:

　　int(s,x,a,b)　返回符号表达式 s 关于指定变量 x 的定积分,其中 a,b 为积分上、下限.

实验 4.1　求 $\int_0^1 x^2 \mathrm{d}x$.

输入:
```
syms x;
y=int('x^2',x,0,1)
```
运行结果为
```
y=
    1/3
```

实验 4.2　求 $\int_0^1 \dfrac{1}{1+x^2}\mathrm{d}x$.

输入:
```
syms x;
y=int('1/(1+x^2)',x,0,1)
```
运行结果为
```
y=
    pi/4
```

实验 4.3　求 $\int_0^2 |1-x|\mathrm{d}x$.

输入:
```
syms x;
y= int('abs(1-x)',x,0,2)
```
运行结果为
```
y=
    1
```

实验 4.4　求 $\int_0^a x^2\sqrt{a^2-x^2}\mathrm{d}x$.

输入:
```
syms x a;
y=int('x^2*sqrt(a^2-x^2)',x,0,a)
```
运行结果为
```
y=
    (pi*a^4)/16
```

习 题 四

1. 求下列函数的导数：

(1) $\int_0^x \cos t^2 \mathrm{d}t$；

(2) $\int_0^{\sqrt{x}} \sin^2 t \mathrm{d}t$；

(3) $\int_u^2 \sqrt{1+x^2} \mathrm{d}x$；

(4) $\int_{x^4}^{x^5} \cos t^2 \mathrm{d}t$.

2. 求极限 $\lim\limits_{x \to 0} \dfrac{\int_0^x t^2 \mathrm{d}t}{\int_0^x \mathrm{e}^{-t} \mathrm{d}t}$.

3. 设函数 $f(x) = \begin{cases} x^2, & 0 \leqslant x \leqslant 2, \\ x+1, & 2 < x \leqslant 4, \end{cases}$ 求 $\int_0^4 f(x) \mathrm{d}x$.

4. 计算下列定积分：

(1) $\int_0^1 \dfrac{\mathrm{e}^{2x}-1}{\mathrm{e}^x+1} \mathrm{d}x$；

(2) $\int_{-5}^5 \dfrac{x^3 \sin^2 x}{x^4+2x^2+1} \mathrm{d}x$；

(3) $\int_{-\frac{1}{2}}^{\frac{1}{2}} \dfrac{3}{\sqrt{1-x^2}} \mathrm{d}x$；

(4) $\int_1^2 \left(x+\dfrac{1}{x}\right)^2 \mathrm{d}x$；

(5) $\int_4^9 \sqrt{x}(1+\sqrt{x}) \mathrm{d}x$；

(6) $\int_0^1 \dfrac{x^2-2\sqrt{x}+5x}{x} \mathrm{d}x$；

(7) $\int_1^3 |x-2| \mathrm{d}x$；

(8) $\int_0^{\frac{\pi}{4}} \tan^2 x \mathrm{d}x$.

5. 用换元积分法求下列定积分：

(1) $\int_0^{\frac{\pi}{2}} \sin \varphi \cos^3 \varphi \mathrm{d}\varphi$；

(2) $\int_{\frac{1}{\pi}}^{\frac{2}{\pi}} \dfrac{\sin \dfrac{1}{x}}{x^2} \mathrm{d}x$；

(3) $\int_2^{-13} \dfrac{\mathrm{d}x}{\sqrt[5]{(3-x)^4}}$；

(4) $\int_1^e \dfrac{1+\ln x}{x} \mathrm{d}x$；

(5) $\int_1^2 x^{-2} \mathrm{e}^{\frac{1}{x}} \mathrm{d}x$；

(6) $\int_0^{\pi} (1-\sin^3 \theta) \mathrm{d}\theta$；

(7) $\int_0^{\frac{\pi}{2}} \dfrac{\cos x}{1+\sin^2 x} \mathrm{d}x$；

(8) $\int_1^3 \dfrac{\mathrm{d}x}{x+x^2}$；

(9) $\int_1^4 \dfrac{\mathrm{e}^{\sqrt{x}} \mathrm{d}x}{\sqrt{x}}$；

(10) $\int_{-1}^1 \dfrac{x \mathrm{d}x}{\sqrt{5-4x}}$；

(11) $\int_0^4 \dfrac{\mathrm{d}x}{1+\sqrt{x}}$；

(12) $\int_0^{\sqrt{2}} \sqrt{2-x^2} \mathrm{d}x$；

(13) $\int_{-1}^1 \sqrt{x^2-x^4} \mathrm{d}x$；

(14) $\int_0^{\ln 2} \sqrt{\mathrm{e}^x-1} \mathrm{d}x$.

6. 用分部积分法求下列定积分：

(1) $\int_0^1 x \mathrm{e}^x \mathrm{d}x$；

(2) $\int_0^{\frac{\pi}{2}} (x-x\sin x) \mathrm{d}x$；

(3) $\int_1^e x \ln x \mathrm{d}x$；

(4) $\int_0^{e-1} \ln(x+1) \mathrm{d}x$；

(5) $\int_0^{\frac{1}{2}} (\arcsin x)^2 \, dx$;

(6) $\int_{-1}^0 e^{\sqrt{x+1}} \, dx$;

(7) $\int_0^1 \arctan \sqrt{x} \, dx$;

(8) $\int_0^{\frac{\pi}{4}} x \tan^2 x \, dx$.

7. 计算下列广义积分：

(1) $\int_0^{+\infty} e^{-ax} \, dx \quad (a>0)$;

(2) $\int_e^{+\infty} \frac{dx}{x(\ln x)^2}$;

(3) $\int_0^{+\infty} e^{-x} \sin x \, dx$;

(4) $\int_0^1 \ln x \, dx$;

(5) $\int_0^2 \frac{dx}{(1-x)^2}$;

(6) $\int_1^{+\infty} \frac{1}{x\sqrt{x-1}} \, dx$;

(7) $\int_a^b \frac{dx}{\sqrt{(x-a)(b-x)}} \quad (a<b)$;

(8) $\int_{-2}^3 \frac{dx}{\sqrt{9-x^2}}$.

8. 求由曲线 $y = e^x, y = e^{-x}$ 及直线 $x = 1$ 所围成图形的面积.

9. 求由抛物线 $y = x^2 - 4x + 5$，直线 $x = 3, x = 5$ 及 x 轴所围成图形的面积.

10. 求由曲线 $y = x^2, y = \frac{1}{x}(x>0)$ 及直线 $x = 2, y = 0$ 所围成图形的面积.

11. 求由曲线 $y = x^2$ 及直线 $y = x, y = 2x$ 所围成图形的面积.

12. 设曲线 $y = \sqrt{2x}$，求：

   (1) 过该曲线上的点 $(2,2)$ 处的切线方程；

   (2) 由该曲线，(1) 中所求切线及 x 轴所围成的平面图形的面积.

13. 求位于曲线 $y = e^x$ 下方，该曲线过原点的切线的左方及 x 轴上方之间的平面图形的面积.

14. 求由 $y = \sin x (0 \leqslant x \leqslant \pi)$ 和 $y = 0$ 所围成的图形绕 x 轴旋转所形成的旋转体的体积.

15. 求由 $x = y^2, x = 2, y = 0$ 所围成的图形绕 x 轴旋转所形成的旋转体的体积.

16. 求由曲线 $y = x^2$，x 轴及直线 $x = 1$ 所围成的平面图形分别绕 x 轴和 y 轴旋转所形成的旋转体的体积.

17. 用命令 int 求下列定积分：

(1) $\int_{\frac{\pi}{3}}^{\pi} \sin\left(x + \frac{\pi}{3}\right) dx$;

(2) $\int_{-1}^0 e^x (\sqrt{1-e^x}) \, dx$.

第五章　微 分 方 程

微分方程是在微积分的基础上发展起来的,它是通过量与变化率的关系来研究客观世界中事物运动的数学模型,它在医学、药学、化学、生物学、物理学等领域都有着广泛的应用.本章主要介绍微分方程的基本概念、几种常用的微分方程的解法,以及其在医药学中的一些应用.

§5.1　微分方程的基本概念

5.1.1　两个实例

下面通过两个具体例子来说明微分方程的基本概念.

例 5.1　设一曲线过点 $(0,1)$,且该曲线上任意点处的切线斜率为 $2x$,求该曲线的方程.

解　设所求曲线的方程为 $y=f(x)$,根据导数的几何意义,$y=f(x)$ 应满足方程

$$\frac{\mathrm{d}y}{\mathrm{d}x}=2x \quad 或 \quad \mathrm{d}y=2x\mathrm{d}x. \tag{5-1}$$

两端积分,得

$$y=\int 2x\mathrm{d}x,$$

即

$$y=x^2+C, \tag{5-2}$$

其中 C 为任意常数.

又因为曲线过点 $(0,1)$,所以曲线方程 $(5-2)$ 还应满足条件

$$y\Big|_{x=0}=1,$$

将该条件代入方程 $(5-2)$ 中,得 $C=1$.于是所求曲线方程为

$$y=x^2+1. \tag{5-3}$$

例 5.2　设某一细菌繁殖数目 N 与时间 t 的关系为 $N=N(t)$,并设 $t=0$ 时,细菌数为 $N=N_0$.已知细菌的繁殖速度与当时细菌的数目成正比,试建立该细菌的繁殖数目 N 与时间

t 的函数关系.

解 由于繁殖速度是细菌数目对时间的导数,因此函数 $N = N(t)$ 满足关系式

$$\frac{dN}{dt} = kN(t), \tag{5-4}$$

其中 $k(>0)$ 是比例系数. 上式可变形写成

$$\frac{dN}{N} = k\,dt,$$

上式两边同时积分,

$$\int \frac{dN}{N} = \int k\,dt,$$

得

$$\ln|N| = kt + C_1.$$

再对上式两端同时取自然指数,得

$$|N| = e^{kt+C_1},$$

去绝对值符号,得

$$N = \pm e^{C_1} e^{kt}.$$

令 $C = \pm e^{C_1}$,得

$$N = Ce^{kt}, \tag{5-5}$$

其中 C 为任意常数.

依题意,函数 $N(t)$ 还需满足条件

$$N(t)\Big|_{t=0} = N_0,$$

故得 $N_0 = Ce^{k \cdot 0}$,即 $C = N_0$. 因此,细菌繁殖数目 N 与时间 t 的函数关系为

$$N = N_0 e^{kt}. \tag{5-6}$$

由上述可知,细菌数目 N 随时间 t 的增加而按照指数规律繁殖增长.

从上面的两个例子可以看出,尽管实际意义不相同,但解决问题的方法是类似的,其基本方法可归结为:首先建立一个含有未知函数的导数(或微分)的方程,再用积分的方法求出满足条件的未知函数.

5.1.2 微分方程的基本概念

定义 5.1 含有自变量、未知函数及其导数(或微分)的方程,叫作**微分方程**,在本章中可简称**方程**.

说明 在微分方程中,未知函数及其自变量可以不出现,但未知函数的导数(或微分)必须出现.

上述两个例子中的方程(5-1)和(5-4)都含有未知函数的导数,故它们都是微分方程.

若微分方程中的未知函数是一元函数,则称这种方程为**常微分方程**;若微分方程中的未知函数是多元函数,则称这种方程为**偏微分方程**. 本章只讨论常微分方程.

定义 5.2 微分方程中的未知函数的最高阶导数的阶数,叫作**微分方程的阶**.

例如，方程 $y' = e^x$ 是一阶微分方程；方程 $\dfrac{d^2 y}{dx^2} = 2x$ 是二阶微分方程.

一般地，n 阶微分方程的形式为
$$F(x, y, y', y'', \cdots, y^{(n)}) = 0,$$
其中 x 是自变量，y 是未知函数.

定义 5.3 若一个函数代入微分方程后，能使该方程成为恒等式，则称这个函数为该**微分方程的解**.

例如，函数(5-2)和(5-3)都是微分方程(5-1)的解；函数(5-5)和(5-6)都是微分方程(5-4)的解.

定义 5.4 若微分方程的解中含有任意常数，且独立的任意常数的个数与该微分方程的阶数相同，则称这样的解为该**微分方程的通解**.

说明 独立的任意常数是指任意常数间不能通过合并而使得任意常数的个数减少，独立的概念将在 §5.4 中结合线性相关性的概念得到进一步刻画.

例如，函数(5-2)是方程(5-1)的解，因为它含有一个任意常数，且方程(5-1)是一阶的，所以函数(5-2)是方程(5-1)的通解.

由于通解中含有任意常数，因此它还不能完全确定地反映某一客观事物的规律性. 若想完全确定地反映客观事物的规律性，必须确定这些常数的值.

设微分方程中的未知函数为 $F(x, y) = 0$. 如果微分方程是一阶的，通常用来确定任意常数的条件是：
$$\text{当 } x = x_0 \text{ 时}, \quad y = y_0,$$
或写成
$$y \big|_{x = x_0} = y_0,$$
其中 x_0, y_0 都是给定的值；如果微分方程是二阶的，通常用来确定任意常数的条件是：
$$\text{当 } x = x_0 \text{ 时}, \quad y = y_0, y' = y_0',$$
或写成
$$y \big|_{x = x_0} = y_0, \quad y' \big|_{x = x_0} = y_0',$$
其中 x_0, y_0 和 y_0' 都是给定的值. 称上述条件为**初值条件**.

定义 5.5 满足初值条件的微分方程的解称为**微分方程的特解**.

定义 5.6 求一阶微分方程 $F(x, y, y') = 0$ 满足初值条件 $y \big|_{x = x_0} = y_0$ 的特解问题称为一阶微分方程的**初值问题**，记作
$$\begin{cases} F(x, y, y') = 0, \\ y \big|_{x = x_0} = y_0. \end{cases}$$

微分方程通解的图形是一族曲线，称为**微分方程的积分曲线**. 初值问题的几何意义实际上就是求微分方程通过点 (x_0, y_0) 的那条积分曲线.

二阶微分方程的初值问题

$$\begin{cases} F(x,y,y',y'') = 0, \\ y\big|_{x=x_0} = y_0, y'\big|_{x=x_0} = y'_0 \end{cases}$$

的几何意义是:求微分方程通过点(x_0,y_0)且该点处的切线斜率为y'_0的那条积分曲线.

例 5.3 验证函数

$$y = C_1 e^{-x} + C_2 e^{-4x} \tag{5-7}$$

是微分方程

$$y'' + 5y' + 4y = 0 \tag{5-8}$$

的解,并求满足初值条件

$$y\big|_{x=0} = 2, \quad y'\big|_{x=0} = 1 \tag{5-9}$$

的特解.

解 由函数(5-7)得

$$y' = -C_1 e^{-x} - 4C_2 e^{-4x}, \quad y'' = C_1 e^{-x} + 16 C_2 e^{-4x}.$$

把y,y',y''代入方程(5-8),得

$$C_1 e^{-x} + 16 C_2 e^{-4x} + 5(-C_1 e^{-x} - 4 C_2 e^{-4x}) + 4(C_1 e^{-x} + C_2 e^{-4x}) \equiv 0.$$

因此,函数(5-7)是方程(5-8)的一个解.

将初值条件(5-9)代入函数(5-7)及其导函数表达式中,得

$$\begin{cases} C_1 + C_2 = 2, \\ -C_1 - 4C_2 = 1, \end{cases}$$

解得

$$C_1 = 3, \quad C_2 = -1,$$

故方程(5-8)的满足初值条件(5-9)的特解为

$$y = 3e^{-x} - e^{-4x}.$$

§5.2 几种常见的一阶微分方程

一阶微分方程的一般形式为

$$F(x,y,y') = 0,$$

或写为

$$y' = f(x,y) \quad \text{或} \quad \frac{dy}{dx} = f(x,y).$$

本节讨论几种常见的一阶微分方程的解法.

5.2.1 可分离变量的微分方程

一般地,若一阶微分方程可写成

$$\frac{dy}{dx} = f(x)g(y) \tag{5-10}$$

的形式,则称此方程为**可分离变量的微分方程**.

上述微分方程(5-10)可分离变量为

$$\frac{1}{g(y)}dy = f(x)dx \quad (g(y) \neq 0),$$

两边积分,得

$$\int \frac{1}{g(y)}dy = \int f(x)dx.$$

设 $\frac{1}{g(y)}, f(x)$ 的原函数分别为 $G(y), F(x)$,则微分方程(5-10)的通解为

$$G(y) = F(x) + C,$$

其中 C 为任意常数.

例 5.4 求微分方程

$$\frac{dy}{dx} = -\frac{x}{y}$$

的通解.

解 显然,所给方程是可分离变量的微分方程,分离变量,得

$$ydy = -xdx.$$

两端积分,

$$\int ydy = \int -xdx,$$

得

$$\frac{1}{2}y^2 = -\frac{1}{2}x^2 + C_1,$$

即

$$y^2 = -x^2 + 2C_1.$$

令 $C = 2C_1$,则得微分方程的通解为

$$y^2 = -x^2 + C$$

或

$$y = \pm\sqrt{C - x^2}.$$

说明 当通解中含 y 的关系式形式比较复杂时,可以用隐函数的形式表示 y.

例 5.5 设在一理想环境中,某种细胞的生长速度与当时的体积成正比,且当 $t=0$ 时,体积 $V = V_0$,试求该细胞在任意时刻的体积.

解 设 t 时刻细胞的体积为 $V(t)$,由题意知

$$\frac{dV(t)}{dt} = kV(t),$$

其中 k 为比例常数.显然,该方程是可分离变量的微分方程,分离变量,得

$$\frac{dV}{V} = kdt,$$

两端积分,得

$$\ln|V| = kt + C_1,$$

化简，得

$$|V| = e^{kt+C_1}, \quad 即 \quad V = \pm e^{C_1} \cdot e^{kt}.$$

令 $C = \pm e^{C_1}$，则

$$V(t) = Ce^{kt}$$

为原方程的通解.

当 $t = 0$ 时，$V = V_0$，代入原方程的通解，得 $C = V_0$，因此细胞在任意时刻的体积为

$$V(t) = V_0 e^{kt}.$$

这一函数关系表明，细胞是随时间增长而按指数规律生长的.

5.2.2　齐次微分方程

一般地，如果一阶微分方程可化为

$$\frac{dy}{dx} = g\left(\frac{y}{x}\right) \tag{5-11}$$

的形式，则称此方程为**齐次微分方程**.

例如，方程 $\frac{dy}{dx} = \frac{y}{x} + \tan\frac{y}{x}$ 是齐次微分方程.

由齐次微分方程的定义可以看到，方程(5-11)的右端是一个将 $\frac{y}{x}$ 作为整体变量的函数，所以在求解齐次微分方程时，可以应用变量代换的方法，引入新的未知函数. 具体计算过程如下：

(1) 令 $u = \frac{y}{x}$，则有 $y = ux$，对 x 求导，得

$$\frac{dy}{dx} = u + x\frac{du}{dx},$$

将上式代入微分方程(5-11)，得

$$u + x\frac{du}{dx} = g(u),$$

即

$$x\frac{du}{dx} = g(u) - u.$$

(2) 分离变量，得

$$\frac{du}{g(u) - u} = \frac{dx}{x} \quad (g(u) \neq u),$$

两边积分，得

$$\int \frac{du}{g(u) - u} = \int \frac{dx}{x}.$$

(3) 求出积分后，再以 $\frac{y}{x}$ 代替 u，便得齐次微分方程(5-11)的通解.

例 5.6　求微分方程

$$\frac{\mathrm{d}y}{\mathrm{d}x} = \frac{y}{x} + \tan\frac{y}{x}$$

满足初值条件

$$y\Big|_{x=1} = \frac{\pi}{6}$$

的特解.

解 这是一个典型的齐次微分方程. 令 $u = \frac{y}{x}$, 则

$$y = ux, \quad \frac{\mathrm{d}y}{\mathrm{d}x} = u + x\frac{\mathrm{d}u}{\mathrm{d}x},$$

代入所给微分方程,得

$$u + x\frac{\mathrm{d}u}{\mathrm{d}x} = u + \tan u.$$

分离变量,得

$$\frac{\mathrm{d}u}{\tan u} = \frac{\mathrm{d}x}{x},$$

两边积分,得

$$\ln|\sin u| = \ln|x| + \ln|C|,$$

即

$$\sin u = Cx.$$

将 $u = \frac{y}{x}$ 回代,即得所求方程的通解为

$$\sin\frac{y}{x} = Cx,$$

其中 C 为任意常数.

把初值条件代入通解中,得 $C = \frac{1}{2}$,则所求方程的特解为

$$\sin\frac{y}{x} = \frac{1}{2}x.$$

5.2.3 一阶线性微分方程

形如

$$\frac{\mathrm{d}y}{\mathrm{d}x} + P(x)y = Q(x) \tag{5-12}$$

的方程称为**一阶线性微分方程**(即未知函数 y 及其导数都是一次的方程). 若 $Q(x) \equiv 0$,则方程(5-12)称为**一阶齐次线性微分方程**;若 $Q(x) \neq 0$,则方程(5-12)称为**一阶非齐次线性微分方程**.

1. 一阶齐次线性微分方程的解法

一阶齐次线性微分方程的一般形式为

$$\frac{dy}{dx} + P(x)y = 0, \quad (5-13)$$

分离变量,得

$$\frac{dy}{y} = -P(x)dx \quad (y \neq 0),$$

两边积分,得

$$\ln|y| = -\int P(x)dx + C_1,$$

化简,得

$$y = Ce^{-\int P(x)dx} \quad (C = \pm e^{C_1}). \quad (5-14)$$

(5-14)式就是一阶齐次线性微分方程(5-13)的通解.

例 5.7 求微分方程

$$xdy + 2ydx = 0$$

的通解.

解一 方程可变形为

$$\frac{dy}{dx} + \frac{2y}{x} = 0,$$

分离变量,得

$$\frac{dy}{y} = -\frac{2}{x}dx \quad (y \neq 0),$$

两边积分,得

$$\ln|y| = -2\ln|x| + C_1,$$

故所求方程的通解为

$$y = \frac{C}{x^2} \quad (C = \pm e^{C_1}).$$

解二 直接应用一阶齐次线性微分方程的通解公式(5-14).

将 $P(x) = \frac{2}{x}$ 代入通解公式(5-14),得

$$y = Ce^{-\int \frac{2}{x}dx},$$

即所求方程的通解为

$$y = \frac{C}{x^2}.$$

2. 一阶非齐次线性微分方程的解法

一阶非齐次线性微分方程的一般形式为

$$\frac{dy}{dx} + P(x)y = Q(x) \quad (Q(x) \neq 0). \quad (5-15)$$

下面用**常数变易法**求非齐次线性微分方程(5-15)的通解.由于非齐次线性微分方程对应的齐次线性微分方程有指数形式的解(5-14),因此,不妨假设一阶非齐次线性方程的解也有类似的形式.只是将齐次线性微分方程的通解(5-14)中的常数 C 换成关于 x 的未知函数 $C(x)$,即

$$y = C(x)\mathrm{e}^{-\int P(x)\mathrm{d}x}. \qquad (5-16)$$

设函数(5-16)是方程(5-15)的通解. 函数(5-16)对 x 求导数,得

$$y' = C'(x)\mathrm{e}^{-\int P(x)\mathrm{d}x} - P(x)C(x)\mathrm{e}^{-\int P(x)\mathrm{d}x},$$

把 y,y' 代入方程(5-15),得

$$C'(x)\mathrm{e}^{-\int P(x)\mathrm{d}x} - P(x)C(x)\mathrm{e}^{-\int P(x)\mathrm{d}x} + P(x)C(x)\mathrm{e}^{-\int P(x)\mathrm{d}x} = Q(x),$$

化简,得

$$C'(x) = Q(x)\mathrm{e}^{\int P(x)\mathrm{d}x},$$

上式两边同时积分,得

$$C(x) = \int Q(x)\mathrm{e}^{\int P(x)\mathrm{d}x}\mathrm{d}x + C,$$

代入(5-16)式,即得非齐次线性微分方程(5-15)的通解为

$$y = \mathrm{e}^{-\int P(x)\mathrm{d}x}\left(\int Q(x)\mathrm{e}^{\int P(x)\mathrm{d}x}\mathrm{d}x + C\right)$$

或

$$y = C\mathrm{e}^{-\int P(x)\mathrm{d}x} + \mathrm{e}^{-\int P(x)\mathrm{d}x}\int Q(x)\mathrm{e}^{\int P(x)\mathrm{d}x}\mathrm{d}x. \qquad (5-17)$$

不难看出,(5-17)式中的第一项是对应的一阶齐次线性微分方程(5-13)的通解;第二项是一阶非齐次线性微分方程(5-15)的一个特解. 因此,一阶非齐次线性微分方程的通解等于对应的一阶齐次线性微分方程的通解与其一个特解之和.

例 5.8 求微分方程

$$y' - \frac{2}{x+1}y = (x+1)^3$$

的通解.

解一 原方程对应的齐次线性微分方程为

$$y' - \frac{2}{x+1}y = 0,$$

分离变量,得

$$\frac{\mathrm{d}y}{y} = \frac{2}{x+1}\mathrm{d}x \quad (y \neq 0),$$

两边积分,得

$$\ln|y| = 2\ln|x+1| + C_1,$$

化简,得

$$y = C(x+1)^2 \quad (C = \pm \mathrm{e}^{C_1}).$$

利用常数变易法,设

$$y = C(x)(x+1)^2 \qquad (5-18)$$

为原方程的通解.

将(5-18)式两边同时对 x 求导,得

$$y' = C'(x)(x+1)^2 + 2C(x)(x+1),$$

把 y 和 y' 代入所求方程,得

$$C'(x)(x+1)^2 + 2C(x)(x+1) - \frac{2}{x+1}C(x)(x+1)^2 = (x+1)^3.$$

化简,得

$$C'(x) = x+1,$$

两边积分,得

$$C(x) = \frac{1}{2}(x+1)^2 + C_2.$$

把 $C(x)$ 代入所设通解(5-18)式,即得原方程的通解为

$$y = \frac{1}{2}(x+1)^4 + C_2(x+1)^2.$$

解二 直接应用一阶非齐次线性微分方程的通解公式(5-17),即

$$y = e^{-\int P(x)dx}\left(\int Q(x)e^{\int P(x)dx}dx + C\right).$$

把 $P(x) = -\frac{2}{x+1}$, $Q(x) = (x+1)^3$ 代入公式,得

$$y = e^{-\int -\frac{2}{x+1}dx}\left(\int (x+1)^3 e^{\int -\frac{2}{x+1}dx}dx + C\right),$$

对上式化简,即得所求方程的通解为

$$y = \frac{1}{2}(x+1)^4 + C(x+1)^2.$$

5.2.4 伯努利方程

形如

$$\frac{dy}{dx} + P(x)y = Q(x)y^n \quad (n \neq 0, 1) \tag{5-19}$$

的方程称为**伯努利方程**.

当 $n=0$ 或 $n=1$ 时,方程(5-19)为一阶线性微分方程;当 $n \neq 0$ 且 $n \neq 1$ 时,方程(5-19)不是线性微分方程,但是可以通过变量代换,把它化为线性微分方程.

当 $y \neq 0$ 时,在方程(5-19)两端同时除以 y^n,得

$$y^{-n}\frac{dy}{dx} + P(x)y^{1-n} = Q(x). \tag{5-20}$$

引入新变量

$$z = y^{1-n},$$

则

$$\frac{dz}{dx} = (1-n)y^{-n}\frac{dy}{dx}.$$

(5-20)式两端同乘以 $1-n$,得

$$(1-n)y^{-n}\frac{dy}{dx} + (1-n)P(x)y^{1-n} = (1-n)Q(x),$$

将引入的新变量 z 及其导数代入上式,得

$$\frac{dz}{dx} + (1-n)P(x)z = (1-n)Q(x).$$

此时,方程变为一阶线性微分方程,可按照一阶线性微分方程的求解方法进行求解,然后将解得的 z 回代,便得到原方程的通解.

例 5.9 求微分方程
$$\frac{dy}{dx} = \frac{x^4 + y^3}{xy^2}$$
的通解.

解 方程可变形为
$$\frac{dy}{dx} - \frac{1}{x}y = x^3 y^{-2},$$
此方程是 $n = -2$ 的伯努利方程,引入新变量
$$z = y^3,$$
两端分别对 x 求导数,得
$$\frac{dz}{dx} = 3y^2 \frac{dy}{dx}.$$
对变形后的式子两端同乘以 $3y^2$,得
$$3y^2 \frac{dy}{dx} - \frac{3}{x}y^3 = 3x^3,$$
把新变量和新变量的导数代入上式,得
$$\frac{dz}{dx} - \frac{3}{x}z = 3x^3.$$
此时,方程变为一阶非齐次线性微分方程,其中 $P(x) = -\frac{3}{x}, Q(x) = 3x^3$,代入其通解公式 (5-17),得
$$z = e^{-\int -\frac{3}{x}dx} \left(\int 3x^3 e^{\int -\frac{3}{x}dx} dx + C \right) = e^{3\ln x} \left(3 \int x^3 e^{-3\ln x} dx + C \right)$$
$$= x^3 (3x + C).$$
把新变量回代得到所求方程的通解为
$$y^3 = x^3(3x + C).$$

§5.3 可降阶的高阶微分方程

本节主要讨论二阶及二阶以上的微分方程,即**高阶微分方程**. 有些高阶微分方程可以通过降低微分方程的阶数来求解,下面介绍三种容易降阶的高阶微分方程及其求解方法.

5.3.1 $y^{(n)} = f(x)$ 型的微分方程

微分方程

$$y^{(n)} = f(x) \qquad (5-21)$$

的右端仅含有自变量 x. 若把 $y^{(n-1)}$ 作为新的未知函数,则上式就是新未知函数的一阶微分方程. 对方程(5-21)两边同时积分,得到 $n-1$ 阶的微分方程

$$y^{(n-1)} = \int f(x) \mathrm{d}x + C_1.$$

同理,可得

$$y^{(n-2)} = \int \left[\int f(x) \mathrm{d}x + C_1 \right] \mathrm{d}x + C_2.$$

按照上述积分步骤,积分 n 次,即可得到方程(5-21)的含有 n 个任意常数的通解.

例 5.10 求微分方程 $y'' = x + \mathrm{e}^x$ 的通解.

解 对所给方程连续积分两次,得

$$y' = \int (x + \mathrm{e}^x) \mathrm{d}x = \frac{1}{2} x^2 + \mathrm{e}^x + C_1,$$

$$y = \int \left(\frac{1}{2} x^2 + \mathrm{e}^x + C_1 \right) \mathrm{d}x = \frac{1}{6} x^3 + \mathrm{e}^x + C_1 x + C_2.$$

这就是原方程的通解.

5.3.2　$y'' = f(x, y')$ 型的微分方程

微分方程

$$y'' = f(x, y') \qquad (5-22)$$

中不显含未知函数 y. 若设 $y' = P(x)$,则 $y'' = P'(x)$,代入上述方程得

$$P' = f(x, P).$$

此时,方程是一个关于变量 x, P 的一阶微分方程,设其通解为

$$P = \varphi(x, C_1),$$

又因为 $P = \dfrac{\mathrm{d}y}{\mathrm{d}x}$,代入 $P = \varphi(x, C_1)$ 中,得

$$\frac{\mathrm{d}y}{\mathrm{d}x} = \varphi(x, C_1).$$

两边积分,即得方程(5-22)的通解为

$$y = \int \varphi(x, C_1) \mathrm{d}x + C_2.$$

例 5.11 求微分方程 $y'' + \dfrac{2y'}{x} = 0$ 的通解.

解 原方程可化为

$$y'' = -\frac{2y'}{x},$$

设 $y' = P(x)$,则 $y'' = P'(x)$,代入上式,得

$$P' = -\frac{2}{x} P.$$

分离变量,得

$$\frac{\mathrm{d}P}{P} = -\frac{2}{x}\mathrm{d}x \quad (P \neq 0),$$

两边积分,得
$$\ln|P| = -2\ln|x| + C,$$

化简,得
$$P = \frac{C_1}{x^2} \quad (C_1 = \pm \mathrm{e}^C).$$

又因为 $P = \dfrac{\mathrm{d}y}{\mathrm{d}x}$,代入 $P = \dfrac{C_1}{x^2}$ 中,得
$$\frac{\mathrm{d}y}{\mathrm{d}x} = \frac{C_1}{x^2},$$

两边积分,得
$$y = -\frac{C_1}{x} + C_2,$$

即为原方程的通解.

例 5.12 求微分方程 $(1+x^2)y'' - 2xy' = 0$ 满足初值条件 $y\big|_{x=0} = 1, y'\big|_{x=0} = 3$ 的特解.

解 原方程可化为
$$y'' = \frac{2x}{1+x^2}y',$$

设 $y' = P(x)$,则 $y'' = P'(x)$,代入上式,得
$$P' = \frac{2x}{1+x^2}P.$$

分离变量,得
$$\frac{\mathrm{d}P}{P} = \frac{2x}{1+x^2}\mathrm{d}x \quad (P \neq 0),$$

两边积分,得
$$\ln|P| = \ln(1+x^2) + C,$$

化简,得
$$P = C_1(1+x^2),$$

其中 $C_1 = \pm \mathrm{e}^C$.

又因为 $P = \dfrac{\mathrm{d}y}{\mathrm{d}x}$,代入 $P = C_1(1+x^2)$ 中,得
$$\frac{\mathrm{d}y}{\mathrm{d}x} = C_1(1+x^2), \tag{5-23}$$

两边积分,即得原方程的通解为
$$y = C_1\left(\frac{1}{3}x^3 + x\right) + C_2.$$

将初值条件 $y'\big|_{x=0} = 3$ 代入 (5-23) 式中,得 $C_1 = 3$;将 $y\big|_{x=0} = 1$ 代入上述所求通解中,得 $C_2 = 1$,故原方程的特解为
$$y = x^3 + 3x + 1.$$

5.3.3 $y'' = f(y, y')$ 型的微分方程

微分方程
$$y'' = f(y, y') \tag{5-24}$$
中不显含自变量 x. 为了对此方程降阶,设
$$y' = P(y),$$
利用复合函数的求导法则把 y'' 化为对 y 的导数,即
$$y'' = \frac{dP}{dx} = \frac{dP}{dy} \cdot \frac{dy}{dx} = P\frac{dP}{dy},$$
把 y' 和 y'' 代入方程(5-24),得
$$P\frac{dP}{dy} = f(y, P).$$

此时,方程是一个关于变量 y, P 的一阶微分方程,设其通解为
$$P = \varphi(y, C_1),$$
又因为 $P = \frac{dy}{dx}$,代入 $P = \varphi(y, C_1)$ 中,所以得
$$\frac{dy}{dx} = \varphi(y, C_1).$$
分离变量,得
$$\frac{dy}{\varphi(y, C_1)} = dx \quad (\varphi(y, C_1) \neq 0),$$
两边积分,即得方程(5-24)的通解为
$$\int \frac{dy}{\varphi(y, C_1)} = x + C_2.$$

例 5.13 求微分方程 $yy'' - y'^2 = 0$ 满足初值条件 $y\big|_{x=0} = 1, y'\big|_{x=0} = 2$ 的特解.

解 原方程可化为
$$y'' = \frac{y'^2}{y},$$
令 $y' = P(y)$,则 $y'' = P\frac{dP}{dy}$,代入上式,得
$$P\frac{dP}{dy} = \frac{P^2}{y}.$$
当 $y \neq 0, P \neq 0$ 时,将上式约去 P 并分离变量,得
$$\frac{dP}{P} = \frac{dy}{y},$$
两端积分,得
$$\ln|P| = \ln|y| + C,$$
化简,得
$$P = C_1 y \quad (C_1 = \pm e^C).$$
又因为 $P = \frac{dy}{dx}$,代入 $P = C_1 y$ 中,得

$$\frac{\mathrm{d}y}{\mathrm{d}x} = C_1 y, \tag{5-25}$$

分离变量,得
$$\frac{\mathrm{d}y}{y} = C_1 \mathrm{d}x,$$

两边积分,得
$$\ln|y| = C_1 x + C_2,$$

化简,即得原方程的通解为
$$y = C_3 \mathrm{e}^{C_1 x} \quad (C_3 = \pm \mathrm{e}^{C_2}).$$

把 $y\big|_{x=0} = 1, y'\big|_{x=0} = 2$ 代入(5-25)式,得 $C_1 = 2$;把 $y\big|_{x=0} = 1$ 代入上述所求通解,得 $C_3 = 1$.故原方程的特解为
$$y = \mathrm{e}^{2x}.$$

当 $P = 0$ 时,即 $y' = 0$,从而 $y = C$,这是通解中 $C_1 = 0$ 的情形.

§5.4 二阶线性微分方程

形如
$$y'' + P(x)y' + Q(x)y = f(x) \tag{5-26}$$
的微分方程称为**二阶线性微分方程**. 若 $f(x) \equiv 0$,则方程(5-26) 称为**二阶齐次线性微分方程**;若 $f(x) \neq 0$,则方程(5-26) 称为**二阶非齐次线性微分方程**.

由 §5.2 知道,一阶非齐次线性方程的通解是由其对应的齐次线性方程的通解与非齐次线性方程的一个特解之和所构成的. 那么,二阶非齐次线性方程的通解是否也可以由其对应的齐次线性方程的通解加上非齐次线性方程的一个特解构成呢?下面讨论该问题.

5.4.1 二阶线性微分方程的解的结构

先讨论二阶齐次线性微分方程
$$y'' + P(x)y' + Q(x)y = 0. \tag{5-27}$$

定理5.1 如果函数 $y_1(x)$ 与 $y_2(x)$ 是二阶齐次线性微分方程(5-27) 的两个解,那么
$$y = C_1 y_1(x) + C_2 y_2(x) \tag{5-28}$$
也是方程(5-27) 的解,其中 C_1, C_2 是任意常数.

证 对(5-28)式求导,有
$$y' = C_1 y_1'(x) + C_2 y_2'(x),$$
$$y'' = C_1 y_1''(x) + C_2 y_2''(x),$$
把上述一阶导函数和二阶导函数代入方程(5-27) 中,得

$$C_1 y_1''(x) + C_2 y_2''(x) + P(x)[C_1 y_1'(x) + C_2 y_2'(x)] + Q(x)[C_1 y_1(x) + C_2 y_2(x)]$$
$$= [C_1 y_1''(x) + P(x) C_1 y_1'(x) + Q(x) C_1 y_1(x)] + [C_2 y_2''(x) + P(x) C_2 y_2'(x) + Q(x) C_2 y_2(x)]$$
$$= C_1 [y_1''(x) + P(x) y_1'(x) + Q(x) y_1(x)] + C_2 [y_2''(x) + P(x) y_2'(x) + Q(x) y_2(x)].$$

又因为 $y_1(x)$ 与 $y_2(x)$ 是方程(5-27)的解,所以有
$$y_1''(x) + P(x) y_1'(x) + Q(x) y_1(x) = 0,$$
$$y_2''(x) + P(x) y_2'(x) + Q(x) y_2(x) = 0,$$

故函数(5-28)是二阶齐次线性微分方程(5-27)的解.

二阶齐次线性微分方程的这个性质表明它的解符合叠加原理,此性质是齐次线性微分方程所特有的性质.

根据上述定理可知,若得到二阶齐次线性微分方程(5-27)的两个解 $y_1(x), y_2(x)$,则可得到其无数多个解 $y = C_1 y_1(x) + C_2 y_2(x)$,即 $y_1(x), y_2(x)$ 的线性组合,其中 C_1, C_2 是任意常数. 但(5-28)式是否为方程(5-27)的通解,取决于 $y_1(x), y_2(x)$ 的线性关系.

(1) 若 $y_1(x)$ 和 $y_2(x)$ 满足:
$$\frac{y_1(x)}{y_2(x)} = k \quad (k \neq 0),$$

即 $y_1(x) = k y_2(x)$,则
$$y = C_1 y_1(x) + C_2 y_2(x) = C_1 k y_2(x) + C_2 y_2(x)$$
$$= (C_1 k + C_2) y_2(x) = C y_2(x). \tag{5-29}$$

由于解(5-29)中只含一个任意常数,因此它不是方程(5-27)的通解.

(2) 若 $y_1(x)$ 和 $y_2(x)$ 满足:
$$\frac{y_1(x)}{y_2(x)} \neq k \quad (k \neq 0),$$

则(5-28)式中含有两个独立的任意常数,故解(5-28)是方程(5-27)的通解.

定义 5.7 若两个解 $y_1(x)$ 与 $y_2(x)$ 满足:
$$\frac{y_1(x)}{y_2(x)} = k \quad (k \neq 0),$$

则称这两个解为**线性相关的解**;否则称为**线性无关的解**.

定理 5.2 若函数 $y_1(x)$ 与 $y_2(x)$ 是二阶齐次线性微分方程(5-27)的两个线性无关的解,那么
$$y = C_1 y_1(x) + C_2 y_2(x)$$
是其通解,其中 C_1, C_2 是任意常数.

说明 若求出二阶齐次线性微分方程的两个线性无关的特解,则其通解就可以找到.

例 5.14 验证 $y_1 = \cos x$ 与 $y_2 = \sin x$ 是微分方程
$$y'' + y = 0$$
的两个线性无关的解,并写出其通解.

解 将 $y_1 = \cos x$ 代入方程中,有
$$y_1'' + y_1 = -\cos x + \cos x = 0;$$

将 $y_2 = \sin x$ 代入方程中,有
$$y_2'' + y_2 = -\sin x + \sin x = 0,$$
故 $y_1 = \cos x$ 与 $y_2 = \sin x$ 都是其特解.

因为 $\dfrac{y_2}{y_1} = \dfrac{\sin x}{\cos x} = \tan x$ 不恒为常数,所以 $y_1 = \cos x$ 与 $y_2 = \sin x$ 是两个线性无关的解. 因此,原方程的通解为
$$y = C_1 \cos x + C_2 \sin x \quad (C_1, C_2 \text{ 为任意常数}).$$

5.4.2 二阶常系数齐次线性微分方程

当方程 $y'' + P(x)y' + Q(x)y = 0$ 中的函数 $P(x), Q(x)$ 均为常数时,方程
$$y'' + py' + qy = 0 \quad (p, q \text{ 均为常数}) \tag{5-30}$$
称为**二阶常系数齐次线性微分方程**.

根据二阶线性微分方程解的结构可知,若已得到二阶常系数齐次线性微分方程的两个线性无关的特解 $y_1(x), y_2(x)$,那么 $y = C_1 y_1(x) + C_2 y_2(x)$ 就是它的通解,因此要求方程(5-30)的通解,需要求出它的两个线性无关的特解.

下面讨论二阶常系数齐次线性微分方程的解的特点.

若 $y = f(x)$ 为方程(5-30)的解,则 $y = f(x)$ 和它的一阶导数与二阶导数都只相差一个常数因子. 显然,指数函数 $y = e^{rx}$(当 r 为常数时)具有这样的特点,故可设 $y = e^{rx}$ 为方程(5-30)的解. 对 $y = e^{rx}$ 求一阶和二阶导数,得
$$y' = re^{rx}, \quad y'' = r^2 e^{rx},$$
将 y, y', y'' 代入方程(5-30),得
$$r^2 e^{rx} + pre^{rx} + qe^{rx} = 0,$$
即
$$e^{rx}(r^2 + pr + q) = 0.$$
因为 $e^{rx} \neq 0$,所以只要 r 满足代数方程
$$r^2 + pr + q = 0, \tag{5-31}$$
函数 $y = e^{rx}$ 就是方程(5-30)的解.

把方程(5-31)叫作微分方程(5-30)的**特征方程**,特征方程的根叫作**特征根**.

特征方程(5-31)是一个一元二次方程,根据一元二次方程的求根公式,可以分为以下三种情形进行讨论.

1. 特征方程有两个不相同的实根

当 $p^2 - 4q > 0$ 时,特征方程(5-31)有两个不相同的实根 r_1, r_2,且
$$r_1 = \frac{-p + \sqrt{p^2 - 4q}}{2}, \quad r_2 = \frac{-p - \sqrt{p^2 - 4q}}{2}.$$
此时,方程(5-30)相应地有两个特解
$$y_1 = e^{r_1 x}, \quad y_2 = e^{r_2 x},$$

且 $\dfrac{y_2}{y_1} = \dfrac{e^{r_2 x}}{e^{r_1 x}} = e^{(r_2-r_1)x}$ 不是常数,即 y_1 和 y_2 线性无关,因此,微分方程(5-30)的通解为

$$y = C_1 e^{r_1 x} + C_2 e^{r_2 x} \quad (C_1, C_2 \text{ 为任意常数}).$$

2. 特征方程有两个相同的实根

当 $p^2 - 4q = 0$ 时,特征方程(5-31)有两个相同的实根 r_1, r_2,且

$$r_1 = r_2 = -\dfrac{p}{2}.$$

此时,方程(5-30)相应地有一个特解

$$y_1 = e^{r_1 x},$$

要得出方程(5-30)的通解,还需要求出另一个特解 y_2,且 y_1 和 y_2 线性无关.

设 $\dfrac{y_2}{y_1} = u(x)$ 不为常数($u(x)$ 为待定函数),则

$$y_2 = y_1 u(x) = e^{r_1 x} u(x),$$

对 y_2 求一阶导数和二阶导数,有

$$y_2' = r_1 e^{r_1 x} u(x) + e^{r_1 x} u'(x),$$
$$y_2'' = e^{r_1 x} u''(x) + 2 r_1 e^{r_1 x} u'(x) + r_1^2 e^{r_1 x} u(x).$$

将 y_2, y_2', y_2'' 代入微分方程(5-30),得

$$[e^{r_1 x} u''(x) + 2 r_1 e^{r_1 x} u'(x) + r_1^2 e^{r_1 x} u(x)] + p[r_1 e^{r_1 x} u(x) + e^{r_1 x} u'(x)] + q e^{r_1 x} u(x) = 0,$$

化简,得

$$u''(x) + (2 r_1 + p) u'(x) + (r_1^2 + p r_1 + q) u(x) = 0.$$

因为 $r_1 = -\dfrac{p}{2}$,所以 $2 r_1 + p = 0$,且 $r_1^2 + p r_1 + q = 0$,代入上式,有

$$u'' = 0.$$

对 $u'' = 0$ 连续积分两次,得

$$u(x) = Ax + B,$$

其中 A, B 为任意常数.不妨取 $A = 1, B = 0$,则 $u(x) = x$,因而得到方程(5-30)的另一个线性无关的特解

$$y_2 = x e^{r_1 x},$$

故微分方程(5-30)的通解为

$$y = C_1 e^{r_1 x} + C_2 x e^{r_1 x} = e^{r_1 x}(C_1 + C_2 x).$$

3. 特征方程有一对共轭复根

当 $p^2 - 4q < 0$ 时,特征方程(5-31)有一对共轭复根 r_1, r_2,且

$$r_1 = \dfrac{-p + i\sqrt{4q - p^2}}{2} = \alpha + i\beta,$$

$$r_2 = \dfrac{-p - i\sqrt{4q - p^2}}{2} = \alpha - i\beta.$$

此时,微分方程(5-30)相应地有两个特解
$$y_1 = e^{(\alpha+i\beta)x}, \quad y_2 = e^{(\alpha-i\beta)x},$$
且 y_1 和 y_2 线性无关.由欧拉公式 $e^{i\theta} = \cos\theta + i\sin\theta$,可将 y_1 和 y_2 写成
$$y_1 = e^{(\alpha+i\beta)x} = e^{\alpha x}(\cos\beta x + i\sin\beta x),$$
$$y_2 = e^{(\alpha-i\beta)x} = e^{\alpha x}(\cos\beta x - i\sin\beta x).$$
为消去虚数 i,将上面两式相加除以 2,以及相减除以 2i,则分别得
$$\overline{y_1} = \frac{1}{2}(y_1 + y_2) = e^{\alpha x}\cos\beta x,$$
$$\overline{y_2} = \frac{1}{2i}(y_1 - y_2) = e^{\alpha x}\sin\beta x.$$

由定理 5.1 知,$\overline{y_1}$ 与 $\overline{y_2}$ 仍是微分方程(5-30)的两个特解,且 $\dfrac{\overline{y_1}}{\overline{y_2}} = \dfrac{e^{\alpha x}\cos\beta x}{e^{\alpha x}\sin\beta x} = \cot\beta x$ 不是常数,即 $\overline{y_1}$ 与 $\overline{y_2}$ 线性无关.因此微分方程(5-30)的通解为
$$y = e^{\alpha x}(C_1\cos\beta x + C_2\sin\beta x).$$

综上所述,求二阶常系数齐次线性微分方程
$$y'' + py' + qy = 0$$
的通解的步骤可归纳如下:

第一步,写出微分方程的特征方程;

第二步,求出特征方程的两个根;

第三步,根据特征方程的两个根的情形,按照表 5-1 写出微分方程的通解.

表 5-1

特征方程 $r^2 + pr + q = 0$ 的根	微分方程 $y'' + py' + qy = 0$ 的通解
两个不相等的实根 $r_1 \neq r_2$	$y = C_1 e^{r_1 x} + C_2 e^{r_2 x}$
两个相等的实根 $r_1 = r_2$	$y = e^{r_1 x}(C_1 + C_2 x)$
一对共轭复根 $r_1, r_2 = \alpha \pm i\beta$	$y = e^{\alpha x}(C_1\cos\beta x + C_2\sin\beta x)$

例 5.15 求微分方程 $y'' - y' - 6y = 0$ 的通解.

解 因为所给方程的特征方程为
$$r^2 - r - 6 = 0,$$
得特征根 $r_1 = -2, r_2 = 3$,即有两个不相同的实根,所以原方程的通解为
$$y = C_1 e^{-2x} + C_2 e^{3x}.$$

例 5.16 求微分方程 $y'' - 6y' + 9y = 0$ 满足初值条件 $y\big|_{x=0} = 6, y'\big|_{x=0} = 10$ 的特解.

解 因为所给方程的特征方程为
$$r^2 - 6r + 9 = 0,$$
得二重特征根 $r = 3$,即有两个相同的实根,所以原方程的通解为
$$y = C_1 e^{3x} + C_2 x e^{3x}.$$

把初值条件 $y\big|_{x=0} = 6$ 代入通解,得 $C_1 = 6$;将 $y'\big|_{x=0} = 10$ 代入

$$y' = 3C_1 e^{3x} + C_2 e^{3x}(1+3x),$$

得 $C_2 = -8$，故原方程的特解为

$$y = 6e^{3x} - 8xe^{3x} = e^{3x}(6-8x).$$

例 5.17 求微分方程 $y'' - 4y' + 13y = 0$ 的通解.

解 因为所给方程的特征方程为

$$r^2 - 4r + 13 = 0,$$

得特征根 $r_1 = 2+3i, r_2 = 2-3i$，即有一对共轭复根，所以原方程的通解为

$$y = e^{2x}(C_1 \cos 3x + C_2 \sin 3x).$$

例 5.18 求微分方程 $y'' - 2y' = 0$ 的通解.

解一 所给方程是二阶常系数齐次线性微分方程，它所对应的特征方程为

$$r^2 - 2r = 0,$$

得特征根

$$r_1 = 0, \quad r_2 = 2,$$

所以原微分方程的通解为

$$y = C_1 + C_2 e^{2x}.$$

解二 将方程化为

$$y'' = 2y',$$

因为上式的右端只含有 y'，所以方程既可以看作是 $y'' = f(x, y')$ 型可降阶的二阶微分方程，又可以看作是 $y'' = f(y, y')$ 型可降阶的二阶微分方程.

当将 $y'' = 2y'$ 看作 $y'' = f(x, y')$ 型可降阶的二阶微分方程时，令 $y' = p(x)$，则 $y'' = p'(x)$，代入 $y'' = 2y'$，得

$$p' = 2p.$$

分离变量，得

$$\frac{dp}{p} = 2dx \quad (p \neq 0),$$

两边积分，并化简，得

$$p = Ce^{2x}.$$

又因为 $p = \dfrac{dy}{dx}$，代入上式，得

$$\frac{dy}{dx} = Ce^{2x},$$

两边积分，得

$$y = \frac{1}{2}Ce^{2x} + C_1,$$

即

$$y = C_1 + C_2 e^{2x} \quad \left(C_2 = \frac{1}{2}C\right),$$

此即为原微分方程的通解.

解三 当把 $y'' = 2y'$ 看作 $y'' = f(y, y')$ 型可降阶的二阶微分方程时，令 $y' = p(y)$，则

$y'' = p \dfrac{\mathrm{d}p}{\mathrm{d}y}$,代入 $y'' = 2y'$,得

$$p \dfrac{\mathrm{d}p}{\mathrm{d}y} = 2p,$$

即

$$\dfrac{\mathrm{d}p}{\mathrm{d}y} = 2.$$

两边积分,得

$$p = 2y + C,$$

又因为 $p = \dfrac{\mathrm{d}y}{\mathrm{d}x}$,代入上式,得

$$\dfrac{\mathrm{d}y}{\mathrm{d}x} = 2y + C.$$

分离变量,得

$$\dfrac{\mathrm{d}y}{2y + C} = \mathrm{d}x,$$

两边积分,得

$$\dfrac{1}{2} \ln|2y + C| = x + C',$$

化简,得

$$y = \dfrac{\pm \mathrm{e}^{2C'}}{2} \cdot \mathrm{e}^{2x} - \dfrac{C}{2},$$

即

$$y = C_1 + C_2 \mathrm{e}^{2x} \quad \left(C_1 = -\dfrac{C}{2}, C_2 = \pm \dfrac{1}{2} \mathrm{e}^{2C'}\right),$$

此即为原微分方程的通解.

说明 由例 5.18 可知,对于同一个微分方程,有时可将其看作不同类型的特殊微分方程来求解,不同类型的微分方程有不同的求解方法,而且这些方法的难易程度也不一样,因此我们在解微分方程时,可以选择最简单的方法去求解.

§5.5 微分方程在医药学中的应用模型简介

1. 药物动力学室模型

在药物动力学中,常用简化的室模型来研究药物在体内的吸收、分布、代谢和排泄的时间过程,最简单的是一室模型,把机体设想为一个同质单元来处理.

一次快速静脉注射后,药物立即分布到血液、其他体液及组织中,并达到动态平衡,在这

种情况下,称药物的体内分布符合**一室模型**.

例 5.19 用某药进行静脉注射,已知其血药浓度下降是一级速率过程,第一次注射经一小时后,浓度降至初始浓度的 $\dfrac{\sqrt{2}}{2}$,如果要使血药浓度不低于初始浓度的一半,问经过多长时间后需要进行第二次注射?

解 设 t 时刻(单位:h)血药浓度为 $C=C(t)$,且 $C\big|_{t=0}=C_0$,则由题意知

$$\frac{\mathrm{d}C}{\mathrm{d}t}=-kC,$$

其中 k 为一级速率常数,解得

$$C=C_0\mathrm{e}^{-kt}.$$

将已知条件 $C\big|_{t=1}=\dfrac{\sqrt{2}}{2}C_0$ 代入,得

$$k=\ln\sqrt{2},$$

从而有

$$C=C_0\mathrm{e}^{-(\ln\sqrt{2})t}=C_0(\mathrm{e}^{\ln\frac{1}{2}})^{\frac{t}{2}}=C_0\left(\frac{1}{2}\right)^{\frac{t}{2}}.$$

故当 $C=\dfrac{C_0}{2}$ 时,$t=2$,即经过 2 h 后需要进行第二次注射.

例 5.20 在一次快速静脉注射给药的情况下,许多药物在体内的动力学过程,可用下列微分方程组来表述:

$$\begin{cases}\dfrac{\mathrm{d}x_1}{\mathrm{d}t}=k_{21}x_2-(k_{12}+k_{10})x_1,\\[2mm]\dfrac{\mathrm{d}x_2}{\mathrm{d}t}=k_{12}x_1-k_{21}x_2,\end{cases}$$

其中 x_1 表示血液及血流灌注充沛的器官和组织(如心、肝、肾等)在 t 时刻的药量;x_2 表示血流灌注贫乏的组织(如肌肉、皮肤等)在 t 时刻的药量;各个 k 值都是一级速率常数. 初值条件为 $x_1(0)=D,x_2(0)=0$,其中 D 表示静脉注射的剂量. 现假设药物在血液及血流灌注充沛器官和组织的理论容积为 V_1,求血药浓度 $C=\dfrac{x_1}{V_1}$ 与时间 t 的关系.

解 虽然这属于微分方程组求解问题,但是通过消元法可将它化为二阶常系数齐次线性微分方程来求解.

先在方程 $\dfrac{\mathrm{d}x_1}{\mathrm{d}t}=k_{21}x_2-(k_{12}+k_{10})x_1$ 两边对 t 求导,得

$$\frac{\mathrm{d}^2x_1}{\mathrm{d}t^2}=k_{21}\frac{\mathrm{d}x_2}{\mathrm{d}t}-(k_{12}+k_{10})\frac{\mathrm{d}x_1}{\mathrm{d}t},$$

故由方程组本身可得

$$\frac{\mathrm{d}^2x_1}{\mathrm{d}t^2}=-k_{21}k_{10}x_1-(k_{12}+k_{10}+k_{21})\frac{\mathrm{d}x_1}{\mathrm{d}t},$$

上式可写成

$$\frac{\mathrm{d}^2 x_1}{\mathrm{d}t^2} + (\alpha+\beta)\frac{\mathrm{d}x_1}{\mathrm{d}t} + \alpha\beta x_1 = 0, \tag{5-32}$$

其中

$$\alpha+\beta = k_{12}+k_{10}+k_{21}, \quad \alpha\beta = k_{21}k_{10},$$

并假定 $\alpha > \beta$.

此时，化简后的方程(5-32)是二阶常系数齐次线性微分方程，其特征方程为

$$\lambda^2 + (\alpha+\beta)\lambda + \alpha\beta = 0,$$

其中 $(\alpha+\beta)^2 - 4\alpha\beta > 0$，解得特征根为

$$\lambda_1 = -\alpha, \quad \lambda_2 = -\beta,$$

所以化简后的方程(5-32)的通解是

$$x_1 = C_1 \mathrm{e}^{-\alpha t} + C_2 \mathrm{e}^{-\beta t}.$$

将初值条件代入通解及 $\dfrac{\mathrm{d}x_1}{\mathrm{d}t} = k_{21}x_2 - (k_{12}+k_{10})x_1$ 中，得

$$C_1 = \frac{\alpha - k_{21}}{\alpha - \beta}D, \quad C_2 = \frac{k_{21}-\beta}{\alpha-\beta}D,$$

因此

$$x_1(t) = \frac{\alpha-k_{21}}{\alpha-\beta}D\mathrm{e}^{-\alpha t} + \frac{k_{21}-\beta}{\alpha-\beta}D\mathrm{e}^{-\beta t}.$$

又因为 $C = \dfrac{x_1}{V_1}$，所以

$$C = A\mathrm{e}^{-\alpha t} + B\mathrm{e}^{-\beta t}, \tag{5-33}$$

其中

$$A = \frac{D(\alpha-k_{21})}{V_1(\alpha-\beta)}, \quad B = \frac{D(k_{21}-\beta)}{V_1(\alpha-\beta)}.$$

那么，方程(5-33)就是一次快速静脉注射时常见的血药浓率 C-时间 t 的曲线方程.

2. 放射性同位素衰变模型

若化学反应速率与反应物的浓度成正比，则称为**一级反应**. 一般地，在某一变化过程中一个量的变化速率与当时的量成正比，称这种动力学过程为**一级速率过程**.

例如，放射性同位素的衰变率与其当时的量 R 成正比，为一级速率过程，即有

$$\frac{\mathrm{d}R}{\mathrm{d}t} = -\lambda R, \tag{5-34}$$

其中 λ 为比例常数. 记 $R(0) = R_0$，令 $R = \dfrac{R_0}{2}$，推得半衰期

$$T_{\frac{1}{2}} = \frac{\ln 2}{\lambda}.$$

由微分方程(5-34)，解得 $R = C\mathrm{e}^{-\lambda t}$，又由 $R(0) = R_0$ 推得常数 $C = R_0$，故有

$$R = R_0 \mathrm{e}^{-\lambda t} = R_0 \mathrm{e}^{-\frac{\ln 2}{T_{\frac{1}{2}}}t} = R_0 \left(\frac{1}{2}\right)^{\frac{t}{T_{\frac{1}{2}}}}.$$

例如元素镭(Ra)，已知每 1 600 年衰变一半，即

$$R(1\,600)=\frac{R_0}{2}, \quad 得 \quad \lambda=\frac{\ln 2}{1\,600}.$$

例 5.21 在中东巴勒斯坦地区一个山洞里发现的古人骨中,同位素 ^{14}C 与 ^{12}C 之比仅为活组织的 6.24%,已知碳-14(^{14}C)每年衰减 $\frac{1}{8\,000}$,试问此人活在多少年前?

解 设 ^{14}C 的残留量为 $N=N(t)$,据题意有

$$\frac{dN}{dt}=-\frac{1}{8\,000}N,$$

解此方程得

$$N=Ce^{-\frac{1}{8\,000}t}.$$

设当 $t=0$ 时,$N=N_0$,故推得 $C=N_0$. 由题意,经过 t 年后有 $\frac{N}{N_0}=6.24\%=0.062\,4$(因为 ^{12}C 不是放射性的物质,即不变量,故 ^{14}C 与 ^{12}C 之比即为 N 与 N_0 之比). 因此

$$N=N_0 \cdot e^{-\frac{1}{8\,000}t}=0.062\,4N_0,$$

故得

$$t=-8\,000\ln 0.062\,4\approx 22\,193.$$

由此可知,此人至少活在 22 193 年前.

3. 溶液连续稀释模型

例 5.22 设液体以 5 mL/s 的速率将药物送入容积是 400 mL 的器官中(假设器官中充满液体),且液体以同样的速率离开器官. 若液体中药物浓度是 0.1 g/mL,并假设 $t=0$ 时,器官内没有药物,试计算 t 时刻器官内的药物量.

解 设 t 时刻(单位:s)器官内药物含量为 $x(t)$,则 $\frac{dx}{dt}$ 表示器官内的药物含量的变化率. 显然,药物含量的变化率为药物进入器官的速率与药物离开器官的速率之差. 已知药物进入器官的速率为

$$5\times 0.1=0.5(g/s);$$

药物离开器官的速率为

$$5\times\frac{x}{400}=\frac{x}{80}(g/s).$$

于是有如下模型:

$$\begin{cases}\dfrac{dx}{dt}=0.5-\dfrac{x}{80},\\ x(0)=0,\end{cases}$$

上述方程是可分离变量的方程,解得

$$x(t)=40-Ce^{-\frac{1}{80}t}.$$

将初值条件 $x(0)=0$ 代入上式,得 $C=40$,故 t 时刻器官内的药物含量为

$$x(t)=40-40e^{-\frac{1}{80}t}(g).$$

4. 人口增长阻滞模型

人口的增长率受出生率和死亡率的控制，而出生率和死亡率又受自然环境、物质资源、卫生条件、社会制度等很多因素的影响，因此这是一个很复杂的问题．为了使问题简化，我们研究人口的自然增长规律．

设 $y = y(t)$ 是在时间 t 时刻人群的个体数，n, m 分别表示该人群的出生率和死亡率，则人口总的增长率为

$$\frac{dy}{dt} = (n - m)y.$$

显然，如果出生率大于死亡率，则人口总数将不断增加；反之，人口总数将逐渐减少．如果设 n, m 为常数，且 $n - m = u, u > 0$，则上式为

$$\frac{dy}{dt} = uy,$$

解此方程，得

$$y = Ce^{ut}.$$

这是一个指数增长方程式，随着时间的增加，人口总数将无限制地增加，这显然是不符合人口增加的实际情况的．

为了获得较为符合实际的人口增长模型，我们假定出生率和死亡率都是人口总数的函数，且是线性函数．这就是说，当人口总数增加时，出生率将随着人口总数的增加而减少，而死亡率却随着人口总数的增加而增加，故可设

$$n = a - by, \quad m = p + qy,$$

式中 a, b, p, q 均为正的常数．于是

$$n - m = (a - by) - (p + qy) = (a - p) - (b + q)y$$
$$= (b + q)\left(\frac{a - p}{b + q} - y\right) = \lambda(B - y),$$

式中 $\lambda = b + q, B = (a - p)/(b + q)$，则得到

$$\frac{dy}{dt} = \lambda y(B - y). \tag{5-35}$$

上式即为著名的**阻滞方程**．

现在来解上面的微分方程．先分离变量，得

$$\frac{dy}{y(B - y)} = \lambda dt,$$

利用有理函数积分的方法，有

$$\frac{1}{B}\int\left(\frac{1}{y} + \frac{1}{B - y}\right)dy = \int \lambda dt,$$

解得

$$\ln\left(\frac{y}{B - y}\right) = B\lambda t + C,$$

化简,得
$$\frac{y}{B-y} = e^{B\lambda t+C} = \frac{1}{k}e^{B\lambda t} \quad \left(\frac{1}{k} = e^C\right).$$

因此,微分方程(5-35)的通解为
$$y = \frac{\frac{1}{k}Be^{B\lambda t}}{1+\frac{1}{k}e^{B\lambda t}} = \frac{B}{1+ke^{-B\lambda t}}.$$

此模型反映了人群增长开始时是缓慢的,接着加速,最后又变慢,且在拐点的邻近增长最快.

5. 流行病学的数学模型

流行病学数学模型常通过某种疾病在其传播过程中各因素之间的相互关系来描述. 下面给出流行病学中的两种条件下的数学模型. 在此之前,首先,假设在总数是 N 的某一封闭人群中,均匀分布着为数不多的某流行病患者. 其次,为使问题简单化,假定这种流行病不存在潜伏期,即患者就是传染者. 最后,为便于问题抽象化的显性描述,把该人群分成三类:(1) 易感类,即尚未被流行病感染的人群,用 S 代表其人数;(2) 感染类,即已被流行病感染并成为感染源的人群,用 I 代表其人数;(3) 移出类,即因患流行病而死亡、治愈或隔离的人群,用 R 代表其人数. 当人群封闭时,$N = S + I + R$ 成立. 同时,易感类人数 S 是时间 t 的不增函数,其变化率 $\frac{dS}{dt}$ 仅与 S 本身及感染类人数 I 有关. 假定人群中个体之间的接触是均匀的,那么可以认为易感类人群的变化率 $\frac{dS}{dt}$ 与 S 和 I 之积成正比,则有
$$\frac{dS}{dt} = -kSI,$$
式中 k 为传染率.

(1) 无移出类流行病学简单模型.

首先,考虑在任何时候都满足 $R = 0$ 的情况,这种无移出模型是流行病学中的一种最简模型,适用于有高度传染力,但尚未严重到发生死亡或需要隔离的疾病. 如某种上呼吸道感染疾病.

因为
$$\frac{dS}{dt} = -kSI,$$
且 $N = S + I$,所以可以得到
$$\frac{dS}{dt} = -kS(N-S). \tag{5-36}$$

对上式先分离变量再积分,即得方程(5-36)的通解为
$$\frac{1}{N}\ln\frac{S}{N-S} = -kt + C.$$

假定初始时刻($t=0$)存在 S_0 个易感类的人和 I_0 个感染类的人,即 $N=S_0+I_0$,那么可以求得

$$C = \frac{1}{N}\ln\frac{S_0}{N-S_0} = \frac{1}{N}\ln\frac{S_0}{I_0},$$

进而方程(5-36)的特解为

$$\frac{1}{N}\ln\frac{S}{N-S} = -kt + \frac{1}{N}\ln\frac{S_0}{I_0},$$

则有

$$S = \frac{S_0 N}{S_0 + I_0 e^{Nkt}},$$

因此

$$I = \frac{I_0 N}{I_0 + S_0 e^{-Nkt}}.$$

由上式可以发现,若 $t \to +\infty$,则 $I \to N$. 因此,在无移出类流行病学简单模型中,所有易感者都将转变成感染类. 由方程(5-36)可以得出,当 $S = \frac{N}{2}$ 时,即当易感类人数减至总人数的一半时,发病率达到峰值.

(2) 有移出类流行病学数学模型.

现在考虑 $R \ne 0$ 的情况. 同样,为使问题简单化,进一步假定已患该流行病的感染类人群在痊愈后可获得终身免疫力,即感染类人群病愈后就成为了永久移出类人群. 由于影响移出类人数 R 变化率 $\frac{dR}{dt}$ 的因素仅仅是感染类人数 I,因此可以认为有下式成立:

$$\frac{dR}{dt} = cI,$$

式中 c 为移出率.

又因为假定

$$\frac{dS}{dt} = -kSI,$$

式中 k 为传染率,并且有

$$N = S + I + R,$$

所以由上述三个等式,可得

$$\frac{dI}{dt} = kSI - cI = (kS - c)I,$$

于是有

$$\frac{dI}{dS} = \frac{dI}{dt} \Big/ \frac{dS}{dt} = \frac{(kS-c)I}{-kSI} = \frac{c-kS}{kS}.$$

对于上述微分方程,不妨假设 $I = I(S)$,然后进行微分方程求解. 同时假定初始时刻 $t=0$ 时,$I(0) = I_0, S(0) = S_0, R(0) = 0$. 最后解得

$$I = \frac{c}{k}\ln\frac{S}{S_0} - S + N.$$

令 $r = \dfrac{c}{k}$，称此值为**流行病的阈值**. 由 $\dfrac{\mathrm{d}I}{\mathrm{d}t} = kSI - cI = (kS - c)I$ 可知，当 $S < r$ 时，$\dfrac{\mathrm{d}I}{\mathrm{d}t} < 0$，即当 $S < r$ 时，I 是 t 的减函数. 也就是说，随着时间的推移，I 不断变小. 特别地，当 $S_0 \leqslant r$ 时，对一切 S，都有 $S < r$，在这种情况下，流行病不会传播开；只有当 $S_0 > r$ 时，流行病才会得以流行；而在 S 减至 r 时，传播达到峰值，此后，感染人数才会逐渐减少.

§5.6 MATLAB 实验

在 MATLAB 中，可用命令 dsolve 求常微分方程的通解，包括可分离变量的微分方程，齐次微分方程，一阶、二阶、n 阶齐次和非齐次线性微分方程，可降阶的高阶微分方程等. 其基本使用格式如下：

    dsolve('eqn','var')　　eqn 表示常微分方程，var 表示变量，默认是 t；

    dsolve('eqn1','eqn2',…,'eqnm','var')　有 m 个方程，var 表示变量，默认是 t.

实验 5.1　解下列微分方程：

(1) $xy'\ln x + y = ax(\ln x + 1)$；　　(2) $y'' + 2y' + 5y = \sin 2x$；

(3) $y''' + y'' - 2y' = x(\mathrm{e}^x + 4)$.

(1) 输入：

    y1=dsolve('x*Dy*log(x)+y=a*x*(log(x)+1)','x')

运行结果为

    y1=

      a*x+C1/log(x)

(2) 输入：

    y2=dsolve('D2y+2*Dy+5*y=sin(2*x)','x')

运行结果为

    y2=

      cos(2*x)*(cos(4*x)/68+sin(4*x)/17-1/4)-sin(2*x)*(cos(4*x)/17-sin(4*x)/68)

      +C2*cos(2*x)*exp(-x)+C3*sin(2*x)*exp(-x)

(3) 输入：

    y3=dsolve('D3y+D2y-2*Dy=x*(exp(x)+4)','x')

运行结果为

    y3=

      C5/6+x/3+(4*exp(x))/27+C6*exp(x)-(x*exp(x))/9-exp(x)*(x/3+(4*x*exp(-x))/3

      +(2*x^2*exp(-x))/3-exp(-x)*(C5/3-4/3)-x^2/6)-x^2/3+C7*exp(-2*x)-1/6

习 题 五

1. 下列方程中哪个是微分方程?并指出其阶数：
   (1) $2y''=3y'$；
   (2) $y^2-x^2+4=0$；
   (3) $xy'''+2y''+x(y')^5+y=0$；
   (4) $ydy-(x+1)dx=0$；
   (5) $y^{(5)}+\cos x+4x=0$；
   (6) $y^{(4)}-5x^2y'=0$.

2. 求下列微分方程的通解：
   (1) $(1-x^2)ydy=x(y^2-1)dx$；
   (2) $e^x dx=dx+\sin 2y dy$；
   (3) $\sin x\cos y dx=\cos x\sin y dy$；
   (4) $y'-xy'=a(y^2+y')$；
   (5) $y'=\dfrac{\cos x}{3y^2+e^y}$；
   (6) $(y+3)dx+\cot x dy=0$；
   (7) $(1+x)y'=2e^{-y}-1$；
   (8) $y'=\dfrac{y}{x}+e^{\frac{y}{x}}$；
   (9) $x\dfrac{dy}{dx}+2\sqrt{xy}=y\ (x<0)$；
   (10) $y(1+x^2y^2)dx=xdy$；
   (11) $\dfrac{dy}{dx}+\dfrac{y}{x}=(\ln x)y^2$；
   (12) $\dfrac{dy}{dx}=\dfrac{1}{(x+y)^2}$；
   (13) $\dfrac{dy}{dx}=\dfrac{1}{x-y}+1$；
   (14) $x\dfrac{dy}{dx}+y=x^3$；
   (15) $\dfrac{dy}{dx}=y+\sin x$；
   (16) $\dfrac{dy}{dx}-\dfrac{2y}{x+1}=(x+1)^3$；
   (17) $\dfrac{ds}{dt}=-s\cos t+\dfrac{1}{2}\sin 2t$；
   (18) $xy'+y=x^2+3x+2$.

3. 求下列微分方程满足初值条件的特解：
   (1) $y'=e^{3x-y},y\big|_{x=0}=1$；
   (2) $y'\sin x=y\ln y,y\big|_{x=\frac{\pi}{2}}=e$；
   (3) $xy'-4e^{-y}+1=0,y\big|_{x=-2}=0$；
   (4) $y^2dx-xydy+dx=0,y\big|_{x=1}=0$；
   (5) $\dfrac{dy}{dx}+\dfrac{y}{x}=\dfrac{\sin x}{x},y\big|_{x=\pi}=1$；
   (6) $xy'+y-e^x=0,y\big|_{x=1}=3e$.

4. 求下列二阶或三阶微分方程的通解：
   (1) $y'''=xe^x$；
   (2) $y''+y'+y=0$；
   (3) $y''=x+\sin x$；
   (4) $y''=y'-x$；
   (5) $y''+2y'+3y=0$；
   (6) $y''-4y=0$；
   (7) $y''-y=4\sin x+5\cos x$；
   (8) $2y''+y'-y=2e^x$；
   (9) $y''-3(y')^2=0$；
   (10) $y''=yy'$.

5. 求下列二阶常系数齐次线性微分方程满足初值条件的特解：
   (1) $y^3y''=a,y\big|_{x=0}=1,y'\big|_{x=0}=0$；
   (2) $y''+4y'+29y=0,y\big|_{x=0}=0,y'\big|_{x=0}=15$；

(3) $y'' + y' - 2y = 0, y\big|_{x=0} = 0, y'\big|_{x=0} = 0$.

6. 设 $f(x)$ 具有二阶导数,且满足 $(x+1)\int_0^x f'(t)dt - \int_0^x t \cdot f'(t)dt = \frac{1}{2}x^2 - f(x)$,求 $f(x)$.

7. 设曲线在任意点 $M(x,y)$ 处的切线斜率等于该点横坐标的平方,求:(1) 曲线方程;(2) 过点(1,2) 的曲线方程.

8. 设方程 $y'' + 9y = 0$ 的一条积分曲线通过点 $(\pi, -1)$,且在该点处与直线 $y + 1 = x - \pi$ 相切,求这条积分曲线的方程.

9. 放射性碘^{131}I广泛用来研究甲状腺的机能,^{131}I的瞬时放射速率与它当时所存在的量成正比.设^{131}I原有的质量为 15 mg,问 12 天后还剩多少(已知^{131}I 的半衰期为 8 天)?

10. 某些疾病的传播或生物种群的生长有明显的周期性,下列方程可看作描述周期性现象的简单数学模型:

$$\frac{dx}{dt} = rx\cos t \quad (r \text{ 为正常数}).$$

假定 $t = 0$ 时,$x = x_0$,求 x 随时间 t 的变化规律.

11. 为了研究药片的溶解浓度 $C(t)$,将药片嵌入管内,使它仅有一面与溶液接触,以保持接触面积 A 不变,经实验测定,微溶药片在时刻 t 的溶解速度与药片的表面积 A 及浓度差 $C_S - C$ 的乘积成正比(正比系数为 k),求溶解浓度 $C(t)$(其中 C_S 是药溶液的饱和浓度,把药片嵌在管内,仅一面与溶液接触,C_S 和 A 是不变的常量).

12. 细菌在适当的条件下其增长率与当时的量成正比.若已知其在第三天内增长了 2 455 个;在第五天内增长了 4 314 个,试求该细菌的增长速率常数.

13. 用命令 dsolve 求下列微分方程的解:

(1) $y'' + y' - 2y = 0$; (2) $(1 + e^x)yy' = e^x, y\big|_{x=0} = 0$.

第六章　多元函数微积分

在数学领域中,常常会遇到一个变量依赖多个变量的情形,这就提出多元函数及多元函数的微积分问题.本章将在一元函数微积分学的基础上,以二元函数为主,讨论多元函数微积分及其应用.

§6.1　空间解析几何简介

6.1.1　空间直角坐标系

在平面解析几何中,通过利用平面直角坐标系把平面上的点与二元有序实数对(x,y)相对应;把平面上的曲线与方程$F(x,y)=0$相对应,从而方便研究一元函数的性质.为研究二元函数的特征和性质,现引入空间直角坐标系.

在空间内任取一定点O,过点O作三条互相垂直的数轴Ox,Oy与Oz(见图6-1),它们都以点O为坐标原点,且具有相同的长度单位,这三条数轴分别称为x轴(横轴)、y轴(纵轴)与z轴(竖轴),统称为**坐标轴**,交点O称为**坐标原点**.三条轴的正向构成右手系,即将右手伸直,拇指向上的方向为z轴的正向,其余四指的指向为x轴的正向,四指弯曲$90°$后的指向为y轴的正向.这样便建立了一个空间直角坐标系$Oxyz$.

在空间直角坐标系中,任意两条坐标轴所确定的平面称为**坐标平面**.显然,有三个坐标平面,分别为xOy,yOz,zOx平面.三个坐标平面将空间分为八个部分,每一部分称为一个**卦限**,其顺序规定如图6-2所示.

在平面直角坐标系中,平面上的一点与一个有序实数对相对应.类似地,利用空间直角坐标系可以把空间内的一点与一个三元有序实数组相对应.设M是空间内的一个已知点,过点M作三个平面,分别与x轴、y轴和z轴垂直.这三个平面与三条坐标轴的交点(垂足)分别记为A,B,C,则这三个点在x轴、y轴和z轴上的坐标分别是x,y和z.于是空间内的一点M就唯一确定了

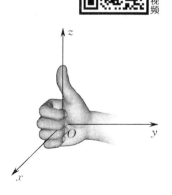

图6-1

一个三元有序数组(x,y,z);反之,对于任意一个有序数组(x,y,z),分别在 x 轴、y 轴和 z 轴上取坐标为 x,y 和 z 的点 A,B 和 C,并过点 A,B 和 C 分别作垂直于 x 轴、y 轴和 z 轴的平面,则这三个平面必相交于空间唯一的一点 M.这样通过空间直角坐标系,就建立了空间一点 M 与有序数组(x,y,z)之间的一一对应关系(见图 6-3).有序数组(x,y,z)称为点 M 的**坐标**,x,y,z 分别称为点 M 的**横坐标**、**纵坐标**和**竖坐标**.

图 6-2   图 6-3

位于坐标平面或坐标轴上的点,约定它不属于任何卦限.这些点的坐标有以下特点:原点 O 的坐标为$(0,0,0)$,x 轴上点的坐标为$(x,0,0)$,y 轴上点的坐标为$(0,y,0)$,z 轴上点的坐标为$(0,0,z)$,xOy 平面上点的坐标为$(x,y,0)$,yOz 平面上点的坐标为$(0,y,z)$,zOx 平面上点的坐标为$(x,0,z)$.

如果设 $M(x_1,y_1,z_1)$ 和 $N(x_2,y_2,z_2)$ 为空间内的任意两点,容易得到这两点间的距离为
$$|MN| = \sqrt{(x_2-x_1)^2+(y_2-y_1)^2+(z_2-z_1)^2}. \tag{6-1}$$
特别地,点 $M(x,y,z)$ 与原点 $O(0,0,0)$ 的距离为
$$|OM| = \sqrt{x^2+y^2+z^2}.$$
不难看出,上述两个公式是平面直角坐标系中两点间距离公式的推广.

例 6.1 已知点 $P(3,4,5)$,分别求与 P 点关于原点,以及坐标平面 xOy,yOz,zOx 对称的点 P_1,P_2,P_3,P_4 的坐标.

解 点 P_1,P_2,P_3,P_4 的坐标分别为
$$P_1(-3,-4,-5),\quad P_2(3,4,-5),\quad P_3(-3,4,5),\quad P_4(3,-4,5).$$

例 6.2 求点 $P_1(2,5,4)$ 与点 $P_2(-2,6,1)$ 之间的距离.

解 根据两点间距离公式(6-1),得
$$|P_1P_2| = \sqrt{(-2-2)^2+(6-5)^2+(1-4)^2} = \sqrt{16+1+9} = \sqrt{26}.$$

例 6.3 已知 xOy 坐标面上一点 P 与点 $A(0,3,4)$ 和点 $B(3,0,4)$ 的距离相等,且与原点的距离为 $3\sqrt{2}$,求点 P 的坐标.

解 由于点在 xOy 平面上,因此可设所求的点为 $P(x,y,0)$,据题意有
$$\begin{cases} |PA| = |PB|, \\ |OP| = 3\sqrt{2}, \end{cases}$$
即
$$\begin{cases} \sqrt{(0-x)^2+(3-y)^2+(4-0)^2} = \sqrt{(3-x)^2+(0-y)^2+(4-0)^2}, \\ \sqrt{x^2+y^2} = 3\sqrt{2}. \end{cases}$$
化简,有
$$\begin{cases} x = y, \\ x^2+y^2 = 18, \end{cases}$$
解得 $x=y=3$ 或 $x=y=-3$,故所求的点 P 为 $(3,3,0)$ 或 $(-3,-3,0)$.

6.1.2 曲面与曲线的一般概念

空间曲面为空间点的集合,它与空间点的坐标 (x,y,z) 存在密切联系,空间中任一曲面(包括平面)均可以用方程 $F(x,y,z)=0$ 来表示. 如果曲面 S 与该方程满足下列关系:S 上任意点的坐标都满足方程 $F(x,y,z)=0$;反之,坐标满足这个方程的点都在曲面 S 上,则称 $F(x,y,z)=0$ 为曲面 S 的**曲面方程**,而曲面 S 称为该方程的**图形**.

对于空间曲面的研究将涉及以下三个基本问题:
(1) 建立曲面方程;
(2) 描述由方程所表示的曲面的形状;
(3) 如果曲面相交,产生曲线,则联立方程:
$$\begin{cases} F(x,y,z) = 0, \\ G(x,y,z) = 0, \end{cases}$$
即得曲面 $F(x,y,z)=0$ 与 $G(x,y,z)=0$ 的交线.

例 6.4 求垂直平分线段 AB 的平面方程,其中 $A(1,2,3),B(3,-1,2)$.

解 设 $M(x,y,z)$ 为所求平面上任意一点,据条件有 $|MA|=|MB|$.
根据两点间距离公式,有
$$\sqrt{(x-1)^2+(y-2)^2+(z-3)^2} = \sqrt{(x-3)^2+(y+1)^2+(z-2)^2},$$
整理得所求平面方程为
$$2x-3y-z = 0.$$

6.1.3 空间平面与直线

1. 平面方程

空间平面方程有多种形式,现给出如下两种形式.

图 6-4

(1) 截距式：

$$\frac{x}{a} + \frac{y}{b} + \frac{z}{c} = 1,$$

其中 a,b,c 分别为该平面在 x 轴，y 轴，z 轴上的截距（见图 6-4）.

(2) 一般式：

$$Ax + By + Cz + D = 0,$$

其中 A,B,C 不同时为零. 对于平面一般式方程的几种特殊情况，我们列表讨论（见表 6-1）.

表 6-1

平面方程	特征
$Ax + By + Cz = 0$	平面通过原点
$By + Cz + D = 0$ $Ax + Cz + D = 0$ $Ax + By + D = 0$	平行于 x 轴 平行于 y 轴 平行于 z 轴
$Ax + D = 0$ 或 $x = a$ $By + D = 0$ 或 $y = b$ $Cz + D = 0$ 或 $z = c$	垂直于 x 轴 垂直于 y 轴 垂直于 z 轴
$x = 0$ $y = 0$ $z = 0$	与 yOz 坐标面重合 与 zOx 坐标面重合 与 xOy 坐标面重合

例 6.5 求过点 $P_1(1,2,3), P_2(3,4,5), P_3(-2,-4,-5)$ 的平面方程.

解 设所求平面方程为

$$\frac{x}{a} + \frac{y}{b} + \frac{z}{c} = 1.$$

因为点 P_1, P_2, P_3 在平面上，所以这三点坐标均满足平面方程，即

$$\begin{cases} \dfrac{1}{a} + \dfrac{2}{b} + \dfrac{3}{c} = 1, \\ \dfrac{3}{a} + \dfrac{4}{b} + \dfrac{5}{c} = 1, \\ \dfrac{-2}{a} + \dfrac{-4}{b} + \dfrac{-5}{c} = 1. \end{cases}$$

解得 $a = \dfrac{1}{2}, b = -\dfrac{1}{5}, c = \dfrac{1}{3}$，因此，所求平面方程为

$$2x - 5y + 3z - 1 = 0.$$

2. 两平面的夹角

已知两个平面

$$A_1 x + B_1 y + C_1 z + D_1 = 0,$$
$$A_2 x + B_2 y + C_2 z + D_2 = 0,$$

则这两平面夹角 φ 的余弦为

$$\cos \varphi = \frac{A_1 A_2 + B_1 B_2 + C_1 C_2}{\sqrt{A_1^2 + B_1^2 + C_1^2} \sqrt{A_2^2 + B_2^2 + C_2^2}}. \quad (6-2)$$

例 6.6 求平面 $2x - y + z + 4 = 0$ 与 $x + y + 2z - 3 = 0$ 的夹角.

解 设所给两平面的夹角为 θ,则由公式(6-2)得

$$\cos \theta = \frac{2 \times 1 + (-1) \times 1 + 1 \times 2}{\sqrt{2^2 + (-1)^2 + 1^2} \sqrt{1^2 + 1^2 + 2^2}} = \frac{1}{2},$$

故 $\theta = \frac{\pi}{3}$.

3. 空间直线方程

空间直线有多种表示形式,其方程的一般形式为

$$\begin{cases} A_1 x + B_1 y + C_1 z + D_1 = 0, \\ A_2 x + B_2 y + C_2 z + D_2 = 0. \end{cases}$$

§6.2 多元函数的基本概念

6.2.1 平面点集与区域

在一元函数中,自变量的变化范围(定义域)是在数轴上讨论的,一般为一个区间. 但对于二元函数,有两个自变量,其定义域需要扩展到平面上进行讨论. 下面介绍平面点集和区域的基本概念.

平面点集是指平面上具有某种共同属性的所有点构成的集合.

例 6.7 平面上以原点为中心、以 1 为半径的圆及内部是一个平面点集,如图 6-5 所示,用集合可表示为

$$A = \{(x,y) \mid x^2 + y^2 \leqslant 1\}.$$

二元函数的定义域常常是 xOy 面上由一条或几条曲线所围成的区域,围成区域的曲线称为该区域的**边界**,包括整个边界在内的区域称为**闭区域**;不包括边界任何一点的区域称为**开区域**.

图 6-5

6.2.2 多元函数

1. 多元函数的基本概念

之前所讨论的对象都是一元函数,只依赖一个自变量.然而在许多实际问题中,变量之间的对应关系常常依赖多个自变量.下面给出两个实例.

例 6.8 梯形的面积 S 与上底 a、下底 b、高 h 之间的关系是

$$S = \frac{h}{2}(a+b).$$

显然,S 随着 a,b,h 的变化而变化,当 a,b,h 在一定范围($a>0,b>0,h>0$)内取定值时,S 的对应值即可确定,故 S 是关于变量 a,b,h 的一个三元函数.

例 6.9 在一氧化氮 NO 的氧化过程中,氧化速度 v 与 NO 的克分子浓度 x,O_2 的克分子浓度 y 之间的关系为

$$v = kx^2 y,$$

其中 k 是反应速度常数.v 随 x,y 的变化而改变,当 x,y 在一定范围($0 \leqslant x \leqslant 1, 0 \leqslant y \leqslant 2$)内取一组定值时,$v$ 可确定相应的值,故 v 是关于变量 x,y 的二元函数.

定义 6.1 设某一变化过程中有三个变量 x,y 和 z,D 是 xOy 平面上的区域.如果在 D 内任取一个点 (x,y),按某种对应规律,总有唯一的一个 z 值与之对应,则称 z 为变量 x,y 的**二元函数**,记为

$$z = f(x,y) \quad (\text{或 } z = z(x,y)), \quad (x,y) \in D,$$

其中 x,y 叫作**自变量**,z 叫作**因变量**,自变量的取值范围叫作**定义域**.若 $(x_0,y_0) \in D$,则 $z_0 = f(x_0,y_0)$ 称为函数 $z = f(x,y)$ 在点 (x_0,y_0) 处的**函数值**,函数值的全体构成的集合称为 z 的**值域**.

一般地,把具有两个及两个以上自变量的函数统称为**多元函数**.n 元函数可记为

$$y = f(x_1, x_2, \cdots, x_n),$$

其中 $x_1, x_2, \cdots, x_n$ 为自变量,y 为因变量.

例 6.10 已知 $f(x,y) = \sqrt{x^2+y^2} - \arccos \frac{x^2+y^2}{4}$,求 $f(2,0), f(2x, x+y)$.

解 $f(2,0) = \sqrt{2^2+0^2} - \arccos \frac{2^2+0^2}{4} = 2-0 = 2$,

$$f(2x, x+y) = \sqrt{(2x)^2+(x+y)^2} - \arccos \frac{(2x)^2+(x+y)^2}{4}.$$

例 6.11 求 $f(x,y) = \dfrac{1}{x^2+y^2}$ 的定义域.

解 要使 $f(x,y)$ 有意义,必须满足 $x^2+y^2 \neq 0$,即 xOy 平面上除去原点 $(0,0)$ 外的所有点,用集合表示为 $D = \{(x,y) | x^2+y^2 \neq 0\}$.

例 6.12 求 $f(x,y) = \arcsin \dfrac{x}{3} + \arccos \dfrac{y}{4}$ 的定义域.

解 要使 $f(x,y)$ 有意义，必须满足不等式组

$$\begin{cases} -1 \leqslant \dfrac{x}{3} \leqslant 1, \\ -1 \leqslant \dfrac{y}{4} \leqslant 1, \end{cases}$$

即

$$\begin{cases} -3 \leqslant x \leqslant 3, \\ -4 \leqslant y \leqslant 4, \end{cases}$$

如图 6-6 所示. 所以函数的定义域表示为

$$D = \{(x,y) \mid -3 \leqslant x \leqslant 3, -4 \leqslant y \leqslant 4\}.$$

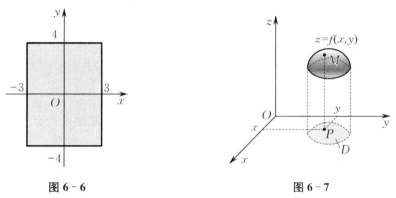

图 6-6

图 6-7

2. 二元函数的几何意义

通常，二元函数 $z = f(x,y)$ 的定义域 D 是 xOy 平面上的一个区域，对于 D 内任一点 $P(x,y)$，都可按照对应规律求出对应的函数值 $z = f(x,y)$. 这样，以 x 为横坐标、y 为纵坐标、z 为竖坐标，在空间就确定了一点 $M(x,y,z)$. 当点 $P(x,y)$ 取遍定义域 D 内的所有点时，点 $M(x,y,z)$ 的轨迹就形成一个空间曲面. 因此，二元函数 $z = f(x,y)$ 在空间直角坐标系中表示为一个曲面，如图 6-7 所示.

6.2.3 二元函数的极限与连续

1. 二元函数的极限

与一元函数类似，二元函数 $z = f(x,y)$ 也需讨论极限问题. 下面给出二元函数的极限定义.

定义 6.2 设二元函数 $z = f(x,y)$ 在点 $P_0(x_0, y_0)$ 的某一邻近区域内有定义（点 P_0 可以除外）. 如果当点 $P(x,y)$ 以任何方式趋近于点 $P_0(x_0, y_0)$ 时，函数 $f(x,y)$ 的值都趋近于一个确定的常数 A，则称 A 是函数 $f(x,y)$ 当 $P \to P_0$ 时的极限，或称为**二重极限**，有下列几种记法：

$$\lim_{\substack{x \to x_0 \\ y \to y_0}} f(x,y) = A \quad \text{或} \quad \lim_{\rho \to 0} f(x,y) = A,$$

其中
$$\rho = \sqrt{(x-x_0)^2 + (y-y_0)^2},$$
也可记为
$$f(x,y) \to A \quad (x \to x_0, y \to y_0)$$
或
$$f(x,y) \to A \quad (\rho \to 0).$$

例 6.13 设 $f(x,y) = (2x+3y)\sin\dfrac{1}{x}\cos\dfrac{1}{y^2}$，求证：$\lim\limits_{\substack{x\to 0\\y\to 0}} f(x,y) = 0$.

证 因为
$$|f(x,y)-0| = |2x+3y|\left|\sin\dfrac{1}{x}\right|\left|\cos\dfrac{1}{y^2}\right| \leqslant 2|x|+3|y|,$$
所以当 $x \to 0, y \to 0$ 时，$f(x,y) \to 0$，故
$$\lim_{\substack{x\to 0\\y\to 0}} f(x,y) = 0.$$

这里要特别指出，$f(x,y)$ 在点 $(0,0)$ 处无定义，但极限存在.

说明 在二元函数的极限定义中，点 $P(x,y)$ 必须是以任何方式趋向于点 $P_0(x_0,y_0)$. 也就是说，点 P 可以沿任何曲线趋向于点 P_0，不能依据点 P 以某一特殊方式趋向于点 P_0 时，$f(x,y)$ 趋近某个确定值的结论来判定 $f(x,y)$ 的极限存在.

例 6.14 讨论函数
$$f(x,y) = \begin{cases} \dfrac{2x^2+xy+2y^2}{x^2+y^2}, & x^2+y^2 \neq 0, \\ 0, & x=0, y=0 \end{cases}$$
当 $x \to 0, y \to 0$ 时的极限是否存在.

解 当点 $P(x,y)$ 沿 x 轴趋向于点 $(0,0)$ 时，有
$$\lim_{x\to 0} f(x,0) = \lim_{x\to 0} \dfrac{2x^2}{x^2} = 2;$$
当点 $P(x,y)$ 沿 y 轴趋向于点 $(0,0)$ 时，有
$$\lim_{y\to 0} f(0,y) = \lim_{y\to 0} \dfrac{2y^2}{y^2} = 2.$$
但不能据此判定当 $x \to 0, y \to 0$ 时，$f(x,y)$ 的极限为 2，因为以上两种情况仅为特殊方式.

当点 $P(x,y)$ 沿直线 $y = kx (k \neq 0)$ 趋向于点 $(0,0)$ 时，则有
$$\lim_{\substack{x\to 0\\y=kx}} f(x,y) = \lim_{x\to 0} \dfrac{x^2(2+k+2k^2)}{x^2(1+k^2)} = \dfrac{2+k+2k^2}{1+k^2}.$$
显然，该极限值随 k 值的不同而变化，并不是一个确定的常数，故函数 $z = f(x,y)$ 当 $x \to 0, y \to 0$ 时的极限不存在.

2. 二元函数的连续性

在极限概念的基础上，很容易建立二元函数的连续性概念.

定义 6.3 设函数 $f(x,y)$ 在点 $P_0(x_0,y_0)$ 及其某一邻近区域内有定义，并且有

$$\lim_{\substack{x \to x_0 \\ y \to y_0}} f(x,y) = f(x_0, y_0),$$

则称函数 $f(x,y)$ 在点 $P_0(x_0, y_0)$ 处**连续**.

如果二元函数 $f(x,y)$ 在区域 D 内的每一点都连续,则称 $f(x,y)$ 在区域 D 内连续. 二元连续函数的图形是一个"无漏洞""无裂缝"的曲面. 若要求其在 D 内任一点 $P_0(x_0, y_0)$ 处的极限值,只需要求出该函数在点 $P_0(x_0, y_0)$ 处的函数值即可,例如,

$$\lim_{\substack{x \to 1 \\ y \to 3}} (x^2 + 3xy - y^2 + 4) = 1^2 + 3 \times 1 \times 3 - 3^2 + 4 = 5.$$

使得函数不连续的点称为**间断点**. 间断点可能是离散的,也可能构成一条直线或曲线.

例 6.15 设 $z = f(x,y) = \dfrac{x^2 - y^2}{x - y}$,讨论其连续性.

解 因为 $f(x,y)$ 在 xOy 平面上的直线 $y = x$ 上无定义,所以这条直线上的点均为 $f(x,y)$ 的间断点.

例 6.15 中二元函数所表示的空间曲面是平面 $z = x + y$,且对应于 xOy 平面上的直线 $y = x$ 有一条"缝".

与一元连续函数类似,二元连续函数的和、差、积、商(分母不为零)仍为连续函数,二元连续函数的复合函数也是连续函数,因此,二元初等函数在其定义域内是连续的. 二元连续函数在有界闭区域 D 上一定有最大值、最小值,且为有界函数,这里不再赘述.

§6.3 偏导数与全微分

6.3.1 偏导数

介绍一元函数时,我们是从函数的变化率引入导数的概念. 对于多元函数同样存在变化率问题,但因为多元函数的自变量不止一个,所以因变量与自变量间的关系比一元函数复杂,因此,先考虑多元函数关于其中一个自变量的变化率. 以二元函数 $z = f(x,y)$ 为例,在考虑 z 对自变量 x 的变化率时,固定自变量 y(视为常量),则 z 是自变量 x 的一元函数;同样,若固定自变量 x(视为常量),就可以讨论 z 对自变量 y 的变化率.

设函数 $z = f(x,y)$ 在点 $P_0(x_0, y_0)$ 的某一邻近区域内有定义,则函数在该点处的增量有下面三种情况:

(1) 将 y 固定在 y_0,在点 x_0 处给 x 一个增量 Δx,则引起 z 的一个增量

$$\Delta z_x = f(x_0 + \Delta x, y_0) - f(x_0, y_0),$$

称为 z 在点 P_0 处对于 x 的**偏增量**;

(2) 将 x 固定在 x_0,在点 y_0 处给 y 一个增量 Δy,则引起 z 的一个增量

$$\Delta z_y = f(x_0, y_0 + \Delta y) - f(x_0, y_0),$$

称为 z 在点 P_0 处对于 y 的偏增量；

(3) 在点 $P_0(x_0,y_0)$ 处给 x 一个增量 Δx，给 y 一个增量 Δy，则引起 z 的一个增量
$$\Delta z = f(x_0+\Delta x, y_0+\Delta y) - f(x_0,y_0),$$
称为 z 在点 P_0 处的**全增量**.

偏导数主要基于前两种增量的情况，而全增量将在全微分一节中进行讨论. 下面给出偏导数的概念.

定义 6.4 设函数 $z=f(x,y)$ 在点 $P_0(x_0,y_0)$ 的某一邻近区域内有定义(包括点 P_0).

(1) 若极限
$$\lim_{\Delta x \to 0} \frac{\Delta z_x}{\Delta x} = \lim_{\Delta x \to 0} \frac{f(x_0+\Delta x, y_0) - f(x_0,y_0)}{\Delta x}$$
存在，则称该极限值为 $z=f(x,y)$ 在点 $P_0(x_0,y_0)$ 处**对自变量 x 的偏导数**，记为
$$\left.\frac{\partial z}{\partial x}\right|_{\substack{x=x_0\\y=y_0}}, \quad \left.z'_x\right|_{\substack{x=x_0\\y=y_0}}, \quad \text{或} \quad f'_x(x_0,y_0).$$

(2) 若极限
$$\lim_{\Delta y \to 0} \frac{\Delta z_y}{\Delta y} = \lim_{\Delta y \to 0} \frac{f(x_0, y_0+\Delta y) - f(x_0,y_0)}{\Delta y}$$
存在，则称该极限值为 $z=f(x,y)$ 在点 $P_0(x_0,y_0)$ 处**对自变量 y 的偏导数**，记为
$$\left.\frac{\partial z}{\partial y}\right|_{\substack{x=x_0\\y=y_0}}, \quad \left.z'_y\right|_{\substack{x=x_0\\y=y_0}}, \quad \text{或} \quad f'_y(x_0,y_0).$$

如果函数 $z=f(x,y)$ 在区域 D 内任意一点 (x,y) 处的偏导数都存在，那么该偏导数就是关于 x,y 的函数，称为**偏导函数**. 对自变量 x,y 的偏导数分别记为
$$\frac{\partial z}{\partial x}, \quad z'_x, \quad \text{或} \quad f'_x(x,y);$$
$$\frac{\partial z}{\partial y}, \quad z'_y, \quad \text{或} \quad f'_y(x,y).$$

显然，二元函数 $z=f(x,y)$ 在点 (x_0,y_0) 处的偏导数 $f'_x(x_0,y_0), f'_y(x_0,y_0)$ 实际上就是偏导函数 $f'_x(x,y), f'_y(x,y)$ 在点 (x_0,y_0) 处的函数值. 在不引起误解的情况下，我们把偏导函数简称为偏导数.

偏导数的概念可推广到二元以上的多元函数.

例如，三元函数 $u=f(x,y,z)$ 对 y 的偏导数类似定义为
$$\frac{\partial u}{\partial y} = f'_y(x,y,z) = \lim_{\Delta y \to 0} \frac{f(x,y+\Delta y,z) - f(x,y,z)}{\Delta y}.$$

由偏导数的定义可知，求多元函数的偏导数并不需要引进新的求导方法，其求导方法与一元函数求导方法类似. 一元函数的求导公式、求导法则也同样适用于求多元函数的偏导数，只需在对某一个自变量求偏导数时，把其余自变量视为常量.

例 6.16 求 $z=f(x,y)=x^2+y^3-xy^2+6$ 在点 $(1,2)$ 处的偏导数.

解 因为 $\dfrac{\partial z}{\partial x}=2x-y^2, \dfrac{\partial z}{\partial y}=3y^2-2xy$，所以

$$\left.\frac{\partial z}{\partial x}\right|_{\substack{x=1\\y=2}} = 2\times 1 - 2^2 = -2, \qquad \left.\frac{\partial z}{\partial y}\right|_{\substack{x=1\\y=2}} = 3\times 2^2 - 2\times 1\times 2 = 8.$$

例 6.17 求 $u = f(x,y,z) = \ln(x^2+y^2+z^2)$ 在点 $(1,2,0)$ 处的偏导数.

解 $f'_x(x,y,z) = \dfrac{2x}{x^2+y^2+z^2}, \qquad f'_x(1,2,0) = \dfrac{2\times 1}{1^2+2^2+0^2} = \dfrac{2}{5};$

$f'_y(x,y,z) = \dfrac{2y}{x^2+y^2+z^2}, \qquad f'_y(1,2,0) = \dfrac{2\times 2}{1^2+2^2+0^2} = \dfrac{4}{5};$

$f'_z(x,y,z) = \dfrac{2z}{x^2+y^2+z^2}, \qquad f'_z(1,2,0) = \dfrac{2\times 0}{1^2+2^2+0^2} = 0.$

例 6.18 某药厂生产甲、乙两种药品,当它们的产量分别为 x 和 y 时,这两种药品的总成本是

$$f(x,y) = \frac{50}{x+2} + \frac{125}{(y+3)^2}.$$

试求每种药品的边际成本(边际成本就是总成本关于该产品产量的变化率).

解 甲种药品的边际成本为

$$\frac{\partial f}{\partial x} = -\frac{50}{(x+2)^2};$$

乙种药品的边际成本为

$$\frac{\partial f}{\partial y} = -\frac{250}{(y+3)^3}.$$

6.3.2 偏导数的几何意义

为进一步理解偏导数的概念,我们从几何上来说明二元函数偏导数的意义.

二元函数 $z = f(x,y)$ 表示空间内的一个曲面,如果把 y 固定为 y_0,则曲面 $z = f(x,y)$ 与平面 $y = y_0$ 的交线 C_x 为

$$\begin{cases} z = f(x,y), \\ y = y_0. \end{cases}$$

显然,C_x 为一条平面曲线,因为 $f'_x(x_0, y_0)$ 是一元函数 $f(x, y_0)$ 在点 x_0 处的导数,所以由一元函数导数的几何意义可知,$f'_x(x_0, y_0)$ 的几何意义是:曲线 C_x 在点 $M_0(x_0, y_0, f(x_0, y_0))$ 处切线 T_x 对 x 轴的斜率,如图 6-8 所示.

同理,$f'_y(x_0, y_0)$ 的几何意义是:曲线

$$C_y: \begin{cases} z = f(x,y), \\ x = x_0. \end{cases}$$

在点 $M_0(x_0, y_0, f(x_0, y_0))$ 处切线 T_y 对 y 轴的斜率,如图 6-8 所示.

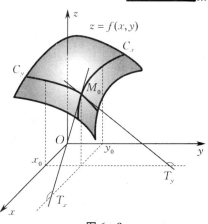

图 6-8

说明 一元函数在某点处可导,则在该点处必然连续.但多元函数即使在某点处的各偏导数都存在,在该点处并不一定连续.

例 6.19 讨论二元函数

$$f(x,y)=\begin{cases} \dfrac{y\sqrt[3]{x^2y}}{x^2+y^2}, & x^2+y^2\neq 0, \\ 0, & x^2+y^2=0 \end{cases}$$

在点$(0,0)$处的偏导数及连续性.

解 因为

$$f'_x(0,0)=\lim_{\Delta x\to 0}\frac{f(\Delta x,0)-f(0,0)}{\Delta x}=\lim_{\Delta x\to 0}\frac{0}{\Delta x}=0,$$

$$f'_y(0,0)=\lim_{\Delta y\to 0}\frac{f(0,\Delta y)-f(0,0)}{\Delta y}=\lim_{\Delta y\to 0}\frac{0}{\Delta y}=0,$$

所以$f(x,y)$在点$(0,0)$处的两个偏导数都存在且相等,但$f(x,y)$在点$(0,0)$处不连续.又因为当点(x,y)沿直线$y=kx$趋向于点$(0,0)$时,有

$$\lim_{\substack{x\to 0\\ y\to 0}}\frac{y\sqrt[3]{x^2y}}{x^2+y^2}=\lim_{x\to 0}\frac{kx\sqrt[3]{x^2\cdot kx}}{x^2+k^2x^2}=\lim_{x\to 0}\frac{k\sqrt[3]{k}}{1+k^2}=\frac{k\sqrt[3]{k}}{1+k^2},$$

即该极限值随k值的不同而变化,所以$f(x,y)$在点$(0,0)$处不连续.

6.3.3 全微分及其应用

1. 全微分的概念

全增量是由所有自变量增量引起的一个增量,那么全增量与所有自变量增量之间存在什么关系呢?这就是全微分要研究的主要问题.

定义 6.5 如果函数$z=f(x,y)$在点(x,y)处的全增量

$$\Delta z=f(x+\Delta x,y+\Delta y)-f(x,y)$$

可表示为

$$\Delta z=A\Delta x+B\Delta y+o(\rho),$$

其中A,B与$\Delta x,\Delta y$无关,而只依赖x,y;$\rho=\sqrt{(\Delta x)^2+(\Delta y)^2}$;当$\Delta x\to 0,\Delta y\to 0$时,$o(\rho)$是比$\rho$高阶的无穷小,则称二元函数$z=f(x,y)$在点$(x,y)$处**可微**,$A\Delta x+B\Delta y$称为函数$z=f(x,y)$在点$(x,y)$处的**全微分**,记为$\mathrm{d}z$,即

$$\mathrm{d}z=A\Delta x+B\Delta y.$$

与一元函数微分类似,自变量x,y的增量等于自变量的微分,即

$$\Delta x=\mathrm{d}x,\quad \Delta y=\mathrm{d}y.$$

于是二元函数的全微分可以写成

$$\mathrm{d}z=A\Delta x+B\Delta y=A\mathrm{d}x+B\mathrm{d}y.$$

有了全微分的概念后,还需要解决以下一些问题:
(1) 函数究竟在什么条件下可微?

(2) 如果函数可微,则 A 和 B 怎样确定?

(3) 如何利用全微分求全增量的近似值?

下面不加证明地给出两个结论来回答前两个问题.而第三个问题将在后面的"全微分的应用"中进行讨论.

定理 6.1 如果函数 $z = f(x,y)$ 在点 (x,y) 处的偏导数存在且连续,则函数在该点处可微.

定理 6.2 如果函数 $z = f(x,y)$ 在点 (x,y) 处可微,则偏导数 $\dfrac{\partial z}{\partial x}, \dfrac{\partial z}{\partial y}$ 一定存在,且

$$A = \frac{\partial z}{\partial x}, \quad B = \frac{\partial z}{\partial y}.$$

由此,二元函数 $z = f(x,y)$ 的全微分可写成

$$\mathrm{d}z = \frac{\partial z}{\partial x}\Delta x + \frac{\partial z}{\partial y}\Delta y = \frac{\partial z}{\partial x}\mathrm{d}x + \frac{\partial z}{\partial y}\mathrm{d}y. \tag{6-3}$$

上述概念和定理均可推广到两个自变量以上的多元函数中.例如,n 元函数 $u = f(x_1, x_2, \cdots, x_n)$ 的全微分为

$$\mathrm{d}z = \frac{\partial u}{\partial x_1}\mathrm{d}x_1 + \frac{\partial u}{\partial x_2}\mathrm{d}x_2 + \cdots + \frac{\partial u}{\partial x_n}\mathrm{d}x_n.$$

例 6.20 求 $u = \ln(x^2 + y^2 + z^2)$ 的全微分.

解 因为

$$\frac{\partial u}{\partial x} = \frac{2x}{x^2 + y^2 + z^2},$$

$$\frac{\partial u}{\partial y} = \frac{2y}{x^2 + y^2 + z^2},$$

$$\frac{\partial u}{\partial z} = \frac{2z}{x^2 + y^2 + z^2},$$

所以

$$\mathrm{d}u = \frac{2x}{x^2 + y^2 + z^2}\mathrm{d}x + \frac{2y}{x^2 + y^2 + z^2}\mathrm{d}y + \frac{2z}{x^2 + y^2 + z^2}\mathrm{d}z$$

$$= \frac{2}{x^2 + y^2 + z^2}(x\mathrm{d}x + y\mathrm{d}y + z\mathrm{d}z).$$

例 6.21 求 $u = \cos(x + 2y)$ 在点 $\left(\pi, -\dfrac{\pi}{4}\right)$ 处的全微分.

解 因为

$$\frac{\partial u}{\partial x} = -\sin(x + 2y), \quad \left.\frac{\partial u}{\partial x}\right|_{\substack{x=\pi \\ y=-\frac{\pi}{4}}} = -\sin\left[\pi + 2\cdot\left(-\frac{\pi}{4}\right)\right] = -1;$$

$$\frac{\partial u}{\partial y} = -2\sin(x + 2y), \quad \left.\frac{\partial u}{\partial y}\right|_{\substack{x=\pi \\ y=-\frac{\pi}{4}}} = -2,$$

所以在点 $\left(\pi, -\dfrac{\pi}{4}\right)$ 处的全微分为

$$\mathrm{d}u = -\mathrm{d}x - 2\mathrm{d}y.$$

2. 全微分的应用

如果二元函数 $z=f(x,y)$ 在点 (x,y) 处的偏导数 $f'_x(x,y),f'_y(x,y)$ 连续,且自变量增量的绝对值 $|\Delta x|,|\Delta y|$ 很小时,则有近似计算公式

$$\Delta z = f(x+\Delta x, y+\Delta y)-f(x,y) \approx f'_x(x,y)\Delta x + f'_y(x,y)\Delta y,$$

即

$$f(x+\Delta x, y+\Delta y) \approx f(x,y)+f'_x(x,y)\Delta x + f'_y(x,y)\Delta y. \tag{6-4}$$

公式(6-4)可推广到二元以上的多元函数的情况.

例 6.22 求 $\sqrt{(1.02)^3+(1.97)^3}$ 的近似值.

解 设 $f(x,y)=\sqrt{x^3+y^3}$,取 $x=1,\Delta x=0.02,y=2,\Delta y=-0.03$,则有

$$f(1,2)=\sqrt{1^3+2^3}=3,$$

$$f'_x(x,y)=\frac{3x^2}{2\sqrt{x^3+y^3}}, \quad f'_x(1,2)=\frac{3\times 1^2}{2\sqrt{1^3+2^3}}=\frac{1}{2},$$

$$f'_y(x,y)=\frac{3y^2}{2\sqrt{x^3+y^3}}, \quad f'_y(1,2)=\frac{3\times 2^2}{2\sqrt{1^3+2^3}}=2.$$

故由公式(6-4),有

$$f(1.02,1.97)=\sqrt{(1.02)^3+(1.97)^3} \approx f(1,2)+f'_x(1,2)\Delta x+f'_y(1,2)\Delta y$$

$$=3+\frac{1}{2}\times 0.02+2\times(-0.03)=2.95.$$

例 6.23 设一圆锥体的底面直径为 20 cm,高为 32 cm,试求当底面直径减少 0.2 cm,高增加 0.4 cm 时,该圆锥体体积变动的近似值.

解 设圆锥体体积为 V,底面直径为 d,高为 h,则

$$V=\frac{\pi}{3}\cdot\left(\frac{d}{2}\right)^2\cdot h=\frac{\pi}{12}d^2h.$$

取 $d=20$ cm, $\Delta d=-0.2$ cm, $h=32$ cm, $\Delta h=0.4$ cm,由于

$$\frac{\partial V}{\partial d}=\frac{\pi}{6}dh, \quad \left.\frac{\partial V}{\partial d}\right|_{\substack{d=20\\h=32}}=\frac{\pi}{6}\times 20\times 32=\frac{320}{3}\pi;$$

$$\frac{\partial V}{\partial h}=\frac{\pi}{12}d^2, \quad \left.\frac{\partial V}{\partial h}\right|_{\substack{d=20\\h=32}}=\frac{\pi}{12}\times 20^2=\frac{100}{3}\pi,$$

因此该圆锥体的体积变动为

$$\Delta V \approx \left.\frac{\partial V}{\partial d}\right|_{\substack{d=20\\h=32}}\Delta d+\left.\frac{\partial V}{\partial h}\right|_{\substack{d=20\\h=32}}\Delta h=\frac{320}{3}\pi\times(-0.2)+\frac{100}{3}\pi\times 0.4=-8\pi,$$

即圆锥体体积减少 8π cm^3.

§6.4 多元复合函数与隐函数的求导法则

6.4.1 多元复合函数的求导法则

下面将一元复合函数的求导法则推广到多元复合函数的情形.

设 $z=f(u,v),u=\varphi(x,y),v=\psi(x,y)$,则称 $z=f[\varphi(x,y),\psi(x,y)]$ 为 x,y 的复合函数,其中 x,y 为自变量,u,v 为中间变量,z 为因变量.

下面的定理(也称**链式法则**)是复合函数求偏导数的基本公式.

定理 6.3 如果函数 $u=\varphi(x,y),v=\psi(x,y)$ 在点 (x,y) 处存在偏导数 $\dfrac{\partial u}{\partial x},\dfrac{\partial v}{\partial x},\dfrac{\partial u}{\partial y},\dfrac{\partial v}{\partial y}$;函数 $z=f(u,v)$ 在对应点 (u,v) 处具有连续偏导数,则复合函数 $z=f(u,v)$ 在点 (x,y) 处的偏导数 $\dfrac{\partial z}{\partial x},\dfrac{\partial z}{\partial y}$ 存在,且

$$\frac{\partial z}{\partial x}=\frac{\partial z}{\partial u}\cdot\frac{\partial u}{\partial x}+\frac{\partial z}{\partial v}\cdot\frac{\partial v}{\partial x},$$
$$\frac{\partial z}{\partial y}=\frac{\partial z}{\partial u}\cdot\frac{\partial u}{\partial y}+\frac{\partial z}{\partial v}\cdot\frac{\partial v}{\partial y}.$$

(6-5)

证明从略.

在求复合函数偏导数时,特别要注意各变量之间的复合关系. 定理中各变量间的复合关系可用图 6-9 来描述. 例如,要求 z 对 x 的偏导数,就看图中从 z 经中间变量 u,v 到 x 有几条链,沿每条链按一元复合函数求导,然后相加即可,这就是多元复合函数求导的链式法则.

例 6.24 设 $z=u^2\ln v,u=\dfrac{x}{y},v=3x-2y$,求 $\dfrac{\partial z}{\partial x},\dfrac{\partial z}{\partial y}$.

图 6-9

解 因为

$$\frac{\partial z}{\partial u}=2u\ln v,\quad \frac{\partial u}{\partial x}=\frac{1}{y},\quad \frac{\partial u}{\partial y}=-\frac{x}{y^2},$$
$$\frac{\partial z}{\partial v}=\frac{u^2}{v},\quad \frac{\partial v}{\partial x}=3,\quad \frac{\partial v}{\partial y}=-2,$$

所以

$$\frac{\partial z}{\partial x}=\frac{\partial z}{\partial u}\cdot\frac{\partial u}{\partial x}+\frac{\partial z}{\partial v}\cdot\frac{\partial v}{\partial x}=2u\ln v\cdot\frac{1}{y}+\frac{u^2}{v}\cdot 3$$

$$= \frac{2x}{y^2}\ln(3x-2y) + \frac{3x^2}{y^2(3x-2y)}.$$

同理,有

$$\frac{\partial z}{\partial y} = \frac{\partial z}{\partial u} \cdot \frac{\partial u}{\partial y} + \frac{\partial z}{\partial v} \cdot \frac{\partial v}{\partial y} = 2u\ln v \cdot \left(-\frac{x}{y^2}\right) + \frac{u^2}{v} \cdot (-2)$$
$$= -\frac{2x^2}{y^3}\ln(3x-2y) - \frac{2x^2}{y^2(3x-2y)}.$$

例 6.25 求 $z = e^{xy}\sin(x+y)$ 对 y 的偏导数 $\frac{\partial z}{\partial y}$.

解 可以引入中间变量按复合函数计算.

令 $u = xy, v = x+y$,则 $z = e^u \sin v$,于是

$$\frac{\partial z}{\partial y} = \frac{\partial z}{\partial u} \cdot \frac{\partial u}{\partial y} + \frac{\partial z}{\partial v} \cdot \frac{\partial v}{\partial y} = e^u \sin v \cdot x + e^u \cos v \cdot 1$$
$$= xe^{xy}\sin(x+y) + e^{xy}\cos(x+y).$$

例 6.26 设 $z = f(x^2+y^2, xy)$,求 $\frac{\partial z}{\partial x}, \frac{\partial z}{\partial y}$.

解 令 $u = x^2+y^2, v = xy$,则

$$\frac{\partial z}{\partial x} = \frac{\partial f}{\partial u} \cdot \frac{\partial u}{\partial x} + \frac{\partial f}{\partial v} \cdot \frac{\partial v}{\partial x} = 2x\frac{\partial f}{\partial u} + y\frac{\partial f}{\partial v},$$

$$\frac{\partial z}{\partial y} = \frac{\partial f}{\partial u} \cdot \frac{\partial u}{\partial y} + \frac{\partial f}{\partial v} \cdot \frac{\partial v}{\partial y} = 2y\frac{\partial f}{\partial u} + x\frac{\partial f}{\partial v}.$$

特别地,当复合函数有多个中间变量,而只有一个自变量时,例如,

$$z = f(u,v), \quad u = \varphi(x), \quad v = \psi(x),$$

则复合函数 $z = f[\varphi(x), \psi(x)]$ 是只有一个自变量的函数,该复合函数对 x 的导数为

$$\frac{\mathrm{d}z}{\mathrm{d}x} = \frac{\partial z}{\partial u} \cdot \frac{\mathrm{d}u}{\mathrm{d}x} + \frac{\partial z}{\partial v} \cdot \frac{\mathrm{d}v}{\mathrm{d}x},$$

称为**全导数**.

例 6.27 设 $z = x^y, x = \sin t, y = \cos t$,求 $\frac{\mathrm{d}z}{\mathrm{d}t}$.

解 $\frac{\mathrm{d}z}{\mathrm{d}t} = \frac{\partial z}{\partial x} \cdot \frac{\mathrm{d}x}{\mathrm{d}t} + \frac{\partial z}{\partial y} \cdot \frac{\mathrm{d}y}{\mathrm{d}t} = yx^{y-1} \cdot \cos t + x^y \ln x \cdot (-\sin t)$
$= \cos^2 t (\sin t)^{\cos t - 1} - (\sin t)^{\cos t + 1} \ln(\sin t).$

6.4.2 隐函数的求导法则

设 $F(x,y)$ 有连续的偏导数,并且 $\frac{\partial F}{\partial y} \neq 0$. 若二元方程 $F(x,y) = 0$ 所确定的隐函数 $y = f(x)$ 是可导函数,则有

$$\frac{\mathrm{d}y}{\mathrm{d}x} = -\frac{\frac{\partial F}{\partial x}}{\frac{\partial F}{\partial y}} = -\frac{F'_x}{F'_y}. \tag{6-6}$$

事实上,因为 $F[x,f(x)]=0$,左边可视为变量 x 的复合函数,两边同时对 x 求导,有

$$\frac{\partial F}{\partial x}+\frac{\partial F}{\partial y}\frac{\mathrm{d}y}{\mathrm{d}x}=0,$$

移项并化简,得

$$\frac{\mathrm{d}y}{\mathrm{d}x}=-\frac{\dfrac{\partial F}{\partial x}}{\dfrac{\partial F}{\partial y}}=-\frac{F'_x}{F'_y}.$$

(6-6)式就是由 $F(x,y)=0$ 所确定的隐函数 $y=f(x)$ 的求导公式.

例 6.28 设 $3x^2y^3+y\cos x=0$,求 $\dfrac{\mathrm{d}y}{\mathrm{d}x},\dfrac{\mathrm{d}x}{\mathrm{d}y}$.

解 令 $F(x,y)=3x^2y^3+y\cos x$,则

$$F'_x=6xy^3-y\sin x,\quad F'_y=9x^2y^2+\cos x,$$

于是由公式(6-6),有

$$\frac{\mathrm{d}y}{\mathrm{d}x}=-\frac{F'_x}{F'_y}=\frac{y\sin x-6xy^3}{9x^2y^2+\cos x},$$

$$\frac{\mathrm{d}x}{\mathrm{d}y}=-\frac{F'_y}{F'_x}=\frac{9x^2y^2+\cos x}{y\sin x-6xy^3}.$$

对三元方程 $F(x,y,z)=0\left(\dfrac{\partial F}{\partial z}\neq 0\right)$ 所确定的二元隐函数 $z=f(x,y)$,也可采用同样的方法推导出:

$$\frac{\partial z}{\partial x}=-\frac{F'_x}{F'_z},\quad \frac{\partial z}{\partial y}=-\frac{F'_y}{F'_z}. \tag{6-7}$$

因为把函数 $z=f(x,y)$ 代入方程 $F(x,y,z)=0$,得恒等式

$$F[x,y,f(x,y)]=0,$$

两边对 x 求偏导,得

$$F'_x+F'_z\frac{\partial z}{\partial x}=0,$$

解得

$$\frac{\partial z}{\partial x}=-\frac{F'_x}{F'_z}.$$

同理,有

$$\frac{\partial z}{\partial y}=-\frac{F'_y}{F'_z}.$$

例 6.29 设由方程 $\dfrac{x}{z}=\ln\dfrac{z}{y}$ 所确定的隐函数 $z=f(x,y)$,试求 $\dfrac{\partial z}{\partial x},\dfrac{\partial z}{\partial y}$.

解 令 $F(x,y,z)=\dfrac{x}{z}-\ln\dfrac{z}{y}$,则有

$$F'_x=\frac{1}{z},$$

$$F'_y=-\frac{y}{z}\cdot\left(-\frac{z}{y^2}\right)=\frac{1}{y},$$

$$F'_z=-\frac{x}{z^2}-\frac{y}{z}\cdot\frac{1}{y}=-\frac{x+z}{z^2}.$$

于是由公式(6-7),有

$$\frac{\partial z}{\partial x} = -\frac{F'_x}{F'_z} = -\frac{\dfrac{1}{z}}{-\dfrac{x+z}{z^2}} = \frac{z}{x+z},$$

$$\frac{\partial z}{\partial y} = -\frac{F'_y}{F'_z} = -\frac{\dfrac{1}{y}}{-\dfrac{x+z}{z^2}} = \frac{z^2}{y(x+z)}.$$

§6.5　高阶偏导数

二元函数 $z = f(x,y)$ 的两个偏导数

$$\frac{\partial z}{\partial x} = f'_x(x,y), \quad \frac{\partial z}{\partial y} = f'_y(x,y)$$

一般仍是关于 x,y 的函数,如果这两个函数的偏导数存在,则称其为 $z = f(x,y)$ 的**二阶偏导数**. 二元函数 $z = f(x,y)$ 有四个二阶偏导数,分别记为

$$\frac{\partial}{\partial x}\left(\frac{\partial z}{\partial x}\right) = \frac{\partial^2 z}{\partial x^2} = f''_{xx}(x,y) = z''_{xx};$$

$$\frac{\partial}{\partial y}\left(\frac{\partial z}{\partial x}\right) = \frac{\partial^2 z}{\partial x \partial y} = f''_{xy}(x,y) = z''_{xy};$$

$$\frac{\partial}{\partial x}\left(\frac{\partial z}{\partial y}\right) = \frac{\partial^2 z}{\partial y \partial x} = f''_{yx}(x,y) = z''_{yx};$$

$$\frac{\partial}{\partial y}\left(\frac{\partial z}{\partial y}\right) = \frac{\partial^2 z}{\partial y^2} = f''_{yy}(x,y) = z''_{yy},$$

其中 $\dfrac{\partial^2 z}{\partial x \partial y}$ 表示 z 先对 x 求偏导数,然后再对 y 求偏导数;$\dfrac{\partial^2 z}{\partial y \partial x}$ 表示 z 先对 y 求偏导数,再对 x 求偏导数,这两个二阶偏导数称为**混合偏导数**.

若二阶偏导数仍具有偏导数,则所得偏导数称为原来函数的**三阶偏导数**. 二阶及二阶以上的偏导数统称为**高阶偏导数**.

例 6.30　求 $z = \cos^2(ax + by)$ 的二阶偏导数.

解　$\dfrac{\partial z}{\partial x} = 2\cos(ax + by) \cdot [-\sin(ax + by)] \cdot a = -a\sin 2(ax + by),$

$\dfrac{\partial z}{\partial y} = -b\sin 2(ax + by),$

$\dfrac{\partial^2 z}{\partial x^2} = -a\cos 2(ax + by) \cdot 2a = -2a^2\cos 2(ax + by),$

$\dfrac{\partial^2 z}{\partial x \partial y} = -2ab\cos 2(ax + by),$

$$\frac{\partial^2 z}{\partial y \partial x} = -2ab\cos 2(ax+by),$$

$$\frac{\partial^2 z}{\partial y^2} = -2b^2 \cos 2(ax+by).$$

例 6.31 设 $z = \arcsin xy$,求 $\dfrac{\partial^2 z}{\partial x \partial y}, \dfrac{\partial^2 z}{\partial y \partial x}$.

解 $\dfrac{\partial z}{\partial x} = \dfrac{y}{\sqrt{1-(xy)^2}}, \quad \dfrac{\partial z}{\partial y} = \dfrac{x}{\sqrt{1-(xy)^2}},$

$$\frac{\partial^2 z}{\partial x \partial y} = \frac{1 \cdot \sqrt{1-(xy)^2} - y \cdot \frac{1}{2}[1-(xy)^2]^{-\frac{1}{2}} \cdot (-2xy) \cdot x}{1-(xy)^2}$$

$$= \frac{1}{[1-(xy)^2]\sqrt{1-(xy)^2}},$$

$$\frac{\partial^2 z}{\partial y \partial x} = \frac{1 \cdot \sqrt{1-(xy)^2} - x \cdot \frac{1}{2}[1-(xy)^2]^{-\frac{1}{2}} \cdot (-2xy) \cdot y}{1-(xy)^2}$$

$$= \frac{1}{[1-(xy)^2]\sqrt{1-(xy)^2}}.$$

在例 6.30、例 6.31 中,混合偏导数 $\dfrac{\partial^2 z}{\partial x \partial y}, \dfrac{\partial^2 z}{\partial y \partial x}$ 都相等. 实际上,对于混合偏导数有以下定理.

定理 6.4 若二元函数 $z = f(x,y)$ 的两个二阶混合偏导数 $\dfrac{\partial^2 z}{\partial x \partial y}, \dfrac{\partial^2 z}{\partial y \partial x}$ 在区域 D 内连续,则在 D 内这两个混合偏导数相等.

定理 6.4 表明,二阶混合偏导数在连续的条件下,与求导的先后顺序无关. 定理可推广到二阶以上的高阶混合偏导数的情况.

例 6.32 验证函数 $z = \ln\sqrt{x^2+y^2}$ 满足方程:

$$\frac{\partial^2 z}{\partial x^2} + \frac{\partial^2 z}{\partial y^2} = 0.$$

证 因为

$$\frac{\partial z}{\partial x} = \frac{x}{x^2+y^2}, \quad \frac{\partial z}{\partial y} = \frac{y}{x^2+y^2},$$

$$\frac{\partial^2 z}{\partial x^2} = \frac{(x^2+y^2) - x \cdot 2x}{(x^2+y^2)^2} = \frac{y^2-x^2}{(x^2+y^2)^2},$$

$$\frac{\partial^2 z}{\partial y^2} = \frac{(x^2+y^2) - y \cdot 2y}{(x^2+y^2)^2} = \frac{x^2-y^2}{(x^2+y^2)^2},$$

所以

$$\frac{\partial^2 z}{\partial x^2} + \frac{\partial^2 z}{\partial y^2} = \frac{y^2-x^2}{(x^2+y^2)^2} + \frac{x^2-y^2}{(x^2+y^2)^2} = 0.$$

§6.6 多元函数偏导数的应用

6.6.1 多元函数的极值

多元函数的极值在许多实际问题中都有广泛的应用. 现在以二元函数为例, 借助偏导数来介绍二元函数的极值与最值问题.

定义 6.6 设函数 $z=f(x,y)$ 在点 (x_0,y_0) 的某一邻近区域内有定义. 若对该邻近区域内任一异于 (x_0,y_0) 的点 (x,y), 都有

$$f(x,y) \leqslant f(x_0,y_0),$$

则称 $f(x,y)$ 在点 (x_0,y_0) 处取得**极大值** $f(x_0,y_0)$; 若对该邻近区域内任一异于 (x_0,y_0) 的点 (x,y), 都有

$$f(x,y) \geqslant f(x_0,y_0),$$

则称 $f(x,y)$ 在点 (x_0,y_0) 处取得**极小值** $f(x_0,y_0)$. 极大值和极小值统称为**极值**, 使 $f(x,y)$ 取得极值的点 (x_0,y_0) 称为**极值点**.

例如, 函数 $z=f(x,y)=x^2+y^2$ 在点 $(0,0)$ 处取得极小值 0; 函数 $f(x,y)=\sqrt{9-x^2-y^2}$ 在点 $(0,0)$ 处取得极大值 3.

定理 6.5（必要条件） 若 $z=f(x,y)$ 在点 (x_0,y_0) 处可微, 且有极值, 则
$$f'_x(x_0,y_0)=f'_y(x_0,y_0)=0.$$

证 不妨设 $z=f(x,y)$ 在点 $P(x_0,y_0)$ 处取得极小值. 由定义可知, 对于点 P 的某个邻近区域内的任意一点 (x,y), 都有

$$f(x,y) \geqslant f(x_0,y_0)$$

成立. 显然, 当点 (x,y_0) 属于点 P 的这个邻近区域时, 不等式

$$f(x,y_0) \geqslant f(x_0,y_0)$$

也成立, 即一元函数 $f(x,y_0)$ 在点 (x_0,y_0) 处取得极小值, 所以

$$f'_x(x_0,y_0)=0.$$

同理, 有

$$f'_y(x_0,y_0)=0.$$

使 $f'_x(x_0,y_0)=0$ 和 $f'_y(x_0,y_0)=0$ 同时成立的点 (x_0,y_0) 称为 $f(x,y)$ 的**驻点**. 驻点只是取得极值的必要条件而不是充分条件.

以下定理给出二元函数取得极值的充分条件.

定理 6.6（充分条件） 设函数 $z=f(x,y)$ 在点 (x_0,y_0) 的邻近区域内存在一阶和二阶连续偏导数，当 $f'_x(x_0,y_0)=0, f'_y(x_0,y_0)=0$ 时，记
$$A=f''_{xx}(x_0,y_0), \quad B=f''_{xy}(x_0,y_0), \quad C=f''_{yy}(x_0,y_0),$$
则

(1) 当 $B^2-AC<0$ 时，函数 $z=f(x,y)$ 在点 (x_0,y_0) 处取得极值，且当 $A<0$ 时，取得极大值 $f(x_0,y_0)$，当 $A>0$ 时，取得极小值 $f(x_0,y_0)$；

(2) 当 $B^2-AC>0$ 时，函数在点 (x_0,y_0) 处不存在极值；

(3) 当 $B^2-AC=0$ 时，函数在点 (x_0,y_0) 处是否有极值，需另做讨论．

由定理 6.5 和定理 6.6 可见，求二元函数 $f(x,y)$ 极值的步骤如下：

(1) 解方程组 $\begin{cases} f'_x(x,y)=0, \\ f'_y(x,y)=0, \end{cases}$ 求出所有驻点 (x_0,y_0)；

(2) 对应每个驻点 (x_0,y_0)，求 $f(x,y)$ 的二阶偏导数值 A,B,C；

(3) 根据定理 6.6，由 B^2-AC 的符号判断驻点 (x_0,y_0) 是否为极值点，若是，求出极值点处的函数值 $f(x_0,y_0)$．

例 6.33 求 $f(x,y)=4(x-y)-x^2-y^2$ 的极值．

解 解方程组
$$\begin{cases} f'_x(x,y)=4-2x=0, \\ f'_y(x,y)=-4-2y=0, \end{cases}$$
得驻点 $(2,-2)$．于是有
$$A=f''_{xx}(2,-2)=-2, \quad B=f''_{xy}(2,-2)=0, \quad C=f''_{yy}(2,-2)=-2.$$
因为
$$B^2-AC=-4<0, \text{且} A<0,$$
所以 $f(x,y)$ 在点 $(2,-2)$ 处取得极大值，极大值为
$$f(2,-2)=4(2+2)-2^2-(-2)^2=8.$$

例 6.34 求 $f(x,y)=x^3-y^3+3x^2+3y^2-9x$ 的极值．

解 解方程组
$$\begin{cases} f'_x(x,y)=3x^2+6x-9=0, \\ f'_y(x,y)=-3y^2+6y=0, \end{cases}$$
得驻点 $(1,0),(1,2),(-3,0),(-3,2)$．又因为
$$f''_{xx}(x,y)=6x+6, \quad f''_{xy}(x,y)=0, \quad f''_{yy}(x,y)=-6y+6,$$
所以在点 $(1,0)$ 处，有
$$A_1=f''_{xx}(1,0)=12, \quad B_1=f''_{xy}(1,0)=0, \quad C_1=f''_{yy}(1,0)=6,$$
则 $B_1^2-A_1C_1=0-12\times 6=-72<0$，且 $A_1>0$，故 $f(x,y)$ 在点 $(1,0)$ 处取得极小值，极小值为 $f(1,0)=-5$．

在点(1,2)处,有

$$A_2 = f''_{xx}(1,2) = 12, \quad B_2 = f''_{xy}(1,2) = 0, \quad C_2 = f''_{yy}(1,2) = -6,$$

则 $B_2^2 - A_2C_2 = 0 - 12 \times (-6) = 72 > 0$,故点(1,2)不是函数的极值点.

在点(-3,0)处,有

$$A_3 = f''_{xx}(-3,0) = -12, \quad B_3 = f''_{xy}(-3,0) = 0, \quad C_3 = f''_{yy}(-3,0) = 6,$$

则 $B_3^2 - A_3C_3 = 0 - (-12) \times 6 = 72 > 0$,故点(-3,0)不是函数的极值点.

在点(-3,2)处,有

$$A_4 = f''_{xx}(-3,2) = -12, \quad B_4 = f''_{xy}(-3,2) = 0, \quad C_4 = f''_{yy}(-3,2) = -6,$$

则 $B_4^2 - A_4C_4 = 0 - (-12) \times (-6) = -72 < 0$,且 $A_4 = -12 < 0$,故 $f(x,y)$ 在点(-3,2)处取得极大值,极大值为 $f(-3,2) = 31$.

6.6.2　多元函数的最大值与最小值

与一元函数类似,可以利用二元函数的极值求出其最值. 如果函数 $f(x,y)$ 在有界闭区域 D 上连续,则函数在 D 上一定存在最值.

设函数 $z = f(x,y)$ 在闭区域 D 内有偏导数,则求最大值和最小值的步骤可归纳如下:

(1) 解方程组 $\begin{cases} f'_x(x,y) = 0, \\ f'_y(x,y) = 0, \end{cases}$ 求出 D 内的所有驻点及驻点处的函数值;

(2) 求函数 $f(x,y)$ 在区域 D 的边界上的最大值、最小值;

(3) 将驻点处的函数值与边界上的最值比较,得到的最大者即为 $f(x,y)$ 在 D 上的最大值,最小者即为 $f(x,y)$ 在 D 上的最小值.

显然,函数的极值是一个局部概念,最大值、最小值是一个全局概念.

例 6.35　用铁皮做成一个体积为 V 的长方体有盖水箱,试问如何设计用料最省?

解　设水箱长为 x,宽为 y,则高为 $\dfrac{V}{xy}$. 用料最省,也就是表面积 S 最小. 因为

$$S = 2xy + 2x\frac{V}{xy} + 2y\frac{V}{xy} = 2xy + \frac{2V}{y} + \frac{2V}{x},$$

解方程组

$$\begin{cases} \dfrac{\partial S}{\partial x} = 2y - \dfrac{2V}{x^2} = 0, \\ \dfrac{\partial S}{\partial y} = 2x - \dfrac{2V}{y^2} = 0, \end{cases}$$

得驻点 $x = \sqrt[3]{V}, y = \sqrt[3]{V}$,所以高为 $\dfrac{V}{\sqrt[3]{V} \cdot \sqrt[3]{V}} = \sqrt[3]{V}$,即当水箱长、宽、高均为 $\sqrt[3]{V}$ 时,用料最省.

§6.7 二重积分

6.7.1 二重积分的概念与性质

一元函数的积分概念可推广到被积函数是二元函数、积分区域是平面上某一个有界闭区域的情形,这样的积分就是二重积分.以计算曲顶柱体的体积为例来引入二重积分的概念.

1. 曲顶柱体的体积

设 D 为 xOy 平面上的有界闭区域,$z=f(x,y)$ 是定义在 D 上的连续曲面,则以 D 为底面,以 D 的边界为准线,母线平行于 z 轴,以 $z=f(x,y)$ 为顶所构成的柱体,称为**曲顶柱体**,如图 6-10 所示.

图 6-10

为计算该曲顶柱体的体积 V,可仿照曲边梯形面积的求法.

(1) **分割**:将底面 D 任意分成 n 个互相不重叠的小闭区域:
$$D_1, D_2, \cdots, D_i, \cdots, D_n,$$
记这 n 个小闭区域的面积分别为
$$\Delta\sigma_1, \Delta\sigma_2, \cdots, \Delta\sigma_i, \cdots, \Delta\sigma_n.$$
以各小闭区域边界为准线,作母线平行 z 轴的柱面,则原来的曲顶柱体被分割为 n 个小曲顶柱体,体积分别记为
$$\Delta V_1, \Delta V_2, \cdots, \Delta V_i, \cdots, \Delta V_n.$$

(2) **近似代替**:当这些小闭区域的直径(指区域上任意两点间距离的最大值)很小时,由于 $f(x,y)$ 连续,因此对于同一个小闭区域来说,$f(x,y)$ 的变化很小,这时小曲顶柱体可近似看成小平顶柱体.在每个小闭区域 D_i 内任取一点 (ξ_i, η_i),把以 $f(\xi_i, \eta_i)$ 为高而底为 $\Delta\sigma_i$ 的平顶柱体的体积 $f(\xi_i, \eta_i)\Delta\sigma_i$ 近似替代 D_i 上小曲顶柱体的体积 ΔV_i(见图 6-10),即
$$\Delta V_i \approx f(\xi_i, \eta_i)\Delta\sigma_i \quad (i=1,2,\cdots,n).$$

(3) **求和**:把这 n 个小平顶柱体体积相加,得到整个曲顶柱体体积 V 的近似值,即
$$V = \sum_{i=1}^{n} \Delta V_i \approx \sum_{i=1}^{n} f(\xi_i, \eta_i)\Delta\sigma_i.$$

(4) **取极限**:令这 n 个小闭区域直径中的最大值趋于零,则上面和式的极限就是所求曲顶柱体的体积 V.用 λ_i 表示区域 D_i 的直径,$\lambda = \max\{\lambda_1, \lambda_2, \cdots, \lambda_n\}$,即
$$V = \lim_{\lambda \to 0} \sum_{i=1}^{n} f(\xi_i, \eta_i)\Delta\sigma_i.$$

许多实际问题都可用这种方法来解决,问题的最后都归结为求同一形式和式的极限,抛

开实际意义,将其共性的内容进行抽象概括,便得到二重积分的定义.

定义 6.7 设函数 $f(x,y)$ 在闭区间 D 上连续,将 D 任意划分为 n 个小区域：
$$D_1, D_2, \cdots, D_i, \cdots, D_n,$$
记以上 n 个小区域的面积分别为 $\Delta\sigma_1, \Delta\sigma_2, \cdots, \Delta\sigma_i, \cdots, \Delta\sigma_n$,直径分别为 $\lambda_1, \lambda_2, \cdots, \lambda_n$,且记 $\lambda = \max\{\lambda_1, \lambda_2, \cdots, \lambda_n\}$. 任取点 $(\xi_i, \eta_i) \in D_i (i=1,2,\cdots,n)$,做和式
$$\sum_{i=1}^{n} f(\xi_i, \eta_i) \Delta\sigma_i.$$
如果不论小闭区域如何划分及点 (ξ_i, η_i) 如何选取,当 $\lambda \to 0$ 时,上面这个和式的极限始终存在,则称此极限为 $f(x,y)$ 在 D 上的**二重积分**,记为
$$\iint_D f(x,y) \mathrm{d}\sigma,$$
即
$$\iint_D f(x,y) \mathrm{d}\sigma = \lim_{\lambda \to 0} \sum_{i=1}^{n} f(\xi_i, \eta_i) \Delta\sigma_i,$$
其中 x, y 称为**积分变量**,D 称为**积分区域**,$f(x,y)$ 称为**被积函数**,$f(x,y)\mathrm{d}\sigma$ 称为**被积表达式**,$\mathrm{d}\sigma$ 称为**面积元素**,$\sum_{i=1}^{n} f(\xi_i, \eta_i)\Delta\sigma_i$ 称为**积分和**.

对于二重积分,习惯上常把 $\mathrm{d}\sigma$ 记为 $\mathrm{d}x\mathrm{d}y$,因此,二重积分也表示为
$$\iint_D f(x,y) \mathrm{d}x\mathrm{d}y.$$

2. 二重积分的几何意义

由二重积分的定义可知,当 $f(x,y) \geqslant 0$ 时,二重积分 $\iint_D f(x,y)\mathrm{d}x\mathrm{d}y$ 表示以 D 为底,以 $f(x,y)$ 为顶的曲顶柱体的体积;当 $f(x,y) \leqslant 0$ 时,以 D 为底,以 $f(x,y)$ 为顶的曲顶柱体在 xOy 平面下方,二重积分 $\iint_D f(x,y)\mathrm{d}x\mathrm{d}y$ 就等于该曲顶柱体体积的负值;当 $f(x,y)$ 在 D 的若干部分区域上为正,而在其他部分区域上为负时,二重积分 $\iint_D f(x,y)\mathrm{d}x\mathrm{d}y$ 就等于这些部分区域上的曲顶柱体体积的代数和.

二重积分的性质与定积分的性质类似,为叙述方便,假设下面各性质中所涉及的函数在区域 D 上都是可积的.

性质 1 被积函数的常数因子可以提到积分号前面,即
$$\iint_D kf(x,y)\mathrm{d}x\mathrm{d}y = k\iint_D f(x,y)\mathrm{d}x\mathrm{d}y.$$

性质 2 函数和(或差)的二重积分等于各函数二重积分的和(或差),即
$$\iint_D [f(x,y) \pm g(x,y)]\mathrm{d}x\mathrm{d}y = \iint_D f(x,y)\mathrm{d}x\mathrm{d}y \pm \iint_D g(x,y)\mathrm{d}x\mathrm{d}y.$$

推论 1 $\iint_D \sum_{i=1}^{n} f_i(x,y)\mathrm{d}x\mathrm{d}y = \sum_{i=1}^{n} \iint_D f_i(x,y)\mathrm{d}x\mathrm{d}y.$

性质 3（可加性） 若将 D 分为两个互不重叠的区域 D_1, D_2，则

$$\iint\limits_{D} f(x,y)\mathrm{d}x\mathrm{d}y = \iint\limits_{D_1} f(x,y)\mathrm{d}x\mathrm{d}y + \iint\limits_{D_2} f(x,y)\mathrm{d}x\mathrm{d}y.$$

性质 4 若在区域 D 上，函数 $f(x,y)=1$，σ 为 D 的面积，则

$$\sigma = \iint\limits_{D} f(x,y)\mathrm{d}x\mathrm{d}y = \iint\limits_{D} \mathrm{d}x\mathrm{d}y.$$

性质 5（单调性） 若在区域 D 上，$f(x,y) \leqslant g(x,y)$，则

$$\iint\limits_{D} f(x,y)\mathrm{d}x\mathrm{d}y \leqslant \iint\limits_{D} g(x,y)\mathrm{d}x\mathrm{d}y.$$

由性质 5，不难推出

$$\left|\iint\limits_{D} f(x,y)\mathrm{d}x\mathrm{d}y\right| \leqslant \iint\limits_{D} |f(x,y)|\mathrm{d}x\mathrm{d}y.$$

性质 6 设 M, m 分别是 $f(x,y)$ 在闭区域 D 上的最大值和最小值，σ 是 D 的面积，则

$$m\sigma \leqslant \iint\limits_{D} f(x,y)\mathrm{d}x\mathrm{d}y \leqslant M\sigma.$$

性质 7（中值定理） 设 $f(x,y)$ 在闭区域 D 上连续，D 的面积为 σ，则至少存在一点 $(\xi, \eta) \in D$，使下式成立：

$$\iint\limits_{D} f(x,y)\mathrm{d}x\mathrm{d}y = f(\xi, \eta)\sigma.$$

性质 7 的几何意义是：二重积分所确定的曲顶柱体的体积，等于以积分区域 D 为底，以 $f(\xi,\eta)$ 为高的平顶柱体的体积.

6.7.2 二重积分的计算

根据二重积分的定义计算二重积分一般是非常困难的，可以借助它的几何意义将二重积分转化为二次积分来计算.

设积分区域为

$$D: a \leqslant x \leqslant b, \varphi_1(x) \leqslant y \leqslant \varphi_2(x),$$

如图 6-11 所示，下面计算二重积分 $\iint\limits_{D} f(x,y)\mathrm{d}x\mathrm{d}y$.

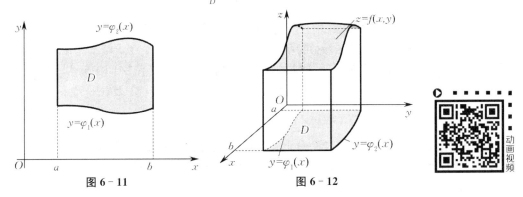

图 6-11　　图 6-12

由二重积分的几何意义可知,$\iint_D f(x,y)\mathrm{d}x\mathrm{d}y$ 的值等于以 D 为底,以曲面 $z=f(x,y)$ 为顶的曲顶柱体(见图 6-12)的体积 V。为计算 V,在闭区间 $[a,b]$ 内任取一点 x,过 x 作平行于 yOz 平面的平面与曲顶柱体相截,则该截面的面积为

$$S(x)=\int_{\varphi_1(x)}^{\varphi_2(x)} f(x,y)\mathrm{d}y.$$

由于 x 的变化范围是从 a 到 b,因此该曲顶柱体的体积为

$$V=\int_a^b S(x)\mathrm{d}x=\int_a^b\left[\int_{\varphi_1(x)}^{\varphi_2(x)} f(x,y)\mathrm{d}y\right]\mathrm{d}x,$$

即

$$\iint_D f(x,y)\mathrm{d}x\mathrm{d}y=\int_a^b\left[\int_{\varphi_1(x)}^{\varphi_2(x)} f(x,y)\mathrm{d}y\right]\mathrm{d}x. \tag{6-8}$$

上式右端的积分是一个**先对 y、后对 x 的二次积分**,即先把 x 视作常数(此时 $f(x,y)$ 为 y 的一元函数),对 y 计算从 $\varphi_1(x)$ 到 $\varphi_2(x)$ 的定积分;然后把计算得到的结果(是 x 的函数)对 x 计算在区间 $[a,b]$ 上的定积分。

这样,就把二重积分化为二次积分进行计算。(6-8)式也常记为

$$\iint_D f(x,y)\mathrm{d}x\mathrm{d}y=\int_a^b\mathrm{d}x\int_{\varphi_1(x)}^{\varphi_2(x)} f(x,y)\mathrm{d}y.$$

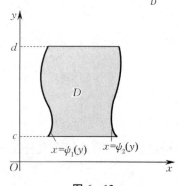

图 6-13

同理,若积分区域为

$$D:c\leqslant y\leqslant d,\psi_1(y)\leqslant x\leqslant\psi_2(y),$$

如图 6-13 所示,则类似可推得

$$\iint_D f(x,y)\mathrm{d}x\mathrm{d}y=\int_c^d\left[\int_{\psi_1(y)}^{\psi_2(y)} f(x,y)\mathrm{d}x\right]\mathrm{d}y. \tag{6-9}$$

上式右端的积分是**先对 x、后对 y 的二次积分**,即先把 y 视作常数(此时 $f(x,y)$ 为 x 的一元函数),对 x 计算从 $\psi_1(y)$ 到 $\psi_2(y)$ 的定积分;然后把计算得到的结果(是 y 的函数)对 y 计算在区间 $[c,d]$ 上的定积分。(6-9)式也常记为

$$\iint_D f(x,y)\mathrm{d}x\mathrm{d}y=\int_c^d\mathrm{d}y\int_{\psi_1(y)}^{\psi_2(y)} f(x,y)\mathrm{d}x.$$

以后我们称图 6-11 所示的积分区域为 **X 型区域**;图 6-13 所示的区域为 **Y 型区域**。应用公式(6-8)时,积分区域必须是 X 型区域(可用不等式 $a\leqslant x\leqslant b,\varphi_1(x)\leqslant y\leqslant\varphi_2(x)$ 表示),X 型区域的特点是:穿过 D 内部且平行于 y 轴的直线与 D 的边界相交不多于两点。而用公式(6-9)时,积分区域必须是 Y 型区域(可用不等式 $\psi_1(y)\leqslant x\leqslant\psi_2(y),c\leqslant y\leqslant d$ 表示),Y 型区域的特点是:穿过 D 内部且平行于 x 轴的直线与 D 的边界相交不多于两点。

如果积分区域 D 既是 X 型区域,又是 Y 型区域,则由公式(6-8)及(6-9)得

$$\int_a^b\left[\int_{\varphi_1(x)}^{\varphi_2(x)} f(x,y)\mathrm{d}y\right]\mathrm{d}x=\int_c^d\left[\int_{\psi_1(y)}^{\psi_2(y)} f(x,y)\mathrm{d}x\right]\mathrm{d}y.$$

二重积分化为二次积分时,确定积分上、下限是关键。而积分上、下限的选取是根据积分区域 D 确定的,通常先画出 D 的图形,然后再根据图形的特点选择相应的公式。下面举例说明。

例 6.36 计算 $\iint\limits_{D}(x+y)^2 \mathrm{d}x\mathrm{d}y$,其中区域 $D: 0\leqslant x\leqslant 1, 0\leqslant y\leqslant 2$,如图 6-14 所示.

解 本题的积分区域如图 6-14 所示,呈矩形,显然,区域 D 既是 X 型区域,又是 Y 型区域.

若把积分区域 D 看作是 X 型区域,则先对 y、后对 x 积分,由公式(6-8)得

$$\iint\limits_{D}(x+y)^2 \mathrm{d}x\mathrm{d}y = \int_0^1 \left[\int_0^2 (x+y)^2 \mathrm{d}y\right]\mathrm{d}x$$
$$= \int_0^1 \left[\frac{1}{3}(x+y)^3 \Big|_0^2\right]\mathrm{d}x$$
$$= \frac{1}{3}\int_0^1 \left[(x+2)^3 - x^3\right]\mathrm{d}x$$
$$= \frac{1}{3}\left[\frac{1}{4}(x+2)^4 - \frac{1}{4}x^4\right]\Big|_0^1$$
$$= \frac{16}{3}.$$

图 6-14

若把积分区域 D 看作是 Y 型区域,则先对 x、后对 y 积分,由公式(6-9)得

$$\iint\limits_{D}(x+y)^2 \mathrm{d}x\mathrm{d}y = \int_0^2 \left[\int_0^1 (x+y)^2 \mathrm{d}x\right]\mathrm{d}y = \int_0^2 \left[\frac{1}{3}(x+y)^3\Big|_0^1\right]\mathrm{d}y$$
$$= \frac{1}{3}\int_0^2 \left[(1+y)^3 - y^3\right]\mathrm{d}y = \frac{1}{3}\left[\frac{1}{4}(1+y)^4 - \frac{1}{4}y^4\right]\Big|_0^2$$
$$= \frac{16}{3}.$$

由此例可看出,当积分区域为平行于坐标轴的矩形时,积分次序可以自由选择,且二次积分上、下限均为常数.

例 6.37 计算 $\iint\limits_{D} x^2 y \mathrm{d}x\mathrm{d}y$,其中 D 为直线 $y=x$ 和抛物线 $y=x^2$ 所围成的区域.

解 本题的积分区域既是 X 型区域,又是 Y 型区域.

若把积分区域 D 看作是 X 型区域,如图 6-15 所示,可用不等式

$$0\leqslant x\leqslant 1, \quad x^2 = \varphi_1(x) \leqslant y \leqslant \varphi_2(x) = x$$

表示,则先对 y、后对 x 积分,由公式(6-8)得

$$\iint\limits_{D} x^2 y \mathrm{d}x\mathrm{d}y = \int_0^1 \left(\int_{x^2}^{x} x^2 y \mathrm{d}y\right)\mathrm{d}x = \int_0^1 x^2 \left(\int_{x^2}^{x} y\mathrm{d}y\right)\mathrm{d}x = \int_0^1 x^2 \left(\frac{1}{2}y^2\Big|_{x^2}^{x}\right)\mathrm{d}x$$
$$= \frac{1}{2}\int_0^1 (x^4 - x^6)\mathrm{d}x = \frac{1}{35}.$$

若把积分区域 D 看作是 Y 型区域,如图 6-16 所示,可用不等式

$$0\leqslant y\leqslant 1, \quad y = \psi_1(y) \leqslant x \leqslant \psi_2(y) = \sqrt{y}$$

表示,则先对 x、后对 y 积分,由公式(6-9)得

$$\iint_D x^2 y \mathrm{d}x\mathrm{d}y = \int_0^1 \Big(\int_y^{\sqrt{y}} x^2 y \mathrm{d}x\Big)\mathrm{d}y = \int_0^1 y\Big(\frac{1}{3}x^3\Big|_y^{\sqrt{y}}\Big)\mathrm{d}y$$
$$= \frac{1}{3}\int_0^1 (y^{\frac{5}{2}} - y^4)\mathrm{d}y = \frac{1}{35}.$$

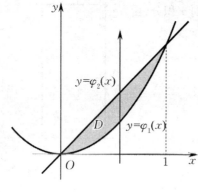

图 6-15　　　　　　　　　图 6-16

例 6.38　计算 $\iint_D xy\mathrm{d}x\mathrm{d}y$，其中 D 是由直线 $y = x - 4$ 和曲线 $y^2 = 2x$ 所围成的区域.

解一　把积分区域 D 划分成两个区域 D_1, D_2，其中 D_1, D_2 均可看作是 X 型区域，如图 6-17 所示，D_1 可用不等式

$$0 \leqslant x \leqslant 2, \quad -\sqrt{2x} \leqslant y \leqslant \sqrt{2x}$$

表示，D_2 可用不等式

$$2 \leqslant x \leqslant 8, \quad x - 4 \leqslant y \leqslant \sqrt{2x}$$

表示，则先对 y、后对 x 积分，由公式 (6-8) 得

$$\iint_D xy\mathrm{d}x\mathrm{d}y = \iint_{D_1} xy\mathrm{d}x\mathrm{d}y + \iint_{D_2} xy\mathrm{d}x\mathrm{d}y = \int_0^2 \Big(\int_{-\sqrt{2x}}^{\sqrt{2x}} xy\mathrm{d}y\Big)\mathrm{d}x + \int_2^8 \Big(\int_{x-4}^{\sqrt{2x}} xy\mathrm{d}y\Big)\mathrm{d}x$$
$$= \int_0^2 x\Big(\frac{y^2}{2}\Big|_{-\sqrt{2x}}^{\sqrt{2x}}\Big)\mathrm{d}x + \int_2^8 x\Big(\frac{y^2}{2}\Big|_{x-4}^{\sqrt{2x}}\Big)\mathrm{d}x$$
$$= \int_0^2 0 \,\mathrm{d}x + \int_2^8 \Big(5x^2 - \frac{1}{2}x^3 - 8x\Big)\mathrm{d}x$$
$$= 90.$$

解二　把积分区域 D 看作是 Y 型区域，如图 6-18 所示，可用不等式

$$-2 \leqslant y \leqslant 4, \quad \frac{y^2}{2} \leqslant x \leqslant y + 4$$

表示，则先对 x、后对 y 积分，由公式 (6-9) 得

$$\iint_D xy\mathrm{d}x\mathrm{d}y = \int_{-2}^4 \Big(\int_{\frac{y^2}{2}}^{y+4} xy\mathrm{d}x\Big)\mathrm{d}y = \int_{-2}^4 y\Big(\frac{x^2}{2}\Big|_{\frac{y^2}{2}}^{y+4}\Big)\mathrm{d}y$$
$$= \frac{1}{2}\int_{-2}^4 \Big(y^3 + 8y^2 + 16y - \frac{y^5}{4}\Big)\mathrm{d}y = 90.$$

图 6-17

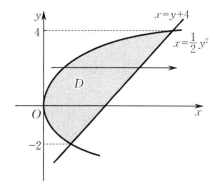

图 6-18

例 6.39 计算 $\iint_D x^2 e^{-y^2} dxdy$,其中 D 是由直线 $x=0, y=1, y=x$ 所围成的区域.

解 本题的积分区域如图 6-19 所示,既是 X 型区域,又是 Y 型区域.

若把积分区域 D 看作是 Y 型区域,即可用不等式
$$0 \leqslant x \leqslant y, \quad 0 \leqslant y \leqslant 1$$
表示,则先对 x、后对 y 积分,由公式(6-9) 得

$$\iint_D x^2 e^{-y^2} dxdy = \int_0^1 \left(\int_0^y x^2 e^{-y^2} dx \right) dy$$
$$= \frac{1}{3} \int_0^1 y^3 e^{-y^2} dy \quad (\text{分部积分法})$$
$$= \frac{1}{6} - \frac{1}{3e}.$$

若把积分区域 D 看作是 X 型区域,即可用不等式
$$x \leqslant y \leqslant 1, \quad 0 \leqslant x \leqslant 1$$

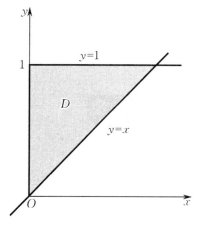

图 6-19

表示,则先对 y、后对 x 积分,由公式(6-8) 得

$$\iint_D x^2 e^{-y^2} dxdy = \int_0^1 \left(\int_x^1 x^2 e^{-y^2} dy \right) dx = \int_0^1 x^2 \left(\int_x^1 e^{-y^2} dy \right) dx.$$

这里,因为 $\int_x^1 e^{-y^2} dy$ 中被积函数的原函数不能用初等函数表达出来,所以这个二重积分无法进行简易计算,故本题只能把积分区域看作是 Y 型区域,利用公式(6-9) 进行计算.

从以上例题可知,在将二重积分转化为二次积分进行计算时,选择积分变量、适当安排积分的先后次序,将直接关系到计算的繁简,甚至于决定二重积分能否计算出来的问题. 因此,读者在计算二重积分时,应特别注意选择恰当的积分次序,以及确定积分限.

例 6.40 交换二次积分 $\int_0^1 dx \int_0^{\sqrt{2x-x^2}} f(x,y)dy + \int_1^2 dx \int_0^{2-x} f(x,y)dy$ 的积分次序.

解 设原积分中两个二次积分的积分区域分别为 D_1, D_2，积分区域 D 由 D_1 和 D_2 组成(见图 6-20)，其中
$D_1: 0 \leqslant x \leqslant 1, 0 \leqslant y \leqslant \sqrt{2x-x^2},$
$D_2: 1 \leqslant x \leqslant 2, 0 \leqslant y \leqslant 2-x.$
更换积分次序，则区域 D 可表示为
$D: 1-\sqrt{1-y^2} \leqslant x \leqslant 2-y, 0 \leqslant y \leqslant 1,$
因此
$$\int_0^1 dx \int_0^{\sqrt{2x-x^2}} f(x,y)dy + \int_1^2 dx \int_0^{2-x} f(x,y)dy$$
$$= \int_0^1 dy \int_{1-\sqrt{1-y^2}}^{2-y} f(x,y)dx.$$

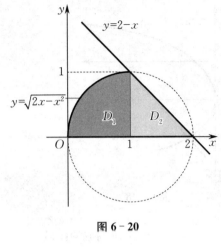

图 6-20

§6.8 MATLAB 实验

命令 diff 既可以用于求一元函数的导数，也可以用于求多元函数的偏导数. 用于求偏导数时，可根据需要分别采用如下几种形式：

diff(s,x)	返回符号表达式 s 关于指定变量 x 的偏导数；
diff(s,y)	返回符号表达式 s 关于指定变量 y 的偏导数；
diff(diff(s,x),x) 或 diff(s,x,2)	返回符号表达式 s 关于指定变量 x 的二阶偏导数；
diff(diff(s,x),y)	返回符号表达式 s 关于指定变量 x,y 的二阶混合偏导数．

实验 6.1 设 $z = \sin(xy) + \cos^2(xy)$，求 $\dfrac{\partial z}{\partial x}, \dfrac{\partial z}{\partial y}, \dfrac{\partial^2 z}{\partial x^2}, \dfrac{\partial^2 z}{\partial x \partial y}.$

输入：
```
syms x y;
z=sin(x*y)+(cos(x*y))^2;
diff(z,x)
diff(z,y)
diff(z,x,2)
diff(diff(z,x),y)
```
运行结果为
```
ans=
   y*cos(x*y)-2*y*cos(x*y)*sin(x*y)
ans=
```

x*cos(x*y)-2*x*cos(x*y)*sin(x*y)
ans=
2*y^2*sin(x*y)^2-2*y^2*cos(x*y)^2-y^2*sin(x*y)
ans=
cos(x*y)-2*cos(x*y)*sin(x*y)-x*y*sin(x*y)-2*x*y*cos(x*y)^2+2*x*y*sin(x*y)^2

实验 6.2 求曲面 $z(x,y)=\dfrac{4}{x^2+y^2+1}$ 在点 $\left(\dfrac{1}{4},\dfrac{1}{2},\dfrac{64}{21}\right)$ 处的切平面方程,并把曲面和它的切平面作在同一坐标系内.

输入:

```
syms x y z;
F=4/(x^2+y^2+1)-z;
f=diff(F,x);
g=diff(F,y);
h=diff(F,z);
x=1/4;
y=1/2;
z=64/21;
a=eval(f);
b=eval(g);
c=eval(h);
x=-1:0.1:1;
y=-1:0.1:1;
[x,y]=meshgrid(x,y);
z1=a*(x-1/4)+b*(y-1/2)+65/21;
z2=4*(x^2+y^2+1)^(-1);
mesh(x,y,z1)
hold on
mesh(x,y,z2)
```

可得到曲面与切平面的图形如图 6-21 所示.

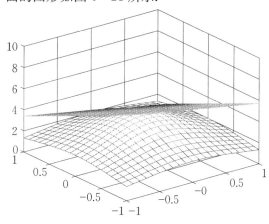

图 6-21

实验 6.3 求 $f(x,y) = x^3 - y^3 + 3x^2 + 3y^2 - 9x$ 的极值.

输入:
```
syms x y;
f=x^3-y^3+3*x^2+3*y^2-9*x;
fx=diff(f,x)
fy=diff(f,y)
```

运行结果为
```
fx=
  3*x^2+6*x-9
fy=
  -3*y^2+6*y
```

再输入:
```
x0=roots([3,6,-9])
y0=roots([-3,6,0])
```

运行结果为
```
x0=
  -3.0000
  1.0000
y0=
  0
  2
```

再输入:
```
fxx=diff(f,x,2);
fyy=diff(f,y,2);
fxy=diff(fx,y);
A=(fxy)^2-(fxx)*(fyy);
x=-3;
y=0;
a1=eval(A)
b1=eval(fxx)
c1=eval(f)
x=-3;
y=2;
a2=eval(A)
b2=eval(fxx)
c2=eval(f)
x=1;
y=0;
a3=eval(A)
b3=eval(fxx)
c3=eval(f)
```

```
x=1;
y=2;
a4=eval(A)
b4=eval(fxx)
c4=eval(f)
```

我们得到了四个驻点处的判别式函数$(f''_{xy})^2 - f''_{xx}f''_{yy}$，二阶导数$f''_{xx}$及函数$f$的值．归纳以后用表格形式列出(见表6-2)．

表 6-2

x	y	f''_{xx}	$A(x,y)$	f
-3	0	-12	72	27
-3	2	-12	-72	31
1	0	12	-72	-5
1	2	12	72	-1

当$x=-3, y=2$时，$f''_{xx}=-12$，判别式的值为-72，因此函数有极大值31；

当$x=1, y=0$时，$f''_{xx}=12$，判别式的值为-72，因此函数有极小值-5；

当$x=-3, y=0$或$x=1, y=2$时，判别式的值为72，因此函数在这些点处不取极值．

另外，输入下面命令，把函数的等高线的图形表示出来：

```
[x,y]=meshgrid(-5:0.1:3,-3:0.1:5);
z=x^3-y^3+3*x^2+3*y^2-9*x;
contour(x,y,z,20)
```

输出如图6-22所示．

图 6-22

从图6-22可见，在两个极值点附近，函数的等高线是封闭的．在非极值点附近，等高线不封闭．这也是从图形上判断极值点的方法．

实验6.4 求函数$z = x^2 + y^2$在条件$x^2 + y^2 + x + y - 1 = 0$下的极值．

输入：

```
syms x y r;
```

```
g=x^2+y^2;
h=x^2+y^2+x+y-1;
la=g+r*h;
lx=diff(la,x)
ly=diff(la,y)
lr=diff(la,r)
```
运行结果为
```
lx=
    2*x+r*(2*x+1)
ly=
    2*y+r*(2*y+1)
lr=
    x^2+x+y^2+y-1
```
再输入：
```
[x,y,r]=solve('2*x+r*(2*x+1)=0','2*y+r*(2*y+1)=0','x^2+y^2+x+y-1=0',x,y,r)
```
运行结果为
```
x=
    -(3^(1/2))/2-1/2
    (3^(1/2))/2-1/2
y=
    -(3^(1/2))/2-1/2
    (3^(1/2))/2-1/2
r=
    (3^(1/2))/3-1
    -(3^(1/2))/3-1
```
即有解：
$$r=\frac{1}{3}(-3-\sqrt{3}),\quad x=\frac{1}{2}(-1-\sqrt{3}),\quad y=\frac{1}{2}(-1-\sqrt{3});$$
$$r=\frac{1}{3}(-3+\sqrt{3}),\quad x=\frac{1}{2}(-1+\sqrt{3}),\quad y=\frac{1}{2}(-1+\sqrt{3}).$$

因此有两个极值可疑点.

再输入：
```
x=1/2*3^(1/2)-1/2;
y=1/2*3^(1/2)-1/2;
f1=eval(g)
x=-1/2-1/2*3^(1/2);
y=-1/2-1/2*3^(1/2);
f2=eval(g)
```
运行结果为
```
f1=
    0.267 9
```

```
    f2=
    3.732 1
```
即得到两个可能是条件极值的函数值 $2+\sqrt{3}$ 和 $2-\sqrt{3}$. 但在这两个点处是否真的取得到条件极值呢？可利用等高线作图来判断.

输入：
```
[x,y]=meshgrid(-2:0.1:2,-2:0.1:2);
z=x^2+y^2;
contour(x,y,z,30)
hold on
ezplot('x^2+y^2+x+y-1')
```
输出如图 6-23 所示.

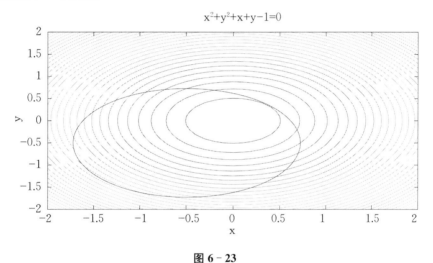

图 6-23

从图 6-23 可以看到，在极值可疑点处，函数 $z=g(x,y)$ 的等高线与曲线 $h(x,y)=0$ 相切. 函数 $z=g(x,y)$ 的等高线是一系列同心圆，由里向外，函数值在增大，在点 $x=\frac{1}{2}(-1-\sqrt{3}), y=\frac{1}{2}(-1-\sqrt{3})$ 的附近观察，可以得出 $z=g(x,y)$ 在此点处取条件极大值的结论. 在点 $x=\frac{1}{2}(-1+\sqrt{3}), y=\frac{1}{2}(-1+\sqrt{3})$ 的附近观察，可以得出 $z=g(x,y)$ 在此点处取条件极小值的结论.

习 题 六

1. 在坐标面和坐标轴上的点的坐标各有什么特征？并指出下列各点的位置：
$$A(4,5,0), \quad B(0,4,5), \quad C(-2,0,0), \quad D(0,3,0).$$

2. 证明：以点 $A(4,1,9), B(10,-1,6), C(2,4,3)$ 为顶点的三角形是等腰直角三角形.

3. 设一动点到原点的距离是到点 $A(3,2,5)$ 距离的 3 倍,求此动点的轨迹方程.

4. 求球面 $2x^2+2y^2+2z^2-5z-8=0$ 的球心和半径.

5. 说明下列方程表示什么图形:

(1) $x^2=2$; (2) $x^2+y^2+z^2=0$;

(3) $x^2+z^2=0$.

6. 求下列函数的定义域:

(1) $z=\sqrt{1-x^2}+\sqrt{y^2-1}$; (2) $u=\dfrac{1}{\sqrt{x}}+\dfrac{1}{\sqrt{y}}+\dfrac{1}{\sqrt{z}}$;

(3) $z=\dfrac{1}{\sqrt{x+y}}+\dfrac{1}{\sqrt{x-y}}$; (4) $z=\ln(y^2-2x+1)$.

7. 求下列极限:

(1) $\lim\limits_{\substack{x\to 0\\y\to 0}}\dfrac{xy}{2-\sqrt{xy+4}}$; (2) $\lim\limits_{\substack{x\to 0\\y\to 0}}\dfrac{\sin(x^2+xy)}{x}$.

8. 求下列函数的偏导数:

(1) $z=(1+xy)^y$; (2) $z=\sqrt{\ln(xy)}$;

(3) $u=x^{\frac{x}{z}}$; (4) $z=\sin(xy)+\cos^2(xy)$.

9. 已知 $z=\dfrac{y}{\sqrt{x^2+y^2}}$,求 $\mathrm{d}z$.

10. 设 $f(x,y,z)=\sqrt[z]{\dfrac{x}{y}}$,求 $\mathrm{d}f(1,1,1)$.

11. 设方程 $xy+\ln x+\ln y=0$,其中 x 是 y 的函数,求 $\dfrac{\mathrm{d}x}{\mathrm{d}y}$.

12. 求函数 $z=\ln(1+x^2+y^2)$ 的极值.

13. 计算下列二重积分:

(1) $\iint\limits_{D}(x^2+y^2-y)\mathrm{d}x\mathrm{d}y$,其中 D 是由 $y=x,y=\dfrac{x}{2},y=2$ 所围成的区域;

(2) $\iint\limits_{D}(x+6y)\mathrm{d}x\mathrm{d}y$,其中 D 是由 $y=x,y=5x,x=1$ 所围成的区域.

附录　简明积分表

(一) 含有 $ax+b$ 的积分

1. $\int \dfrac{\mathrm{d}x}{ax+b} = \dfrac{1}{a}\ln|ax+b| + C$

2. $\int (ax+b)^\mu \mathrm{d}x = \dfrac{1}{a(\mu+1)}(ax+b)^{\mu+1} + C \quad (\mu \neq -1)$

3. $\int \dfrac{x}{ax+b}\mathrm{d}x = \dfrac{1}{a^2}(ax+b-b\ln|ax+b|) + C$

4. $\int \dfrac{x^2}{ax+b}\mathrm{d}x = \dfrac{1}{a^3}\left[\dfrac{1}{2}(ax+b)^2 - 2b(ax+b) + b^2\ln|ax+b|\right] + C$

5. $\int \dfrac{\mathrm{d}x}{x(ax+b)} = -\dfrac{1}{b}\ln\left|\dfrac{ax+b}{x}\right| + C$

6. $\int \dfrac{\mathrm{d}x}{x^2(ax+b)} = -\dfrac{1}{bx} + \dfrac{a}{b^2}\ln\left|\dfrac{ax+b}{x}\right| + C$

7. $\int \dfrac{x}{(ax+b)^2}\mathrm{d}x = \dfrac{1}{a^2}\left(\ln|ax+b| + \dfrac{b}{ax+b}\right) + C$

8. $\int \dfrac{x^2}{(ax+b)^2}\mathrm{d}x = \dfrac{1}{a^3}\left(ax+b - 2b\ln|ax+b| - \dfrac{b^2}{ax+b}\right) + C$

9. $\int \dfrac{\mathrm{d}x}{x(ax+b)^2} = \dfrac{1}{b(ax+b)} - \dfrac{1}{b^2}\ln\left|\dfrac{ax+b}{x}\right| + C$

(二) 含有 $\sqrt{ax+b}$ 的积分

10. $\int \sqrt{ax+b}\,\mathrm{d}x = \dfrac{2}{3a}\sqrt{(ax+b)^3} + C$

11. $\int x\sqrt{ax+b}\,\mathrm{d}x = \dfrac{2}{15a^2}(3ax-2b)\sqrt{(ax+b)^3} + C$

12. $\int x^2\sqrt{ax+b}\,\mathrm{d}x = \dfrac{2}{105a^3}(15a^2x^2 - 12abx + 8b^2)\sqrt{(ax+b)^3} + C$

13. $\int \dfrac{x}{\sqrt{ax+b}}\mathrm{d}x = \dfrac{2}{3a^2}(ax-2b)\sqrt{ax+b} + C$

14. $\int \dfrac{x^2}{\sqrt{ax+b}}\mathrm{d}x = \dfrac{2}{15a^3}(3a^2x^2 - 4abx + 8b^2)\sqrt{ax+b} + C$

15. $\int \dfrac{\mathrm{d}x}{x\sqrt{ax+b}} = \begin{cases} \dfrac{1}{\sqrt{b}}\ln\left|\dfrac{\sqrt{ax+b}-\sqrt{b}}{\sqrt{ax+b}+\sqrt{b}}\right| + C & (b>0), \\ \dfrac{2}{\sqrt{-b}}\arctan\sqrt{\dfrac{ax+b}{-b}} + C & (b<0) \end{cases}$

16. $\int \dfrac{\mathrm{d}x}{x^2\sqrt{ax+b}} = -\dfrac{\sqrt{ax+b}}{bx} - \dfrac{a}{2b}\int \dfrac{\mathrm{d}x}{x\sqrt{ax+b}}$

17. $\int \dfrac{\sqrt{ax+b}}{x} dx = 2\sqrt{ax+b} + b\int \dfrac{dx}{x\sqrt{ax+b}}$

18. $\int \dfrac{\sqrt{ax+b}}{x^2} dx = -\dfrac{\sqrt{ax+b}}{x} + \dfrac{a}{2}\int \dfrac{dx}{x\sqrt{ax+b}}$

(三) 含有 $x^2 \pm a^2$ 的积分

19. $\int \dfrac{dx}{x^2+a^2} = \dfrac{1}{a}\arctan \dfrac{x}{a} + C$

20. $\int \dfrac{dx}{(x^2+a^2)^n} = \dfrac{x}{2(n-1)a^2(x^2+a^2)^{n-1}} + \dfrac{2n-3}{2(n-1)a^2}\int \dfrac{dx}{(x^2+a^2)^{n-1}}$

21. $\int \dfrac{dx}{x^2-a^2} = \dfrac{1}{2a}\ln\left|\dfrac{x-a}{x+a}\right| + C$

(四) 含有 $ax^2 + b\,(a>0)$ 的积分

22. $\int \dfrac{dx}{ax^2+b} = \begin{cases} \dfrac{1}{\sqrt{ab}}\arctan\sqrt{\dfrac{a}{b}}\,x + C & (b>0), \\ \dfrac{1}{2\sqrt{-ab}}\ln\left|\dfrac{\sqrt{a}\,x-\sqrt{-b}}{\sqrt{a}\,x+\sqrt{-b}}\right| + C & (b<0) \end{cases}$

23. $\int \dfrac{x}{ax^2+b} dx = \dfrac{1}{2a}\ln|ax^2+b| + C$

24. $\int \dfrac{x^2}{ax^2+b} dx = \dfrac{x}{a} - \dfrac{b}{a}\int \dfrac{dx}{ax^2+b}$

25. $\int \dfrac{dx}{x(ax^2+b)} = \dfrac{1}{2b}\ln \dfrac{x^2}{|ax^2+b|} + C$

26. $\int \dfrac{dx}{x^2(ax^2+b)} = -\dfrac{1}{bx} - \dfrac{a}{b}\int \dfrac{dx}{ax^2+b}$

27. $\int \dfrac{dx}{x^3(ax^2+b)} = \dfrac{a}{2b^2}\ln \dfrac{|ax^2+b|}{x^2} - \dfrac{1}{2bx^2} + C$

28. $\int \dfrac{dx}{(ax^2+b)^2} = \dfrac{x}{2b(ax^2+b)} + \dfrac{1}{2b}\int \dfrac{dx}{ax^2+b}$

(五) 含有 $ax^2 + bx + c\,(a>0)$ 的积分

29. $\int \dfrac{dx}{ax^2+bx+c} = \begin{cases} \dfrac{2}{\sqrt{4ac-b^2}}\arctan \dfrac{2ax+b}{\sqrt{4ac-b^2}} + C & (b^2<4ac), \\ \dfrac{1}{\sqrt{b^2-4ac}}\ln\left|\dfrac{2ax+b-\sqrt{b^2-4ac}}{2ax+b+\sqrt{b^2-4ac}}\right| + C & (b^2>4ac) \end{cases}$

30. $\int \dfrac{x}{ax^2+bx+c} dx = \dfrac{1}{2a}\ln|ax^2+bx+c| - \dfrac{b}{2a}\int \dfrac{dx}{ax^2+bx+c}$

(六) 含有 $\sqrt{x^2+a^2}\,(a>0)$ 的积分

31. $\int \dfrac{dx}{\sqrt{x^2+a^2}} = \ln(x+\sqrt{x^2+a^2}) + C$

32. $\int \dfrac{\mathrm{d}x}{\sqrt{(x^2+a^2)^3}} = \dfrac{x}{a^2\sqrt{x^2+a^2}} + C$

33. $\int \dfrac{x}{\sqrt{x^2+a^2}}\mathrm{d}x = \sqrt{x^2+a^2} + C$

34. $\int \dfrac{x}{\sqrt{(x^2+a^2)^3}}\mathrm{d}x = -\dfrac{1}{\sqrt{x^2+a^2}} + C$

35. $\int \dfrac{x^2}{\sqrt{x^2+a^2}}\mathrm{d}x = \dfrac{x}{2}\sqrt{x^2+a^2} - \dfrac{a^2}{2}\ln(x+\sqrt{x^2+a^2}) + C$

36. $\int \dfrac{x^2}{\sqrt{(x^2+a^2)^3}}\mathrm{d}x = -\dfrac{x}{\sqrt{x^2+a^2}} + \ln(x+\sqrt{x^2+a^2}) + C$

37. $\int \dfrac{\mathrm{d}x}{x\sqrt{x^2+a^2}} = \dfrac{1}{a}\ln \dfrac{\sqrt{x^2+a^2}-a}{|x|} + C$

38. $\int \dfrac{\mathrm{d}x}{x^2\sqrt{x^2+a^2}} = -\dfrac{\sqrt{x^2+a^2}}{a^2 x} + C$

39. $\int \sqrt{x^2+a^2}\,\mathrm{d}x = \dfrac{x}{2}\sqrt{x^2+a^2} + \dfrac{a^2}{2}\ln(x+\sqrt{x^2+a^2}) + C$

40. $\int \sqrt{(x^2+a^2)^3}\,\mathrm{d}x = \dfrac{x}{8}(2x^2+5a^2)\sqrt{x^2+a^2} + \dfrac{3}{8}a^4\ln(x+\sqrt{x^2+a^2}) + C$

41. $\int x\sqrt{x^2+a^2}\,\mathrm{d}x = \dfrac{1}{3}\sqrt{(x^2+a^2)^3} + C$

42. $\int x^2\sqrt{x^2+a^2}\,\mathrm{d}x = \dfrac{x}{8}(2x^2+a^2)\sqrt{x^2+a^2} - \dfrac{a^4}{8}\ln(x+\sqrt{x^2+a^2}) + C$

43. $\int \dfrac{\sqrt{x^2+a^2}}{x}\mathrm{d}x = \sqrt{x^2+a^2} + a\ln \dfrac{\sqrt{x^2+a^2}-a}{|x|} + C$

44. $\int \dfrac{\sqrt{x^2+a^2}}{x^2}\mathrm{d}x = -\dfrac{\sqrt{x^2+a^2}}{x} + \ln(x+\sqrt{x^2+a^2}) + C$

(七) 含有 $\sqrt{x^2-a^2}\,(a>0)$ 的积分

45. $\int \dfrac{\mathrm{d}x}{\sqrt{x^2-a^2}} = \ln|x+\sqrt{x^2-a^2}| + C$

46. $\int \dfrac{\mathrm{d}x}{\sqrt{(x^2-a^2)^3}} = -\dfrac{x}{a^2\sqrt{x^2-a^2}} + C$

47. $\int \dfrac{x}{\sqrt{x^2-a^2}}\mathrm{d}x = \sqrt{x^2-a^2} + C$

48. $\int \dfrac{x}{\sqrt{(x^2-a^2)^3}}\mathrm{d}x = -\dfrac{1}{\sqrt{x^2-a^2}} + C$

49. $\int \dfrac{x^2}{\sqrt{x^2-a^2}}\mathrm{d}x = \dfrac{x}{2}\sqrt{x^2-a^2} + \dfrac{a^2}{2}\ln|x+\sqrt{x^2-a^2}| + C$

50. $\int \dfrac{x^2}{\sqrt{(x^2-a^2)^3}}\mathrm{d}x = -\dfrac{x}{\sqrt{x^2-a^2}} + \ln|x+\sqrt{x^2-a^2}| + C$

51. $\int \dfrac{\mathrm{d}x}{x\sqrt{x^2-a^2}} = \dfrac{1}{a}\arccos \dfrac{a}{|x|} + C$

52. $\int \dfrac{\mathrm{d}x}{x^2\sqrt{x^2-a^2}} = \dfrac{\sqrt{x^2-a^2}}{a^2 x} + C$

53. $\int \sqrt{x^2-a^2}\,dx = \frac{x}{2}\sqrt{x^2-a^2} - \frac{a^2}{2}\ln|x+\sqrt{x^2-a^2}| + C$

54. $\int \sqrt{(x^2-a^2)^3}\,dx = \frac{x}{8}(2x^2-5a^2)\sqrt{x^2-a^2} + \frac{3}{8}a^4\ln|x+\sqrt{x^2-a^2}| + C$

55. $\int x\sqrt{x^2-a^2}\,dx = \frac{1}{3}\sqrt{(x^2-a^2)^3} + C$

56. $\int x^2\sqrt{x^2-a^2}\,dx = \frac{x}{8}(2x^2-a^2)\sqrt{x^2-a^2} - \frac{a^4}{8}\ln|x+\sqrt{x^2-a^2}| + C$

57. $\int \frac{\sqrt{x^2-a^2}}{x}\,dx = \sqrt{x^2-a^2} - a\arccos\frac{a}{|x|} + C$

58. $\int \frac{\sqrt{x^2-a^2}}{x^2}\,dx = -\frac{\sqrt{x^2-a^2}}{x} + \ln|x+\sqrt{x^2-a^2}| + C$

(八) 含有 $\sqrt{a^2-x^2}\,(a>0)$ 的积分

59. $\int \frac{dx}{\sqrt{a^2-x^2}} = \arcsin\frac{x}{a} + C$

60. $\int \frac{dx}{\sqrt{(a^2-x^2)^3}} = \frac{x}{a^2\sqrt{a^2-x^2}} + C$

61. $\int \frac{x}{\sqrt{a^2-x^2}}\,dx = -\sqrt{a^2-x^2} + C$

62. $\int \frac{x}{\sqrt{(a^2-x^2)^3}}\,dx = \frac{1}{\sqrt{a^2-x^2}} + C$

63. $\int \frac{x^2}{\sqrt{a^2-x^2}}\,dx = -\frac{x}{2}\sqrt{a^2-x^2} + \frac{a^2}{2}\arcsin\frac{x}{a} + C$

64. $\int \frac{x^2}{\sqrt{(a^2-x^2)^3}}\,dx = \frac{x}{\sqrt{a^2-x^2}} - \arcsin\frac{x}{a} + C$

65. $\int \frac{dx}{x\sqrt{a^2-x^2}} = \frac{1}{a}\ln\frac{a-\sqrt{a^2-x^2}}{|x|} + C$

66. $\int \frac{dx}{x^2\sqrt{a^2-x^2}} = -\frac{\sqrt{a^2-x^2}}{a^2 x} + C$

67. $\int \sqrt{a^2-x^2}\,dx = \frac{x}{2}\sqrt{a^2-x^2} + \frac{a^2}{2}\arcsin\frac{x}{a} + C$

68. $\int \sqrt{(a^2-x^2)^3}\,dx = \frac{x}{8}(5a^2-2x^2)\sqrt{a^2-x^2} + \frac{3}{8}a^4\arcsin\frac{x}{a} + C$

69. $\int x\sqrt{a^2-x^2}\,dx = -\frac{1}{3}\sqrt{(a^2-x^2)^3} + C$

70. $\int x^2\sqrt{a^2-x^2}\,dx = \frac{x}{8}(2x^2-a^2)\sqrt{a^2-x^2} + \frac{a^4}{8}\arcsin\frac{x}{a} + C$

71. $\int \frac{\sqrt{a^2-x^2}}{x}\,dx = \sqrt{a^2-x^2} + a\ln\frac{a-\sqrt{a^2-x^2}}{|x|} + C$

72. $\int \frac{\sqrt{a^2-x^2}}{x^2}\,dx = -\frac{\sqrt{a^2-x^2}}{x} - \arcsin\frac{x}{a} + C$

(九) 含有 $\sqrt{\pm ax^2+bx+c}\,(a>0)$ 的积分

73. $\int \frac{dx}{\sqrt{ax^2+bx+c}} = \frac{1}{\sqrt{a}}\ln|2ax+b+2\sqrt{a}\sqrt{ax^2+bx+c}| + C$

74. $\int \sqrt{ax^2+bx+c}\,dx = \dfrac{2ax+b}{4a}\sqrt{ax^2+bx+c}$
$\qquad\qquad +\dfrac{4ac-b^2}{8\sqrt{a^3}}\ln|2ax+b+2\sqrt{a}\sqrt{ax^2+bx+c}|+C$

75. $\int \dfrac{x}{\sqrt{ax^2+bx+c}}\,dx = \dfrac{1}{a}\sqrt{ax^2+bx+c}$
$\qquad\qquad -\dfrac{b}{2\sqrt{a^3}}\ln|2ax+b+2\sqrt{a}\sqrt{ax^2+bx+c}|+C$

76. $\int \dfrac{dx}{\sqrt{c+bx-ax^2}} = -\dfrac{1}{\sqrt{a}}\arcsin\dfrac{2ax-b}{\sqrt{b^2+4ac}}+C$

77. $\int \sqrt{c+bx-ax^2}\,dx = \dfrac{2ax-b}{4a}\sqrt{c+bx-ax^2}+\dfrac{b^2+4ac}{8\sqrt{a^3}}\arcsin\dfrac{2ax-b}{\sqrt{b^2+4ac}}+C$

78. $\int \dfrac{x}{\sqrt{c+bx-ax^2}}\,dx = -\dfrac{1}{a}\sqrt{c+bx-ax^2}+\dfrac{b}{2\sqrt{a^3}}\arcsin\dfrac{2ax-b}{\sqrt{b^2+4ac}}+C$

(十) 含有 $\sqrt{\pm\dfrac{x-a}{x-b}}$ 或 $\sqrt{(x-a)(b-x)}$ 的积分

79. $\int \sqrt{\dfrac{x-a}{x-b}}\,dx = (x-b)\sqrt{\dfrac{x-a}{x-b}}+(b-a)\ln(\sqrt{|x-a|}+\sqrt{|x-b|})+C$

80. $\int \sqrt{\dfrac{x-a}{b-x}}\,dx = (x-b)\sqrt{\dfrac{x-a}{b-x}}+(b-a)\arcsin\sqrt{\dfrac{x-a}{b-a}}+C$

81. $\int \dfrac{dx}{\sqrt{(x-a)(b-x)}} = 2\arcsin\sqrt{\dfrac{x-a}{b-a}}+C \quad (a<b)$

82. $\int \sqrt{(x-a)(b-x)}\,dx = \dfrac{2x-a-b}{4}\sqrt{(x-a)(b-x)}$
$\qquad\qquad +\dfrac{(b-a)^2}{4}\arcsin\sqrt{\dfrac{x-a}{b-a}}+C \quad (a<b)$

(十一) 含有三角函数的积分

83. $\int \sin x\,dx = -\cos x + C$

84. $\int \cos x\,dx = \sin x + C$

85. $\int \tan x\,dx = -\ln|\cos x| + C$

86. $\int \cot x\,dx = \ln|\sin x| + C$

87. $\int \sec x\,dx = \ln\left|\tan\left(\dfrac{\pi}{4}+\dfrac{x}{2}\right)\right| + C = \ln|\sec x + \tan x| + C$

88. $\int \csc x\,dx = \ln\left|\tan\dfrac{x}{2}\right| + C = \ln|\csc x - \cot x| + C$

89. $\int \sec^2 x\,dx = \tan x + C$

90. $\int \csc^2 x\,dx = -\cot x + C$

91. $\int \sec x\tan x\,dx = \sec x + C$

92. $\int \csc x \cot x \, \mathrm{d}x = -\csc x + C$

93. $\int \sin^2 x \, \mathrm{d}x = \dfrac{x}{2} - \dfrac{1}{4}\sin 2x + C$

94. $\int \cos^2 x \, \mathrm{d}x = \dfrac{x}{2} + \dfrac{1}{4}\sin 2x + C$

95. $\int \sin^n x \, \mathrm{d}x = -\dfrac{1}{n}\sin^{n-1}x \cos x + \dfrac{n-1}{n}\int \sin^{n-2}x \, \mathrm{d}x$

96. $\int \cos^n x \, \mathrm{d}x = \dfrac{1}{n}\cos^{n-1}x \sin x + \dfrac{n-1}{n}\int \cos^{n-2}x \, \mathrm{d}x$

97. $\int \dfrac{\mathrm{d}x}{\sin^n x} = -\dfrac{1}{n-1}\cdot \dfrac{\cos x}{\sin^{n-1}x} + \dfrac{n-2}{n-1}\int \dfrac{\mathrm{d}x}{\sin^{n-2}x}$

98. $\int \dfrac{\mathrm{d}x}{\cos^n x} = \dfrac{1}{n-1}\cdot \dfrac{\sin x}{\cos^{n-1}x} + \dfrac{n-2}{n-1}\int \dfrac{\mathrm{d}x}{\cos^{n-2}x}$

99. $\int \cos^m x \sin^n x \, \mathrm{d}x = \dfrac{1}{m+n}\cos^{m-1}x \sin^{n+1}x + \dfrac{m-1}{m+n}\int \cos^{m-2}x \sin^n x \, \mathrm{d}x$

$\qquad = -\dfrac{1}{m+n}\cos^{m+1}x \sin^{n-1}x + \dfrac{n-1}{m+n}\int \cos^m x \sin^{n-2}x \, \mathrm{d}x$

100. $\int \sin ax \cos bx \, \mathrm{d}x = -\dfrac{1}{2(a+b)}\cos(a+b)x - \dfrac{1}{2(a-b)}\cos(a-b)x + C$

101. $\int \sin ax \sin bx \, \mathrm{d}x = -\dfrac{1}{2(a+b)}\sin(a+b)x + \dfrac{1}{2(a-b)}\sin(a-b)x + C$

102. $\int \cos ax \cos bx \, \mathrm{d}x = \dfrac{1}{2(a+b)}\sin(a+b)x + \dfrac{1}{2(a-b)}\sin(a-b)x + C$

103. $\int \dfrac{\mathrm{d}x}{a+b\sin x} = \dfrac{2}{\sqrt{a^2-b^2}}\arctan \dfrac{a\tan\dfrac{x}{2}+b}{\sqrt{a^2-b^2}} + C \quad (a^2 > b^2)$

104. $\int \dfrac{\mathrm{d}x}{a+b\sin x} = \dfrac{1}{\sqrt{b^2-a^2}}\ln\left|\dfrac{a\tan\dfrac{x}{2}+b-\sqrt{b^2-a^2}}{a\tan\dfrac{x}{2}+b+\sqrt{b^2-a^2}}\right| + C \quad (a^2 < b^2)$

105. $\int \dfrac{\mathrm{d}x}{a+b\cos x} = \dfrac{2}{a+b}\sqrt{\dfrac{a+b}{a-b}}\arctan\left(\sqrt{\dfrac{a-b}{a+b}}\tan\dfrac{x}{2}\right) + C \quad (a^2 > b^2)$

106. $\int \dfrac{\mathrm{d}x}{a+b\cos x} = \dfrac{1}{a+b}\sqrt{\dfrac{a+b}{b-a}}\ln\left|\dfrac{\tan\dfrac{x}{2}+\sqrt{\dfrac{a+b}{b-a}}}{\tan\dfrac{x}{2}-\sqrt{\dfrac{a+b}{b-a}}}\right| + C \quad (a^2 < b^2)$

107. $\int \dfrac{\mathrm{d}x}{a^2\cos^2 x + b^2\sin^2 x} = \dfrac{1}{ab}\arctan\left(\dfrac{b}{a}\tan x\right) + C$

108. $\int \dfrac{\mathrm{d}x}{a^2\cos^2 x - b^2\sin^2 x} = \dfrac{1}{2ab}\ln\left|\dfrac{b\tan x + a}{b\tan x - a}\right| + C$

109. $\int x\sin ax \, \mathrm{d}x = \dfrac{1}{a^2}\sin ax - \dfrac{1}{a}x\cos ax + C$

110. $\int x^2\sin ax \, \mathrm{d}x = -\dfrac{1}{a}x^2\cos ax + \dfrac{2}{a^2}x\sin ax + \dfrac{2}{a^3}\cos ax + C$

111. $\int x\cos ax \, \mathrm{d}x = \dfrac{1}{a^2}\cos ax + \dfrac{1}{a}x\sin ax + C$

112. $\int x^2\cos ax \, \mathrm{d}x = \dfrac{1}{a}x^2\sin ax + \dfrac{2}{a^2}x\cos ax - \dfrac{2}{a^3}\sin ax + C$

(十二) 含有反三角函数的积分(其中 $a > 0$)

113. $\int \arcsin \dfrac{x}{a} \, dx = x \arcsin \dfrac{x}{a} + \sqrt{a^2 - x^2} + C$

114. $\int x \arcsin \dfrac{x}{a} \, dx = \left(\dfrac{x^2}{2} - \dfrac{a^2}{4} \right) \arcsin \dfrac{x}{a} + \dfrac{x}{4} \sqrt{a^2 - x^2} + C$

115. $\int x^2 \arcsin \dfrac{x}{a} \, dx = \dfrac{x^3}{3} \arcsin \dfrac{x}{a} + \dfrac{1}{9} (x^2 + 2a^2) \sqrt{a^2 - x^2} + C$

116. $\int \arccos \dfrac{x}{a} \, dx = x \arccos \dfrac{x}{a} - \sqrt{a^2 - x^2} + C$

117. $\int x \arccos \dfrac{x}{a} \, dx = \left(\dfrac{x^2}{2} - \dfrac{a^2}{4} \right) \arccos \dfrac{x}{a} - \dfrac{x}{4} \sqrt{a^2 - x^2} + C$

118. $\int x^2 \arccos \dfrac{x}{a} \, dx = \dfrac{x^3}{3} \arccos \dfrac{x}{a} - \dfrac{1}{9} (x^2 + 2a^2) \sqrt{a^2 - x^2} + C$

119. $\int \arctan \dfrac{x}{a} \, dx = x \arctan \dfrac{x}{a} - \dfrac{a}{2} \ln(a^2 + x^2) + C$

120. $\int x \arctan \dfrac{x}{a} \, dx = \dfrac{1}{2} (a^2 + x^2) \arctan \dfrac{x}{a} - \dfrac{a}{2} x + C$

121. $\int x^2 \arctan \dfrac{x}{a} \, dx = \dfrac{x^3}{3} \arctan \dfrac{x}{a} - \dfrac{a}{6} x^2 + \dfrac{a^3}{6} \ln(a^2 + x^2) + C$

(十三) 含有指数函数的积分

122. $\int a^x \, dx = \dfrac{1}{\ln a} a^x + C$

123. $\int e^{ax} \, dx = \dfrac{1}{a} e^{ax} + C$

124. $\int x e^{ax} \, dx = \dfrac{1}{a^2} (ax - 1) e^{ax} + C$

125. $\int x^n e^{ax} \, dx = \dfrac{1}{a} x^n e^{ax} - \dfrac{n}{a} \int x^{n-1} e^{ax} \, dx$

126. $\int x a^x \, dx = \dfrac{x}{\ln a} a^x - \dfrac{1}{(\ln a)^2} a^x + C$

127. $\int x^n a^x \, dx = \dfrac{1}{\ln a} x^n a^x - \dfrac{n}{\ln a} \int x^{n-1} a^x \, dx$

128. $\int e^{ax} \sin bx \, dx = \dfrac{1}{a^2 + b^2} e^{ax} (a \sin bx - b \cos bx) + C$

129. $\int e^{ax} \cos bx \, dx = \dfrac{1}{a^2 + b^2} e^{ax} (b \sin bx + a \cos bx) + C$

130. $\int e^{ax} \sin^n bx \, dx = \dfrac{1}{a^2 + b^2 n^2} e^{ax} \sin^{n-1} bx (a \sin bx - nb \cos bx) + \dfrac{n(n-1)b^2}{a^2 + b^2 n^2} \int e^{ax} \sin^{n-2} bx \, dx$

131. $\int e^{ax} \cos^n bx \, dx = \dfrac{1}{a^2 + b^2 n^2} e^{ax} \cos^{n-1} bx (a \cos bx + nb \sin bx) + \dfrac{n(n-1)b^2}{a^2 + b^2 n^2} \int e^{ax} \cos^{n-2} bx \, dx$

(十四) 含有对数函数的积分

132. $\int \ln x \, dx = x \ln x - x + C$

133. $\int \dfrac{dx}{x \ln x} = \ln |\ln x| + C$

134. $\int x^n \ln x \, dx = \frac{1}{n+1} x^{n+1} \left(\ln x - \frac{1}{n+1} \right) + C$

135. $\int (\ln x)^n \, dx = x(\ln x)^n - n \int (\ln x)^{n-1} \, dx$

136. $\int x^m (\ln x)^n \, dx = \frac{1}{m+1} x^{m+1} (\ln x)^n - \frac{n}{m+1} \int x^m (\ln x)^{n-1} \, dx$

(十五) 含有双曲函数的积分

137. $\int \text{sh} x \, dx = \text{ch} x + C$

138. $\int \text{ch} x \, dx = \text{sh} x + C$

139. $\int \text{th} x \, dx = \ln(\text{ch} x) + C$

140. $\int \text{sh}^2 x \, dx = -\frac{x}{2} + \frac{1}{4} \text{sh} 2x + C$

141. $\int \text{ch}^2 x \, dx = \frac{x}{2} + \frac{1}{4} \text{sh} 2x + C$

(十六) 定积分

142. $\int_{-\pi}^{\pi} \cos nx \, dx = \int_{-\pi}^{\pi} \sin nx \, dx = 0$

143. $\int_{-\pi}^{\pi} \cos mx \sin nx \, dx = 0$

144. $\int_{-\pi}^{\pi} \cos mx \cos nx \, dx = \begin{cases} 0, & m \neq n, \\ \pi, & m = n \end{cases}$

145. $\int_{-\pi}^{\pi} \sin mx \sin nx \, dx = \begin{cases} 0, & m \neq n, \\ \pi, & m = n \end{cases}$

146. $\int_{0}^{\pi} \sin mx \sin nx \, dx = \int_{0}^{\pi} \cos mx \cos nx \, dx = \begin{cases} 0, & m \neq n, \\ \dfrac{\pi}{2}, & m = n \end{cases}$

147. $I_n = \int_{0}^{\frac{\pi}{2}} \sin^n x \, dx = \int_{0}^{\frac{\pi}{2}} \cos^n x \, dx$

$I_n = \dfrac{n-1}{n} I_{n-2}$

$= \begin{cases} I_n = \dfrac{n-1}{n} \cdot \dfrac{n-3}{n-2} \cdot \cdots \cdot \dfrac{4}{5} \cdot \dfrac{2}{3} \, (n \text{ 为大于 1 的正奇数}), I_1 = 1, \\ I_n = \dfrac{n-1}{n} \cdot \dfrac{n-3}{n-2} \cdot \cdots \cdot \dfrac{3}{4} \cdot \dfrac{1}{2} \cdot \dfrac{\pi}{2} \, (n \text{ 为正偶数}), I_0 = \dfrac{\pi}{2} \end{cases}$

习题参考答案

习题一

1. (1) 不是； (2) 不是； (3) 不是； (4) 不是.

2. (1) $[-3,1]$； (2) $[-6,1)$.

3. (1) 偶函数； (2) 奇函数； (3) 非奇非偶函数.

4. (1) $y=\sin u$，$u=x^3$； (2) $y=u^2$，$u=\cos x$；
(3) $y=\sqrt{u}$，$u=v^2$，$v=1+x$； (4) $y=\lg u$，$u=v^2$，$v=\arctan w$，$w=e^x$；
(5) $y=e^u$，$u=\tan v$，$v=\dfrac{1}{x}$； (6) $y=u^2$，$u=\sin v$，$v=\sqrt{w}$，$w=\sin t$，$t=e^x$；
(7) $y=\sqrt[3]{u}$，$u=\arccos v$，$v=\sqrt{x}$； (8) $y=\ln u$，$u=\sin v$，$v=e^x-1$.

5. (1) $\dfrac{1}{5}$； (2) $e+2$； (3) 2； (4) ∞；
(5) 0； (6) $\dfrac{1}{2}$； (7) 1； (8) 0；
(9) 1； (10) ∞.

6. $k=-3$，$\lim\limits_{x\to 3}\dfrac{x^2-2x-3}{x-3}=4$.

7. $\alpha=1$，$\beta=-1$.

8. (1) $\dfrac{2}{5}$； (2) $-\dfrac{1}{3}$； (3) 1； (4) $\dfrac{1}{2}$；
(5) $\dfrac{1}{2}$； (6) 1； (7) e^4； (8) e^{-32}；
(9) e^3； (10) $e^{-\frac{1}{\pi}}$； (11) e； (12) e^{-2}.

9. $k=\ln 6$.

10. (1) 0； (2) 0； (3) 0； (4) $\dfrac{5}{\pi}$；
(5) 2； (6) $\dfrac{5}{8}$； (7) 1； (8) 1.

11. (1) 同阶； (2) 等价； (3) x^2-x^3 是比 $2x-x^2$ 更高阶的无穷小.

12. $\lim\limits_{x\to 0^-}f(x)=-1$，$\lim\limits_{x\to 0^+}f(x)=0$，当 $x\to 0$ 时，$f(x)$ 的极限不存在.

13. $a=1$.

14. $a=1$，$b=1$.

15. (1) $x=2$ 为第二类间断点中的无穷间断点，$x=-2$ 为第一类间断点中的可去间断点；
(2) $x=0$，$x=k\pi+\dfrac{\pi}{2}(k\in\mathbf{Z})$ 为第一类间断点中的可去间断点，$x=k\pi(k\neq 0)$ 为第二类间断点中的无穷间断点；

(3) $x=0$ 为第一类间断点中的可去间断点；

(4) $x=0$ 为第一类间断点中的跳跃间断点.

16. 证:因为初等函数 $f(x)=x^4-5x-1$ 在 $[1,2]$ 上连续,且 $f(1)=-5<0, f(2)=5>0$,即 $f(1) \cdot f(2)<0$,所以由零点定理知,在 $(1,2)$ 内至少存在一点 ξ,使得 $f(\xi)=0$. 因此,方程 $x^4-5x-1=0$ 在 $(1,2)$ 内至少有一个根.

17. 略.

18. 略.

习题二

1. $f'(2)=\dfrac{1}{2\sqrt{2}}, f'(4)=\dfrac{1}{4}.$

2. (1) 成立；   (2) 不成立；   (3) 成立；   (4) 成立.

3. $f'_+(0)=0, f'_-(0)=-1, f'(0)$ 不存在.

4. 在 $x=1$ 处连续,在 $x=1$ 处不可导.

5. 切线方程为 $x-\sqrt{2}y+1-\dfrac{\pi}{4}=0$,法线方程为 $2x+\sqrt{2}y=1+\dfrac{\pi}{2}.$

6. $(2,4)$,切线方程为 $y=4x-4$.

7. $3t_0^2.$

8. (1) $y'=\dfrac{8}{3}x^{\frac{5}{3}}$；   (2) $y'=\dfrac{1}{8}x^{-\frac{7}{8}}$；

(3) $y'=\dfrac{1}{6}x^{-\frac{5}{6}}$；   (4) $y'=-\dfrac{1}{2}x^{-\frac{3}{2}}-\dfrac{1}{2}x^{-\frac{1}{2}}$；

(5) $y'=\tan x+x\sec^2 x$；   (6) $y'=\dfrac{1}{2\sqrt{x}}(\cot x+1)-\sqrt{x}\csc^2 x$；

(7) $y'=\ln x$；   (8) $y'=15x^2-2^x\ln 2+3\mathrm{e}^x$；

(9) $y'=-2\csc x[(1+x^2)\cot x+2x]/(1+x^2)^2$；

(10) $y'=\dfrac{2\mathrm{e}^x}{(1-\mathrm{e}^x)^2}$；   (11) $y'=\dfrac{1-x\ln 4}{4^x}$；

(12) $y'=\dfrac{2x}{(x^2+1)^2}-\dfrac{3}{x\sqrt{1-x^2}}+\dfrac{3\arcsin x}{x^2}.$

9. (1) $f'\left(\dfrac{\pi}{2}\right)=-\mathrm{e}^{\frac{\pi}{2}}, f'(\pi)=-\mathrm{e}^{\pi}$；   (2) $f'(t)\big|_{t=4}=-\dfrac{1}{18}$；

(3) $f'(0)=\dfrac{3}{25}, f'(2)=\dfrac{17}{15}.$

10. (1) $y'=12(3x+5)^3$；   (2) $y'=2x\sec^2(x^2)$；

(3) $y'=\dfrac{1}{2\sqrt{x+\sqrt{x}}}\left(1+\dfrac{1}{2\sqrt{x}}\right)$；   (4) $y'=-\dfrac{1}{2}\mathrm{e}^{-\frac{x}{2}}(\cos 3x+6\sin 3x)$；

(5) $y'=\dfrac{1}{(x-1)\ln(x-1)}$；   (6) $y'=\dfrac{3}{2\sqrt{3t(1-3t)}}$；

(7) $y'=\dfrac{2x+1}{(x^2+x+1)\ln a}$；   (8) $y'=\dfrac{\mathrm{e}^x}{2\sqrt{1+\mathrm{e}^x}}$；

(9) $y'=\dfrac{1}{x-3}\cdot\cos[\ln(3-x)]$；   (10) $y'=\dfrac{x\cdot\cot\sqrt{x^2+1}}{\sqrt{x^2+1}}$；

(11) $y' = \dfrac{x\ln x}{(x^2-1)\sqrt{x^2-1}}$;

(12) $y' = \dfrac{e^{\arctan\sqrt{x}}}{2\sqrt{x}(1+x)}$;

(13) $y' = -4\ln 2 \cdot 2^{1-4x}$;

(14) $y' = 1 + \dfrac{2(1+2e^{3+2x})\ln(x+e^{3+2x})}{x+e^{3+2x}}$;

(15) $y' = \dfrac{\sqrt{1-x^2} - x\arcsin x}{\sqrt{(1-x^2)^3}}$;

(16) $y' = 2e^x\sqrt{1-e^{2x}}$;

(17) $y' = \sec^2\dfrac{x}{2}\tan\dfrac{x}{2} + \csc^2\dfrac{x}{2}\cot\dfrac{x}{2}$;

(18) $y' = \sin 2x \cdot \sin x^2 + 2x\sin^2 x \cdot \cos x^2$.

11. (1) $y' = 2xf'(x^2)$;

(2) $y' = \sin 2x[f'(\sin^2 x) - 2f'(2\cos^2 x)]$.

12. (1) $y' = \dfrac{-e^y}{1+xe^y}$;

(2) $y' = \dfrac{y}{y-x}$;

(3) $y' = \dfrac{e^{x+y}-y}{x-e^{x+y}}$;

(4) $y' = \dfrac{x-y}{x+x\ln(xy)}$;

(5) $y' = \dfrac{-(2x\sin 2x + y + xye^{xy})}{x^2e^{xy}+x\ln x}$;

(6) $y' = \dfrac{x+y}{x-y}$.

13. (1) $y' = (1+x^2)^{\sin x}\left[\cos x\ln(1+x^2) + \dfrac{2x\sin x}{1+x^2}\right]$;

(2) $y' = (\ln x)^x\left[\ln(\ln x) + \dfrac{1}{\ln x}\right]$;

(3) $y' = \left(\dfrac{x}{1+x}\right)^x\left(\ln\dfrac{x}{1+x} + \dfrac{1}{1+x}\right)$;

(4) $y' = \dfrac{\sqrt{x+2}(3-x)^4}{(x+1)^5}\left[\dfrac{1}{2(x+2)} - \dfrac{4}{3-x} - \dfrac{5}{x+1}\right]$;

(5) $y' = \dfrac{1}{5}\sqrt[5]{\dfrac{x-5}{\sqrt[5]{x^2+2}}}\left[\dfrac{1}{x-5} - \dfrac{2x}{5(x^2+2)}\right]$;

(6) $y' = \dfrac{1}{2}\sqrt{\dfrac{x(x-5)^2}{(x^2+1)^3}}\left(\dfrac{1}{x} + \dfrac{2}{x-5} - \dfrac{6x}{x^2+1}\right)$.

14. (1) $dy = -\dfrac{m+n}{2x\sqrt{x}}dx$;

(2) $dy = \left[(x^2-\sqrt{x})(2x+4) + (x^2+4x+1)\left(2x - \dfrac{1}{2\sqrt{x}}\right)\right]dx$;

(3) $dy = \left(\dfrac{4}{x}\ln x + 1\right)dx$;

(4) $dy = \dfrac{6x^2}{(x^3+1)^2}dx$;

(5) $dy = \dfrac{2}{\sqrt{1-x^2}}dx$;

(6) $dy = -\csc x\, dx$.

15. 当 $x_0 = 2, \Delta x = 1$ 时,$\Delta y = 18, dy = 11$;

当 $x_0 = 2, \Delta x = 0.1$ 时,$\Delta y = 1.161, dy = 1.1$.

16. (1) 1.006 7;　　　(2) 0.515 1;　　　(3) $46°26'$;　　　(4) 1.043.

17. $\Delta V = -\dfrac{c}{(F+a)^2}\Delta F$.

18. (1) $-\dfrac{1}{2t} + \dfrac{3}{2}t$;　　(2) $\dfrac{t}{2}$;　　(3) $\left.\dfrac{dy}{dx}\right|_{t=\frac{\pi}{4}} = 0$;　　(4) $\left.\dfrac{dy}{dx}\right|_{t=2} = -\dfrac{4}{3}$.

19. $x + 2y - 4 = 0$.

20. (1) $y'' = 4 - \dfrac{1}{x^2}$; (2) $y'' = 0$; (3) $y'' = 2e^{-x^2}(2x^2-1)$;

(4) $y'' = e^{at}[(a^2-w^2)\sin wt + 2aw\cos wt]$; (5) $y'' = x^2(12\ln x + 7)$;

(6) $y'' = 9\ln^2 a \cdot a^{3x}$; (7) $y'' = -\dfrac{1}{(1-\cos t)^2}$.

21. (1) $y^{(n)} = \dfrac{1}{4}\left[3\sin\left(x + n\dfrac{\pi}{2}\right) - 3^n \sin\left(3x + n\dfrac{\pi}{2}\right)\right]$;

(2) $y^{(n)} = (-1)^{n-1}(n-1)!\dfrac{1}{(1+x)^n}$.

22. (1) 满足，$\xi = -1$; (2) 满足，$\xi = (\ln 2)^{-1}$.

23. 证：令 $f(x) = \arcsin x + \arccos x$，则 $f'(x) = \dfrac{1}{\sqrt{1-x^2}} - \dfrac{1}{\sqrt{1-x^2}} = 0, x \in (-1,1)$. 又 $f(x)$ 在 $[-1,1]$ 上连续，故由拉格朗日中值定理知，对任意的 $x_1, x_2 \in [-1,1]$，有 $f(x_1) - f(x_2) = 0 \cdot (x_1 - x_2) = 0$，即 $f(x)$ 为常数. 又 $f(0) = \arcsin 0 + \arccos 0 = \dfrac{\pi}{2}$，故 $\arcsin x + \arccos x = \dfrac{\pi}{2}, x \in [-1,1]$.

24. (1) 证：令 $f(x) = \sin x$，则 $f'(x) = \cos x$，由拉格朗日中值定理得 $\sin x - \sin y = \cos \xi \cdot (x-y)$，其中 $\xi \in (x,y)$. 又 $|\cos \xi| \leqslant 1$，于是，$|\sin x - \sin y| = |\cos \xi| \cdot |x-y| \leqslant |x-y|$.

(2) 证：令 $f(x) = \arctan x$，则 $f'(x) = \dfrac{1}{1+x^2}$，由拉格朗日中值定理得 $\arctan x - \arctan y = \dfrac{1}{1+\xi^2}(x-y)$，其中 $\xi \in (x,y)$. 又显然 $\dfrac{1}{1+\xi^2} \leqslant 1$，于是，$|\arctan x - \arctan y| \leqslant |x-y|$.

25. (1) 1; (2) $\dfrac{1}{2}$; (3) 2; (4) -1;

(5) 1; (6) $-\dfrac{1}{8}$; (7) $\dfrac{1}{2}$; (8) 1;

(9) $-\dfrac{1}{2}$; (10) 1.

26. (1) 在 $(-\infty, -1), (3, +\infty)$ 内单调递增，在 $(-1, 3)$ 内单调递减；

(2) 在 $(-\infty, 0)$ 内单调递增，在 $(0, +\infty)$ 内单调递减；

(3) 在 $\left(-\dfrac{\sqrt{2}}{2}, 0\right), \left(0, \dfrac{\sqrt{2}}{2}\right)$ 内单调递减，在 $\left(-\infty, -\dfrac{\sqrt{2}}{2}\right), \left(\dfrac{\sqrt{2}}{2}, +\infty\right)$ 内单调递增；

(4) 在 $(-\infty, +\infty)$ 内单调递增；

(5) 在 $(0,1), (1,2)$ 内单调递减，在 $(-\infty, 0), (2, +\infty)$ 内单调递增.

27. 证：令 $f(x) = 2^x - x^2$，则 $f'(x) = 2^x \ln 2 - 2x, f'(5) = 2^5 \ln 2 - 2 \times 5 = 2^4 \ln 4 - 10 = 16\ln 4 - 10 > 0$. 又因为 $f''(x) = 2^x (\ln 2)^2 - 2 = 2^{x-2}(\ln 4)^2 - 2$，显然，当 $x \geqslant 5$ 时，$f''(x) > 0$，故 $f'(x)$ 在 $[5, +\infty)$ 上是单调上升的. 又 $f'(5) > 0$，于是，在 $[5, +\infty)$ 上 $f'(x) > 0$，故 $f(x)$ 在 $[5, +\infty)$ 上单调上升. 又 $f(5) = 2^5 - 5^2 = 7 > 0$，于是，在 $[5, +\infty)$ 上 $f(x) > 0$，即 $f(x) = 2^x - x^2 > 0$，故 $2^x > x^2$.

28. 证：令 $f(x) = 1 + \dfrac{x}{2} - \sqrt{1+x}$，则 $f'(x) = \dfrac{\sqrt{1+x}-1}{2\sqrt{1+x}}$，当 $x > 0$ 时，$f'(x) > 0$，故 $f(x)$ 在 $[0, +\infty)$ 上单调上升，又因为 $f(0) = 0$，所以 $f(x) > f(0)$，即 $1 + \dfrac{x}{2} - \sqrt{1+x} > 0$，故 $1 + \dfrac{x}{2} > \sqrt{1+x}$.

29. (1) 函数 $f(x)$ 在 $x = 0$ 处取得极大值为 $f(0) = 0$，在 $x = 1$ 处取得极小值为 $f(1) = -1$；

(2) 函数 $f(x)$ 在 $x = 2$ 处取得极小值为 $f(2) = 12$；

(3) 函数 $f(x)$ 在 $x = \dfrac{\pi}{4}$ 处取得极大值为 $f\left(\dfrac{\pi}{4}\right) = \sqrt{2}$，在 $x = \dfrac{5\pi}{4}$ 处取得极小值为 $f\left(\dfrac{5\pi}{4}\right) = -\sqrt{2}$；

(4) 函数 $f(x)$ 在 $x=\dfrac{3}{4}$ 处取得极大值为 $f\left(\dfrac{3}{4}\right)=\dfrac{5}{4}$.

30. $a=2$,极大值为 $f\left(\dfrac{\pi}{3}\right)=\sqrt{3}$.

31. (1) 最大值为 8,最小值为 0;   (2) 最大值为 5,最小值为 $-\dfrac{17}{3}$.

32. 10^{-5}.

33. 当 $r=h=\sqrt[3]{\dfrac{3V}{5\pi}}$ 时,表面积最小.

34. 28.94(浓度单位);1.16(时间单位);图略.

35. 当 $x=\dfrac{a}{2}$ 时,v 有最大值为 $v\left(\dfrac{a}{2}\right)=\dfrac{ka^2}{4}$.

36. (1) $\mathrm{d}y=\{\sin 2x[f'(\sin^2 x)-f'(\cos^2 x)]\}\mathrm{d}x$;

 (2) $\mathrm{d}y=\{\mathrm{e}^{f(x)}[f'(\mathrm{e}^x)\mathrm{e}^x+f(\mathrm{e}^x)f'(x)]\}\mathrm{d}x$.

37. (1) 曲线在 $(-\infty,0)$ 内是凸的,在 $(0,+\infty)$ 内是凹的,拐点为 $(0,2)$;

 (2) 曲线在 $(-\infty,0)$ 内是凹的,在 $(0,+\infty)$ 内是凸的,拐点为 $(0,0)$;

 (3) 曲线在 $(-\infty,-1)$ 和 $(1,+\infty)$ 内是凸的,在 $(-1,1)$ 内是凹的,拐点为 $(-1,\ln 2)$ 和 $(1,\ln 2)$;

 (4) 曲线在 $(-\infty,2)$ 内是凸的,在 $(2,+\infty)$ 内是凹的,拐点为 $\left(2,\dfrac{2}{\mathrm{e}^2}\right)$.

38. 因为 $x^2-x-2=(x+1)(x-2)$,所以 $x=-1$ 或 2 时函数没定义,从而函数的定义域为 $(-\infty,-1)\bigcup(-1,2)\bigcup(2,+\infty)$. 又 $\lim\limits_{x\to -1}\dfrac{x^2}{x^2-x-2}=\infty$,$\lim\limits_{x\to 2}\dfrac{x^2}{x^2-x-2}=\infty$,故直线 $x=-1,x=2$ 为所给曲线的垂直渐近线. 因为 $\lim\limits_{x\to\infty}\dfrac{x^2}{x^2-x-2}=\lim\limits_{x\to\infty}\dfrac{1}{1-\dfrac{1}{x}-\dfrac{2}{x^2}}=1$,所以直线 $y=1$ 为所给曲线的水平渐近线.

39. 略.

40. 略.

41. 略.

习题三

1. (1) $\dfrac{7}{2}x^2+3\ln|x|-\dfrac{1}{x}+C$;   (2) $\dfrac{1}{1+\ln 3}3^x \mathrm{e}^x+C$;

 (3) $\dfrac{4}{5}x^{\frac{5}{4}}-\dfrac{24}{17}x^{\frac{17}{12}}+\dfrac{4}{3}x^{\frac{3}{4}}+C$;   (4) $\dfrac{4^x}{\ln 2}+C$;

 (5) $2\arcsin x+3\arctan x+C$;   (6) $\tan x-x+C$;

 (7) $\dfrac{1}{2}\tan x+C$;   (8) $-\tan x-\cot x+C$.

2. (1) $\dfrac{1}{5}\mathrm{e}^{5x}+C$;   (2) $\dfrac{1}{3}(1+2x)^{\frac{3}{2}}+C$;

 (3) $-\dfrac{3}{2}(x^2+1)^{-1}+C$;   (4) $-\cos \mathrm{e}^x+C$;

 (5) $\sin x-\dfrac{1}{3}\sin^3 x+C$;   (6) $\ln|2+\sin\theta|+C$;

 (7) $\arctan \mathrm{e}^x+C$;   (8) $\ln|\ln(\ln x)|+C$;

(9) $\frac{1}{3}(\arctan x)^3 + C$;

(10) $\frac{1}{2}\ln^2(\tan x) + C$;

(11) $\ln\left|\arcsin\frac{x}{2}\right| + C$;

(12) $-\frac{1}{22}\sin 11x + \frac{1}{2}\sin x + C$;

(13) $\frac{1}{3}\sin\frac{3}{2}x + \sin\frac{x}{2} + C$;

(14) $\frac{1}{4}\ln\left|\frac{2+x}{2-x}\right| + C$;

(15) $\sqrt{2x} - \ln(1+\sqrt{2x}) + C$;

(16) $\frac{1}{4}\arcsin 2x + \frac{x}{2}\sqrt{1-4x^2} + C$;

(17) $\arcsin(2x-1) + C$;

(18) $2\arcsin\frac{x+1}{2} + \frac{x+1}{2}\sqrt{3-2x-x^2} + C$;

(19) $\frac{1}{2}\arctan\frac{x+1}{2} + C$;

(20) $\ln(e^x + e^{-x}) + C$.

3. (1) $\frac{1}{3}x^3\ln x - \frac{1}{9}x^3 + C$;

(2) $x\log_a x - \frac{x}{\ln a} + C$;

(3) $x\arccos\frac{x}{2} - \sqrt{4-x^2} + C$;

(4) $\frac{1}{2}xe^{2x} - \frac{1}{4}e^{2x} + C$;

(5) $x\ln(x^2+1) - 2x + 2\arctan x + C$;

(6) $\left(\frac{3}{13}\sin 3t + \frac{2}{13}\cos 3t\right)e^{2t} + C$;

(7) $x\ln^2 x - 2x(\ln x - 1) + C$;

(8) $2e^{\sqrt{x+1}}(\sqrt{1+x} - 1) + C$;

(9) $\tan x \ln(\cos x) + \tan x - x + C$;

(10) $\left(-\frac{3}{10}\cos 3\theta - \frac{1}{10}\sin 3\theta\right)e^{-\theta} + C$;

(11) $2\sqrt{x}\ln x - 4\sqrt{x} + C$;

(12) $-\frac{1}{2}x^4\cos x^2 + x^2\sin x^2 + \cos x^2 + C$;

(13) $\frac{1}{2}x^2 e^{x^2} + C$;

(14) $\frac{e^x}{x+1} + C$;

(15) $\frac{1}{2}\arcsin x + \frac{1}{2}x\sqrt{1-x^2} + C$;

(16) $-\frac{1}{2}(x^2+5x+6)\cos 2x + \frac{1}{4}(2x+5)\sin 2x + \frac{1}{4}\cos 2x + C$.

4. (1) $\arctan(x+1) + C$;

(2) $2\ln|x^2+x+1| + C$;

(3) $\ln|x| - \frac{1}{2}\ln(x^2+1) + C$;

(4) $\ln\left|\frac{x+1}{x+2}\right| + \frac{1}{x+2} + C$;

(5) $\frac{1}{3}x^3 - \frac{3}{2}x^2 + 9x - 27\ln|x+3| + C$;

(6) $\frac{1}{4}\ln(1+x^2) - \frac{1}{2}\ln|1+x| + \frac{1}{2}\arctan x + C$.

5. (1) $\frac{1}{3}\ln|3x + \sqrt{9x^2+25}| + C$;

(2) $\frac{1}{5}\sin x\cos^4 x + \frac{4}{15}\sin x\cos^2 x + \frac{8}{15}\sin x + C$;

(3) $-\frac{1}{5}e^{-x}(2\cos 2x + \sin 2x) + C$;

(4) $-\frac{2}{x} - 5\ln\left|\frac{1-x}{x}\right| + C$;

(5) $\frac{1}{10}\cos 5x - \frac{1}{18}\cos 9x + C$;

(6) $\frac{1}{27}e^{3x}(9x^2 - 6x + 2) + C$.

6. 略.

习题四

1. (1) $\cos x^2$;

(2) $\frac{\sin^2\sqrt{x}}{2\sqrt{x}}$;

(3) $-\sqrt{1+u^2}$;

(4) $-4x^3\cos x^8 + 5x^4\cos x^{10}$.

2. 0.

3. $\dfrac{32}{3}$.

4. (1) $e-2$; (2) 0; (3) π; (4) $4\dfrac{5}{6}$;

(5) $45\dfrac{1}{6}$; (6) $\dfrac{3}{2}$; (7) 1; (8) $1-\dfrac{\pi}{4}$.

5. (1) $\dfrac{1}{4}$; (2) 1; (3) $5(1-\sqrt[5]{16})$; (4) $\dfrac{3}{2}$;

(5) $e-\sqrt{e}$; (6) $\pi-\dfrac{4}{3}$; (7) $\dfrac{\pi}{4}$; (8) $\ln\dfrac{3}{2}$;

(9) $2(e^2-e)$; (10) $\dfrac{1}{6}$; (11) $4-2\ln 3$; (12) $\dfrac{\pi}{2}$;

(13) $\dfrac{2}{3}$; (14) $2-\dfrac{\pi}{2}$.

6. (1) 1; (2) $\dfrac{\pi^2}{8}-1$; (3) $\dfrac{1}{4}(1+e^2)$; (4) 1;

(5) $\dfrac{\pi^2}{72}+\dfrac{\sqrt{3}}{6}\pi-1$; (6) 2; (7) $\dfrac{\pi}{2}-1$; (8) $\dfrac{\pi}{4}-\dfrac{\pi^2}{32}-\dfrac{1}{2}\ln 2$.

7. (1) $\dfrac{1}{\alpha}$; (2) 1; (3) $\dfrac{1}{2}$; (4) -1;

(5) 发散; (6) π; (7) $-\pi$; (8) $\dfrac{\pi}{2}+\arcsin\dfrac{2}{3}$.

8. $e+\dfrac{1}{e}-2$.

9. $\dfrac{32}{3}$.

10. $\dfrac{1}{3}+\ln 2$.

11. $\dfrac{7}{6}$.

12. (1) $y=\dfrac{1}{2}x+1$; (2) $\dfrac{4}{3}$.

13. $\dfrac{e}{2}$.

14. $\dfrac{1}{2}\pi^2$.

15. 2π.

16. $\dfrac{\pi}{5}$ 和 $\dfrac{1}{2}\pi$.

17. 略.

习题五

1. (1) 是二阶微分方程; (2) 不是微分方程; (3) 是三阶微分方程; (4) 是一阶微分方程;
(5) 是五阶微分方程; (6) 是四阶微分方程.

2. (1) $y^2=\dfrac{C}{1-x^2}+1$; (2) $\cos 2y=-2e^x+2x+C$;

(3) $C\cos y = \cos x$;

(4) $y = \dfrac{1}{a\ln|1-x-a|+C}$;

(5) $y^3 + e^y = \sin x + C$;

(6) $y = C\cos x - 3$;

(7) $C(1+x)(2-e^y) = 1$;

(8) $\ln|x| = C - e^{-\frac{x}{y}}$;

(9) $y = x[\ln(-x)+C]^2$;

(10) $y^{-2} = \dfrac{x^2}{2} + \dfrac{C}{x^2}$;

(11) $yx\left[C - \dfrac{1}{2}(\ln x)^2\right] = 1$;

(12) $y = \arctan(x+y) + C$;

(13) $(x-y)^2 = -2x + C$;

(14) $y = \dfrac{x^3}{4} + \dfrac{C}{x}$;

(15) $y = Ce^x - \dfrac{1}{2}(\sin x + \cos x)$;

(16) $y = \dfrac{1}{2}(1+x)^4 + C(1+x)^2$;

(17) $s = Ce^{-\sin t} + \sin t - 1$;

(18) $y = \dfrac{1}{3}x^2 + \dfrac{3}{2}x + 2 + \dfrac{C}{r}$.

3. (1) $e^y = \dfrac{1}{3}e^{3x} + e - \dfrac{1}{3}$;

(2) $y = e^{\frac{1-\cos x}{\sin x}}$;

(3) $e^y = \dfrac{6}{x} + 4$;

(4) $x^2 - y^2 = 1$;

(5) $y = \dfrac{1}{x}(\pi - 1 - \cos x)$;

(6) $y = \dfrac{1}{x}(e^x + 2e)$.

4. (1) $y = xe^x - 3e^x + \dfrac{C_1}{2}x^2 + C_2 x + C_3$;

(2) $y = e^{-\frac{1}{2}x}\left(C_1 \cos \dfrac{\sqrt{3}}{2}x + C_2 \sin \dfrac{\sqrt{3}}{2}x\right)$;

(3) $y = \dfrac{1}{6}x^3 - \sin x + C_1 x + C_2$;

(4) $y = C_1 e^x + \dfrac{1}{2}x^2 + x + C_2$;

(5) $y = e^{-x}(C_1 \cos\sqrt{2}x + C_2 \sin\sqrt{2}x)$;

(6) $y = C_1 e^{2x} + C_2 e^{-2x}$;

(7) $y = C_1 e^x + C_2 e^{-x} - 2\sin x - \dfrac{5}{2}\cos x$;

(8) $y = C_1 e^{\frac{x}{2}} + C_2 e^{-x} + e^x$;

(9) $y = -\dfrac{1}{3}\ln(C_1 x + C_2)$;

(10) $y = C_1 \tan\dfrac{x+C_2}{2}$.

5. (1) $y^2 = ax^2 + 1$;

(2) $y = 3e^{-2x}\sin 5x$;

(3) $y = 0$.

6. $y = 2e^{-\frac{x}{2}} - 2 + x$.

7. (1) $y = \dfrac{1}{3}x^3 + C$;

(2) $y = \dfrac{1}{3}x^3 + \dfrac{5}{3}$.

8. $y = \cos 3x - \dfrac{1}{3}\sin 3x$.

9. 5.3 mg.

10. $x(t) = x_0 e^{r\sin t}$.

11. $C(t) = C_s - C_1 e^{-kAt}$.

12. 0.281 9.

13. 略.

习题六

1. 在 xOy, yOz, zOx 坐标面上点的坐标分别是 $(x,y,0), (0,y,z), (x,0,z)$; 在 x 轴, y 轴, z 轴上的坐标分别

是 $(x,0,0),(0,y,0),(0,0,z)$；A 点在 xOy 坐标面上，B 点在 yOz 坐标面上，C 点在 x 轴上，D 点在 y 轴上.

2. 提示：用两点间距离公式，求出三边长，再用勾股定理即可证明.

3. $4x^2 + 4y^2 + 4z^2 - 27x - 18y - 45z + 171 = 0$.

4. 球面的球心为 $\left(0, 0, \dfrac{5}{4}\right)$，半径 $r = \dfrac{\sqrt{89}}{4}$.

5. (1) 两个平行平面； (2) 坐标原点； (3) y 轴.

6. (1) $D = \{(x,y) \mid |x| \leqslant 1, |y| \geqslant 1\}$； (2) $D = \{(x,y,z) \mid x>0, y>0, z>0\}$；
   (3) $D = \{(x,y) \mid x+y>0, x-y>0\}$； (4) $D = \{(x,y) \mid y^2 > 2x-1\}$.

7. (1) -4； (2) 0.

8. (1) $\dfrac{\partial z}{\partial x} = y^2(1+xy)^{y-1}$，$\dfrac{\partial z}{\partial y} = (1+xy)^y \ln(1+xy) + xy(1+xy)^{y-1}$；

   (2) $\dfrac{\partial z}{\partial x} = \dfrac{1}{2x\sqrt{\ln(xy)}}$，$\dfrac{\partial z}{\partial y} = \dfrac{1}{2y\sqrt{\ln(xy)}}$；

   (3) $\dfrac{\partial u}{\partial x} = \dfrac{y}{z} \cdot x^{\frac{y}{z}-1}$，$\dfrac{\partial u}{\partial y} = \dfrac{1}{z} \cdot x^{\frac{y}{z}} \ln x$，$\dfrac{\partial u}{\partial z} = -\dfrac{y}{z^2} \cdot x^{\frac{y}{z}} \ln x$；

   (4) $\dfrac{\partial z}{\partial x} = y\cos(xy) - 2y\cos(xy) \cdot \sin(xy)$，$\dfrac{\partial z}{\partial y} = x\cos(xy) - 2x\cos(xy) \cdot \sin(xy)$.

9. $\mathrm{d}z = \dfrac{x^2 \mathrm{d}y - xy\mathrm{d}x}{\sqrt{(x^2+y^2)^3}}$.

10. $\mathrm{d}f(1,1,1) = \mathrm{d}x - \mathrm{d}y$.

11. $\dfrac{\mathrm{d}x}{\mathrm{d}y} = -\dfrac{x}{y}$.

12. 极小值为 0.

13. (1) $\dfrac{32}{3}$； (2) $\dfrac{76}{3}$.

参 考 文 献

[1] 同济大学数学系.高等数学[M].7版.北京:高等教育出版社,2014.
[2] 顾作林.高等数学[M].6版.北京:人民卫生出版社,2016.
[3] 敖登,李宗学.高等数学[M].北京:现代教育出版社,2012.
[4] 乐经良,祝国强.医用高等数学[M].2版.北京:高等教育出版社,2008.
[5] 李心灿.高等数学[M].4版.北京:高等教育出版社,2017.
[6] 张世强.医学高等数学[M].3版.北京:科学出版社,2016.
[7] 罗泮祥.医用高等数学[M].2版.北京:人民卫生出版社,1999.
[8] 郝志峰,等.高等数学[M].北京:高等教育出版社,2005.

图书在版编目(CIP)数据

医用高等数学/李宗学,敖登,曹莉主编.—北京:北京大学出版社,2018.7
ISBN 978-7-301-29597-7

Ⅰ.①医… Ⅱ.①李…②敖…③曹… Ⅲ.①医用数学—医学院校—教材 Ⅳ.①R311

中国版本图书馆 CIP 数据核字(2018)第 118342 号

书　　　名	医用高等数学 YIYONG GAODENG SHUXUE
著作责任者	李宗学　敖　登　曹　莉　主编
责任编辑	潘丽娜
标准书号	ISBN 978-7-301-29597-7
出版发行	北京大学出版社
地　　　址	北京市海淀区成府路 205 号　100871
网　　　址	http://www.pup.cn
电子信箱	zpup@pup.cn
新浪微博	@北京大学出版社
电　　　话	邮购部 62752015　发行部 62750672　编辑部 62752021
印　刷　者	长沙超峰印刷有限公司
经　销　者	新华书店
	787 毫米×1092 毫米　16 开本　13.25 印张　328 千字 2018 年 7 月第 1 版　2018 年 7 月第 1 次印刷
定　　　价	42.00 元

未经许可,不得以任何方式复制或抄袭本书之部分或全部内容。
版权所有,侵权必究
举报电话: 010-62752024　电子信箱: fd@pup.pku.edu.cn
图书如有印装质量问题,请与出版部联系,电话: 010-62756370